ラリー・ドッシー 著
小川昭子 訳

平凡な事柄の非凡な治癒力

健康と幸福への14章

日本教文社

バーバラに捧ぐ

謝辞

私はごくありふれた平凡なものに秘められた力にいつも惹きつけられてきました。テキサス中部の禁欲的な文化の中、貧しい農場で生まれ育ったせいでしょうか、質実な生活というものに魅力を覚えてしまうのです。両親から受けた恩は返しきれません。無条件の愛と惜しみない献身に報いることはおろか、それを計ることすら不可能です。与えられたものはあまりに大きく、私の持てるものはあまりに貧弱です。ヴァージニア・ウルフの言う「一般に取るに足らないと思われているもの」の偉大さを称える本書が、父と母へのささやかな感謝のしるしとなれば幸いです。

本書の制作にあたっては、素晴らしい才能をもつ編集兼発行者トワネット・リッペと仕事するという大きな幸運に恵まれました。この共同作業を始めたときには知らなかったのですが、彼女は『何も残さない――簡素な生活 *Nothing Left Over: A Plain and Simple Life*』（未訳）という、本書で私がとっている立場と一致する聡明な本の著者でもあります。私が簡素さの価値を表現しようと努力する一方で、彼女はその価値を生活に体現し、また絵に描いてくれました。ネットを介して行ったり来たりする草稿には、いつも果物や野菜や花の筆書きの絵が添えられていました。そのシンプルかつエレガントな画像を見るたび、文章が重苦しくなったり冗長になったり、本題からそれたりしないよう気をつけようという気持ちになり、そして元気になったものです。心から感謝する次第です。

著作権代理人のアリエル・エクスタット、ジェイムズ・レヴァイン、そしてキティ・ファーマーにもお礼を申し上げます。彼らにまさる本の使者はいないでしょう。

私は一九九五年から一〇年近く、『健康と医療における代替療法 *Alternative Therapies in Health and Medicine*』という雑誌の編集長を務めましたが、本書のいくつかの章は最初、この雑誌に別の形で発表したものです。この雑誌にも感謝を捧げます。これからも私は『探究——科学と癒しのジャーナル *Explore: The Journal of Science and Healing*』誌 (www.explorejournal.com) の編集長として、健康における意識と精神性の役割を探っていきますので、ご関心のある方はよろしくおつきあいください。

「結婚した二人の互いに対する負債は計り知れないほど大きい。それはほとんど無限であって、永遠を通じてのみ弁済できる」とゲーテは言っています。妻のバーバラは私にとって非凡さの最大の見本です。ゲーテの永遠までには少し間があるので、本書は返しきれない借りのあるバーバラに捧げたいと思います。彼女はしばしば本書に登場します。もう何十年も私たちの道筋はからみ合い、区別がつかないこともしばしばです。私たちの関係は、シンプルなものに関するこの本に大きな影響を与えました——「シンプル」とは本来、一緒、結びついていること、全体、という意味なのですから。

平凡な事柄の非凡な治癒力◎目次

謝辞 ii
序章 2
第1章 楽観 8
第2章 忘却 35
第3章 目新しさ 58
第4章 涙 73
第5章 不潔 91
第6章 音楽 119
第7章 危険 149
第8章 植物 173
第9章 虫 202

第10章　不　幸　224
第11章　何もない／しない　237
第12章　幻の声　271
第13章　謎／神秘　297
第14章　奇　跡　313
訳者あとがき　345
原　註　i

人生におけるありふれたことすべてに対して鋭い感覚をもっていたら、草の葉が伸びる音やリスの鼓動が聞こえるようなもので、私たちは静けさの裏にあるその轟音で死んでしまうだろう。

——ジョージ・エリオット『ミドルマーチ』

平凡な日の平凡な心をちょっと調べてみていただきたい。……人生は、重大であると一般に思われているものよりも、取るに足らないと一般に思われているものの方にこそ、より豊かに存在しているのだ。そのことを軽く見ないようにしよう。

——ヴァージニア・ウルフ『モダン・フィクション』

最もあきらかであたりまえのことがもつ驚異——それこそがこの本に書きたいことなのだ。

——オルダス・ハクスリー『恋愛対位法』

平凡な事柄の非凡な治癒力——健康と幸福への14章

序章

古いことわざに、宝を隠すときは平凡な場所に置けというものがあります。そうすれば、誰もわざわざ見ようとしないからです。

本書では、平凡でありながら、その癒しの力や、人生を充実させる能力が見過ごされたり忘れられたりしているさまざまな事柄を見ていきます。どれもありふれたシンプルなものです。エレガントで美しい「音楽」のようなものもあります。章の中には「不潔」のように卑しく思えるもの、「植物」といったごく一般的なものもあります。「何もない／しない」ことを取り上げた章もあります。ただ、そのすべてが共通してもっているのは、私たちの治癒を助け、自然の秩序の中における人間の立場を理解し、そしてさらに充実した人間となるための、並はずれた能力です。

近代医学はシンプルではありません。ゲノム学、幹細胞、臓器移植、薬剤、手術など、ますます複雑になってきています。そして私たちを癒すことのできるものを――それが平凡でありふれている場合にはとりわけ――無視することが多いのです。残念ながら、近代医学はシンプルなやり方がどこか医学に反するものだというかのように、敵意を表わしたり軽蔑しているように見えます。これほど真実からかけ離れた話はありません。

近代医学におけるハイテクの救命技術の発達には感謝すべきですが、こうしたやり方には暗黒面があって、私たちはそれを無視することで危険を冒しています。学者の中には、現代アメリカでは入院治療それ自体が、心臓病とがんに続く三番目の死亡原因であるとする人もいます。医療事故や医療ミス、薬剤の副作用などがその原因です。[*1] さらに、医者にかかる人の四分の三は身体的にはどこも悪くない、つまり目に見える身体を対象とした現代の複雑な医療では治癒の手段さえわからない、という調査もあります。こうした事実から、私たちは立ち止まって、もっとシンプルで生命に危険の少ない方法で癒しを得られないものか考えてみるべきでしょう。私はそういう方法が身の回りにたくさんあると信じています――それらは、平凡な場所に隠された宝です。

そういう方法は、発明するにはおよびません。もうすでに存在しているのです。私たちが向こうから提供されるものを受け取れるようにさえなれば、それはいつでも私たちを助けてくれます。必要なのは、世界のシンプルでありふれた面に感謝と敬意をもって接すること。そうすれば、驚くようなことが起きるかもしれません。

本書の多くの章は健康上の具体的な問題を取り上げていますが、健康全般を対象にした章もあります。健康と治癒には、病気を取り除くという以上の意味があるのです。英語の health という言葉は wholeness すなわち完全であることと、holy すなわち神聖なことに関係があります――自分たちが何者で、どのように世界とつながっているのかを知ることです。歴史を通じて、私たちの正体と自然の秩序の中における位置についての疑問は、答より多くの驚異を出してきました。しかしこれは喜ぶべきことで、アリストテレスも言っているように、驚異は知恵のはじまりなのです。

「平凡な」という意味の英語ordinaryはラテン語が語源で、もともとは「秩序だって規則正しい」という意味でした。[*2]「平易な」という意味のplainは「広く、一様で、平らで、邪魔物がない」というのが元の意味で、そこから「開けた、明白に理解できる、明らか、見てわかる」という意味になりました。[*3]「単純」を意味するsimpleは「一つまたは一緒で、一体化した全体」が最初の意味です。[*4]長い間に、simpleという語は、何かが一つの部分、特徴、物質などでできていること、混合されたり複雑でないこと、実行、解決、または理解がたやすいことという意味を含むようになりました。

人はシンプルなものに惹きつけられます。美術、文学、科学、宗教、政治、どれをとっても、私たちは直接、はっきりと語りかけられることを好みます。誰かの主張が正当なものでも、あまりに入り組んでいたり不透明だと、「お利口すぎて鼻につく」と、そっぽを向かれてしまいます。美術や建築が過度に装飾的になると、頽廃的だと見なされ、もっとすっきりしたものが求められるようになります。歴史のゴミ箱には、創始者が明快さを悪と考えたために見捨てられ忘れられた人や思想や運動がぎっしり詰まっています。

画家や作家にとって致命的な誘惑は、作品を深遠なものにしようとすることです。なぜ致命的かというと、作品が複雑で不可解なものになってしまう場合がしばしばあるからです。この罠をなんとか逃れないかぎり、作品が不朽の価値をもつことはまずありません。そういうわけで、フランスの小説家、スタンダールはこう言っています。「規則はたった一つ。明確であること。明確でなければ、私の全世界が崩れて無に帰してしまう」[*5]。

しろうとには絶望的に複雑と思われることの多い科学においても、シンプルであることは高く評価されます。科学の指針となる信条の一つに、オッカムのウィリアム（一三〇〇頃‐一三四九頃）が考案した「オッカムの剃刀」があります。これは、複雑な説明よりも簡潔な説明を採用すべきだという、「節約の原理」に他なりません。

しかし、シンプルなものは人を欺くこともあります。一見シンプルなものが、目に見えない複雑さを隠していることがよくあるのです。美術館に行って名画を見ると、よく「自分にもこれくらい描けそうだ」と思います。けれど、すぐさま別の声が、偉大な作品は見かけほどシンプルではないぞと戒めてくれます。これがいちばんはっきりわかるのは、日本画、書道、そして生け花でしょう。生け花はシンプルに見えるし、実際シンプルです――でも、やってご覧なさい！　一筆で描いたリンゴは幼稚園の子どもにも描けそうに見えますが、実際は気が遠くなるほどむずかしいものです。偉大な人生も、偉大な芸術と同様、必ず見かけより複雑です。イギリスからの独立運動中、禁欲的なマハトマ・ガンディーを支援していた裕福なインド人の間でこんなジョークが囁かれていました。「彼を貧乏にしておくには大変な金がかかる」。科学でも同じことが言えます。アインシュタインの $E = mc^2$ は物理学で最も単純な公式の一つですが、その中には目が回るほど複雑で、直観とは相容れない概念が含まれています。アインシュタインはもちろんそれに気づいており、気づかない人を牽制してこう言っています。「ものごとはできるだけ単純にすべきだが、単純すぎてもいけない」[*6]。

シンプルでありふれたものはなぜ私たちを惹きつけるのでしょう。皮肉屋は私たちにやる気がないか、やる能力がないのだと言います。複雑なものに取り組む精神力を費やしたくないか、またはそれに必要な知的戦力がない——つまり現代生活に蔓延する「学力低下」というわけです。私の考えはちがいます。私たちがシンプルでありふれたものに惹かれる第一の理由は、シンプルという語の本来の意味——一つ、統一体、全体——に含まれています。シンプルでありふれていることは、仏教で私たちの本性と言っているものを思い起こさせてくれるのです。それは、森羅万象なり、絶対者なり、神なり、呼び方は何であれ、そういうものと私たちが完全に一体であること。となれば、私たちが生来シンプルなものを好むのは、精神的な引力——怠惰への転落ではなく、超越的合一への向上です。

アメリカの文化は個人が卓越し、独自のものをもって、並はずれていることをよしとします。私は昔から、これとはずいぶん異なる考え方をするアメリカ先住民の文化に魅了されてきました。彼らの間では目立つことではなく、社会構造の中にきちんと収まることが最高の手柄とされました。個人が部族に献身することから、しばしば高い業績や独自性が自然に発生し、平凡であることと非凡であることとが対立するものではないことを見せてくれます。

けれど、単純なものをロマンティックに考えるべきではありません。人生で最良のものはシンプルなことが多いのですが、シンプルなものすべてがよいわけではないのです。トルストイが『イワン・イリイチの死』に書いています。「イワン・イリイチの人生は最高に単純で、最高に平凡で、したがって最高にひどいものだった」[*7]。単純労働を考えてみてください。水汲みというごくありふれた作業のために朝食前に何キロも歩かなければならない第三世界の女性なら、小屋の中に蛇口があるというそれより複雑な状況をむしろ好むでしょう。長年鍬《くわ》を手に働いてきた農夫は、仕事を楽にしてくれる農機具を大歓迎するはずです。ですから、私の目標はシンプルなものを理想化するのではなく、私たちの人生に癒しと充実感をもたらすことの可能な、そしてそうすることの多いものに限って取り上げることです。

シンプルがよいという主張に同意を得るのは困難です。伝説のモダニズム建築家ミース・ファン・デル・ローエが「少ないことは豊か《モア》だ[＊8]」と言ったら、ポストモダニズム建築家のロバート・ヴェントゥーリに「少ないことは退屈《ボア》だ[＊9]」と皮肉られました。たぶん、これからお話しすることも同じような反対意見を誘発することでしょう——親愛なる読者が、対立するものは互いに補い合い、正反対ではないことを心に留めておかないかぎり。

私の記憶にあるいちばん深い癒しの経験は、虫垂炎の手術後、麻酔から覚めるときに看護婦に触れてもらったことです。手術は私が医学校に入る準備をしていたテキサス大学オースティン校の学生健康センターであわただしく行なわれました。執刀医とは手術のときが初対面でした。彼は前もって会う必要はないという考えでした。意識が戻ったとき、私は不安で、孤独で、痛みを感じていました。ずっと触れていた看護婦の手から私に——静かに、力強く、まちがいなく——伝わってきたのは、だいじょうぶ、何もかもうまく行きますよ、というメッセージでした。そのとおり回復は順調で、この場面は私の記憶に刻み込まれました。以来、私はシンプルでありふれた診療のとりこになっています。

さあ、癒しの素朴な調べをお聞きください。

第1章 楽観 *Optimism*

悲観主義者は、そのピッチャーにミルクは入っていますかと言い、
楽観主義者は、そのピッチャーをこちらに回してくださいと言う。
——ことわざ

もう何年も前のことなのに、思い出すたびに心の痛む人がいます。楽観の大切さとそれが消えたときに何が起きるのかをこの上なくつらいやり方で教えてくれた五〇歳の弁護士がその人です。仕事は絶好調、三人の子をもつ父親で、筋肉質の体つきは健康を絵に描いたようでした。たった一つ気がかりなのは二、三週間前からときどき感じる軽い腹痛で、健康診断では異常ありませんでしたが、念のため腹部のスキャンをとってほしいと言ってきません。そこまでする必要はないと思いましたが、言うとおりにしました。すると驚いたことに膵臓《すいぞう》に影が映っていて、放射線科の医師はたぶんが、ん、だろうというのです。私は状況を彼に話し、最終的には開腹手術の可能性も含めて、精密検査を勧めま

した。「手術は受けません」と、彼は声高に断言します。「何の役にも立ちませんよ。膵臓がんで助かる人はいないんだから」。私はそれがまちがっていることを指摘しました。統計的にいい数字ではないものの、この病気で助かる人は確かに存在します。どのみち、さらに検査をしてみなければ診断も確定しません。

彼はしぶしぶその日のうちに入院しましたが、意気消沈してしまいました。すっかりおびえている様子で、言葉をつくしても安心させることができません。まっすぐ空《くう》を見つめて、私や看護師が話しかけても応えないのです。夕方の回診のときには無言でベッドに横たわり、歯を食いしばって眉間に皺《しわ》をよせ、予備的な血液検査の結果は異常がなかったことを伝えても、気にも留めないようでした。彼の頭の中では絞首台へ向かうことが決まった死刑囚も同然だったのでしょう。朝になっても様子が変わらないようなら、精神科医に相談しようと私は心づもりをしました。けれど、結局その機会はめぐって来ませんでした。その夜、看護師がベッドで死んでいる彼を発見したのです。

あれは前近代的文化に広く見られる「呪い殺し」でした。それまで健康だった人が呪いをかけられてほどなく死ぬ、というあれです。呪い――彼の場合は自分が不治の病にかかっているという確信――は、あらゆる楽観と希望を拭い去り、避けられない死に置き換えてしまいます。

楽観主義とは、ものごとがよくなると信じ、予想し、または期待しようとする性癖です。ここ数年、これが健康やある種の病気の経過に影響を与えるかどうか、盛んに議論が行なわれていますが、私にとっては退屈な議論です。というのも、楽観主義がもつ癒しの力はすでに明白なものだからです。風向きのように気分が日によって変わるようなとき、その効果がよくわかります。一例をあげましょう。

一九五〇年代にブルーノ・クロプファー医師は、治療していた進行リンパ腫の患者の例を報告しています。この男性は体中に大きな腫瘍があり、胸には水がたまって、末期症状を呈していました。クロプファーは患者の余命が二週間以内だと確信し、酸素吸入以外の治療を中止します。最後の努力として、クレビオゼンという薬を一回注射してみました。クレビオゼンは当時治験中でしたが、後に効果がないと判定された薬です。クロプファーはその効果を次のように書いています。*1

なんという驚きが待っていたことか。私が立ち去ったとき、彼は高熱があり、あえぎながら息をして、完全に寝たきりだった。それが今は病棟を歩き回り、看護師らと楽しそうにおしゃべりをし、誰彼かまわずに陽気さのメッセージを振りまいている。……大きかった腫瘍は、ストーブの上に置いた雪玉のように溶けてしまい、ほんの二、三日の間に半分の大きさになっていた。言うまでもなく、これは大部分のX線感受性腫瘍が毎日大量の照射を受けた場合よりはるかに早い退縮である。……しかも、この患者はたった一回の無益な注射以外になんの治療も受けていなかった。

一〇日もすると、患者は事実上、病人ではなくなっていました。自家用飛行機の操縦も再開しました。この回復状態は二カ月続きましたが、その時点でクレビオゼンを非難する報告が発表されてしまいます。それを読んだ後、患者は呪いをかけられたようになり、気持ちも医学的な容態も急速に末期的状態に逆戻りしてしまいました。ここでクロプファーは、「新たに、最高度に精製されて効力が倍増した製剤」が出たと――完全な作り話なのですが――告げて、否定的なニュースは無視するよう促し、蒸留水を注射します。今度の反応は最初のとき以上に劇的なもので、患者はふたたび日常生活に戻り、二カ月が過ぎました。しかし、全国的な治験の結果クレビオゼンががんの治療に役立たないことが判明したという報告をアメリカ医師会が発表したところで彼の回復は終わりを告げます。この声明を読んで数日後にこの患者は入院し、その二日後に亡くなりました。*2

楽観主義がこれほど劇的なちがいをもたらすことができるなら、私たち医者は力を尽くして患者さんがもっと楽観的になれるよう努力すると思われることでしょうが、反対に、私たちは断固として彼らから楽観を奪っていることがままあります。こうした例の中には、言語道断を通り越して滑稽と言えそうなものまであります。

トゥーソンにあるアリゾナ大学で統合医学のプログラムを統括しているアンドルー・ワイル博士は、セカンド・オピニオンを求める患者をよく診察するそうです。*3「前の医者がどんな仕打ちをしたか、きっと信じられないと思いますよ」と、ある女性はワイル博士に訴えました。「神経科の医長の部屋に呼ばれて、私は多発性硬化症だと告げられました。それをじゅうぶん理解させると、部屋から出て行って車椅子をもってきたんです。で、それに座るようにと言うので、私は『なぜそんな車椅子に座らなければならないのですか』と訊ねました。そうしたら、身体の自由がまったくきかなくなるときに備えて、車椅子を買って毎日一時間ずつ『練習』するように、ですって。信じられますか」。

『医師はなぜ治せないのか *The Lost Art of Healing*』(邦訳、築地書館)の中で、ハーバードの心臓専門医バーナード・ラウンは患者から楽観と希望を奪う「危害語」の例を挙げています。いわく、「今生きているのは借り物の時間ですよ」「どんどん坂を下っていますね」「次が最後の鼓動かもしれません」

「いつ心臓発作か、それより悪いことが起きてもおかしくありません」「死神の影が……さしています」「歩く時限爆弾と言ってもいい」「あなたの〔冠状動脈の〕中がどうなっているか考えるとぞっとします」「すぐに手術が必要ですね、昨日ならもっとよかった」[*4]。こうした医者の呪いにワイルはあといくつか付け加えています。「これ以上手の施しようがないと言われました」「あとは悪くなる一方だと聞かされたんです」「それを抱えて生きていくしかないと聞かされました」、そして「半年後には生きていないと言われたんです」[*5]。

なぜ私たち医者は、健康に対する楽観の役割をこれほど認めづらく感じるのでしょうか。なぜ私たちはなかなか楽観的になれないのでしょうか。診察鞄にはかつてなかったほど強力な道具があり、人の寿命は過去最高のレベルなのだから、医者は大喜びだろうと思われるかもしれません。なぜ私たちは喜んでいないのでしょうか。実を言うと、医者というものは楽観主義者ではなく現実主義者となるように訓練され、そしてその現実主義は悲観主義の色合いが強いためなのです。診療室でのあらゆる出会いには死の亡霊がつきまとい、その影は私たちの治療がどれほど強力になっても消えることはありません。私たちの治療はいずれすべて効力を失い、患者は死んでいきます。未だかつて例外はありません。ですから、医学の前提条件は第一に悲劇なのです。このように陰気な根本的確信に基づく職業はほかにありません。このために医者はごく自然に悲観主義者となり、楽観することがむずかしいのです。

一部の医者は悲観主義にどっぷり浸《つ》かり、なすことすべてを悲観主義で染め上げてしまいます。実際、皮肉さを絶やさず、気むずかしく陰うつな態度を矜恃《きょうじ》としている医者を私は何人も知っています。

その中には悲観主義を堂々と掲げる人もいます。こういう人は、よく「喪章をぶら下げ」ることをします。医者が最悪の結果を強調するのです。もし予言どおりになったら、この医者は聡明だったことになります。さもなければ、患者を恐ろしい予言から救い出した英雄になるのです。

健康上の重大な問題に直面している患者に対して、可能性の高い結果とは裏腹なバラ色の未来を描いてみせるのは倫理にもとることだと、私たちは教えられています。ただ問題は、医者の現実主義が悲惨な結末を引き起こしかねないことなのです。病気の見通しを考えてみましょう。医者が患者に一二カ月後の生存率が五〇パーセントだと告げたとすると、患者はそれを一年後に死んでいる可能性が五〇パーセントあると解釈しがちです。医者が単なる計算による推測をしていることを理解できなかった患者は、統計的な予測を死刑宣告に変えて、スケジュールどおりに死んでしまいます。

しかし、医者が悪い知らせを伝えるのに使う言葉だけでなく、その知らせ方にも問題があります。医者の中には、悪い知らせを伝えるときであっても十分な思いやりをこめて、差し迫った悲劇の影を薄くすることのできる人もいます。彼らはどういうやり方をするのでしょうか。昔から医者がやってきたように――自分が奉仕する相手に対する深い共感と気遣いを表わすのです。彼らは愛情や患者との一体感を伝えます。言葉にすればこんなふうに。「力を合わせて最善を尽くしましょう。何が起きても、私がいつもついています。あなたを独りぼっちにはさせませんよ」。

強い悲観主義が人を死なせることがあるのなら、なぜそれがこれほど広まっているのでしょうか。なぜ進化はこれが存続することを許したのでしょうか。悲観主義は何の役に立ったのでしょうか。アメリカ心理学会の前会長で『オプティミストはなぜ成功するか *Learned Optimism*』（邦訳、講談社）の著者でもある心理学者マーティン・E・P・セリグマンは次のように言っています。「悲観主義のメリットは、我々の進化の歴史では最近に発生したものではないだろうか。我々は更新世、つまり氷河時代の動物で、我々の感情的枠組みがいちばん最後に形作られたのは一〇万年にわたって気候が大変動した時期だった。寒波と熱波、干魃《かんばつ》と洪水、豊饒と突然の飢餓があった。我々の祖先は、絶えず将来を心配する能力をもっていたおかげで更新世を生き延びたのかもしれない。それは晴れた日を厳しい冬の前触れにすぎないと考え、くよくよ考える能力である。我々はこの祖先の脳を受け継いでいるので、光明よりも闇を見る能力も受け継いでしまったのだ」[*6]。

生き残りに対する悲観主義の価値は、ヒトが樹上生活からアフリカのサヴァンナに降り立ったときまでさかのぼるのかもしれません。開けた草原は、猛獣が獲物を求めて歩き回る危険な場所でした。悲観主義は生存競争に役立ったのかもしれません――私たちの祖先を打ちのめして安全な森の中へ逆戻りさせる悲観主義ではなく、用心深さと生存を保証するだけの悲観主義です。

しかし、あまり悲観主義を認めすぎるのもよくないことでしょう。今によくなるだろうという感覚なしに、ホモ・サピエンスが未開人から野蛮人へ、そして文明人へと変化することができたとは考えにくいのです。洞窟から宮殿へ、毛皮から絹織物へ、支配から民主主義へ、楽観主義なしで私たちは旅することができたでしょうか。明るい未来から私たちを招く光がなかったら、初めの方であきらめて現状に甘んじるほうが楽だったはずです。何かが私たちをまだはっきりとは見えない夜明けに向かって進ませたのであり、私たちの中にあるこの欲求は楽観主義と呼んで一向に差し支えないものでした。

✤究極の楽観主義

今日、楽観主義については楽観しやすい状況が生まれています。研究によれば、楽観主義者は悲観主義者に比べて病気にかかることが少なく、長生きすることが証明されています。免疫系は楽観主義者のほうが強く、心臓血管系も安定しているようです。楽観主義者は辣腕家、成功者、そして世間から尊敬されるリーダーです。楽観主義者はたいてい人に好かれます。彼らは人々を元気づけ、人々は悲観主義者よりも楽観主義者と一緒のほうが楽しいと感じます。ポジティヴ心理学という、楽観主義の価値を重視する新分野もできました。楽観主義の流行ぶりは、最近『タイム』誌の表紙を飾ったほどです。[*7]

楽観主義は波に乗っています――ときにはその波にのみ込まれそうな気がするほどです。個人的には私も楽観主義を好みますが、最近の鼻持ちならない楽観主義商人たちが売り込んでいる、派手で愛想がよく押しつけがましい楽観主義には身の毛がよだちます。私が好きなのは、自分の中に穏やかな確信として秘めた、静かで内的なたぐいの楽観主義です。この気のもち方に名前をつけることにもためらいを感じます。ポジティヴ心理学者が使う「認知的スタイル」と呼ぶことさえ大げさです。スタンダールが幸福について言ったように、「[それを]描写することはそれを弱めること」[*8]なのです。私のアプローチは、中世の神学者が「ヴィア・ネガティヴァ」すなわち「否定の道」と呼んだものに近いと思います。これは神の積極的な性質を考えるのではなく、神は描写できる範囲を超えているという事実に思いをいたすことによって、神の完全性と実在性を際だたせるというやり方です。絶対者に何らかの特性を与えるというのはひとつの擬人化で、神を人間の形に装わせることだというのです。一三世紀ドイツの神秘主義者マイスター・エックハルトは「否定の道」の支持者でした。彼はこう言っています。「では、私はどのように彼を愛すればよいのだろうか――ありのまま、神に非《あら》ず、霊に非ず、人に非ず、姿に非ざるものとして、混じりけのない、純粋で、澄み切った、あらゆる二元性とは無縁の統一体として愛するのだ。そしてこの中に沈み込もうではないか。永遠に、無から無へ。ゆえに、神よ我らを助けたまえ、アーメン」[*9]。エックハルトの考えに従えば、私は自分の気のもち方を、非楽観主義と言うべきかもしれません。

私から見ると、楽観主義と、呼び方はどうあれ絶対者なり神なりとの結びつきは決して誇張ではありません。当然のつながりなのです。オプティミズムという英語は、最高とか最善という意味のラテン語が語源ですが、それこそ私たちが神と考えるものです。一四世紀イングランドの気高い神秘家、ノリッジのジュリアナはこの関係を理解していました。黒死病がヨーロッパを席巻していた時代、彼女は楽観主義と神を何の苦もなく結びつけます。魅惑的な散文で彼女は喜びを綴っています。「しかし、すべてが善くなるであろう、すべてが善くなるであろう、あらゆるものごとが善くなるであろう……主は『あなたがたは動揺させられず、苦しめられず、病に襲われない』ではなく、『あなたがたは負けない』と言われたのだから」[*10]。現代の詩人マヤ・アンジェローも同じことを言っています。「人は数多くの挫折に遭遇するけれど、敗北はしない」[*11]。

絶対者に基盤をもたない楽観主義はなかなか続きません。現代の宇宙論を長い目で見ると、筋書きは底なしに憂うつなものです。科学者によると、この宇宙は膨張し続けていて、いずれは熱死に行き着き、不可逆的な崩壊に至ります。これは生命と意識が消滅することにほかなりません。この背景の前では、楽観主義は価値のない、あわれなその場しのぎにすぎないでしょう。しかし、意識が絶対者とつながっていれば、情況は一変します。宇宙がどうなるかを含めて、絶対者があらゆるものの上に立ちます。私たちが絶対者とつながっているとすれば、絶対者と同じ特性をもつことになります。それは多くの証拠が示唆するように、[*12] 時間と空間の無限性を含む特性です。もしそうであれば、私たちはある意味で永遠不滅ということで、これは楽観を正当化する究極の理由になりますし、悪い予言をしている科学者に一矢《いっし》報いることにもなります。

✤元気旺盛——深い楽観主義

楽観主義が元気旺盛さ、喜びとエネルギーに溢れる感覚となって現れる人がいます。自分が躁うつ病であることを告白して話題になった心理学者ケイ・レッドフィールド・ジャミソン[*13]は、元気旺盛な人々とのインタビューを数多く収めた『元気旺盛——生への情熱 *Exuberance: The Passion for Life*』（未訳）という本を書いています。[*14] 彼女がインタビューした相手はひとり残らず、自分たちがいかに他人の迷惑になっているかを語りました。非常に楽観的で元気旺盛な人たちはまた、他人から迷惑を受けがちでもあります。大学や研究機関など、競争が激しく、客観性が要求される環境にいる人の多くは、あざけりに遭うことが大変多いと感じているのです。

元気旺盛な人が同僚に嫌われる一つの理由は、彼らがある時点から先、他人を居心地悪くさせるためです。ジャミソンも言うように、「人々は彼らの近くにいるのを好み、エネルギーや熱意を楽しみますが、でもそれはちょっと疲れることなのです」。作家のエルバート・ハバード（一八五六－一九一五）の言葉を借りると、「悲観主義者とは楽観主義者と暮らすことを強制された人である」[*15]。

抑制のない元気旺盛さは危険を招くこともあります。ふたたびジャミソンの言葉です。「私たちはみんな……自分自身について疑いをもっている必要があります。元気旺盛は危険になりうるから。元気旺盛ですごく立派なことをやる人がいたら、素晴らしい。けれど、熱心なあまり他人を戦争とか、非常に不利な取り引きに引きずり込もうとする人がいたらどうでしょう……」[*16]。

✤試練に遭う楽観主義、歪曲される楽観主義

二度の世界大戦、ホロコースト、たびたび繰り返された大量殺戮などによって、史上かつてない数の犠牲者に見舞われた二〇世紀に、楽観主義は何度も試練にさらされました。二一世紀に入っても、楽観主義にとって困難な時代が続いています。

二〇〇四年一二月二六日、スマトラ沖の海底を震源とする地震が、遠くはアフリカの海岸まで達する巨大な津波を起こし、推定で一五万人の命を奪いました。全員が犠牲になった家族や、全滅した村さえあります。世界中の人々が犠牲者を悼み、何百万ドルという義援金が各国の政府や個人から別の形の津波となって寄せられました。

この災害は二四時間態勢で報道され、その中でさまざまな権威がこの津波の意味を見いだそうと試みます。こういう番組には、不可知論者、無神論者、科学者、哲学者、政治家、いろいろな宗教の聖職者が登場しました。不可知論者、無神論者、そして科学者は、だいたいにおいて津波を自然の盲目

的な法則の現れと見ます──「自然が牙をむいた」というわけです。こういう人たちから見ると、このできごとにさしたる意味はありません。彼らの信ずるところ、自然の法則は冷酷なものであり、もともと無意味なのです。それに対してイスラム教のコメンテーターの中にはこれに積極的な意味と希望を見いだした人が何人かありました。海辺のリゾート地で命を失ったクリスチャンやユダヤ教徒や西洋人は不信心者や異端者で、天罰を受けて当然の人々だったと、彼らは言います。サウジアラビアの聖職者ムハンマド・アル・ムナジド師はサウジアラビアとアラブ首長国連邦のアルマジド・テレビのインタビューでこう語っています。「彼ら［クリスマス休暇を楽しんでいた西洋の観光客］は禁じられた［祭り］の最中にアッラーがアジアの沿岸に与えた罰から教訓を得なかったのでしょうか。不道徳の極みで、アッラーはあの犯罪者たちに報復されたのです」。しかし、不信心者とともに死んだ何万人ものイスラム教徒はどうなのでしょう。彼らは殉教者だとされました。[*17] 残念なことです。宗教の手にかかると、楽観主義は警戒すべき形をとることがあります。

こうしたコメントは、楽観主義について回る永遠の問題を示しています。ある人にとって楽観的なことは、別の人にとって悲惨なことになりかねないのです。健康についても、ことは単純には行きません。たとえば、母親はみな生まれたばかりの赤ん坊が健康で病気をしないようにと望みます。しかし、赤ちゃんが感染に抵抗する免疫系を発達させる唯一の方法は、軽い病気を起こして抗体を作らせるたくさんの微生物に繰り返しさらされることなのです。楽観的な母親の望みがかなったら、その子は日常生活につきものの細菌やカビやウイルスを防ぐため、ビニールの覆いの中で暮らす「シャボン玉ベビー」になってしまうでしょう。

もう一つ広く行き渡っている楽観に、どんな病気を患っても人は必ず回復するという希望というか、信念があります。もし、たくさんの人がもつこの楽観が実現していたら、死ぬ人はいなくなり、地球は何千年も昔にひどい人口過剰になって人間が住めない場所になっていたことでしょう。

しかし、楽観主義のいちばんひどい乱用は、大規模に白日の下で行なわれています。広告業界は全体が偽りの楽観主義という戦略で動いているのです。この製品を買えば、あなたの生活はもっとハッピーで、セクシーで、ベターになりますよ——あなたが本当にそれを必要としているか、それを買うお金があるかは関係ありません。同じように、自己啓発の業界も、「今月の方針」にしたがって明るく楽観すれば幸福な結果が来るという公式に依存しています。そして政治は楽観主義と悲観主義の間を激しく行き来していて、それぞれの政党は対立する相手を悲観的で、時代遅れで、現実離れしていると言い立て、それに対して自分たちは前向きで、創造的で、未来を肯定しているように見せるものです。

✤悲観主義のパラドックス

悲観主義は、極端に突き詰めると奇妙な変形を遂《と》げて滑稽になる場合がよくあります。これはブラックユーモアで起きるたぐいのもので、「あまりにひどくて、もう笑うしかない」という状態です。

喜劇の天才の多くは、悲観主義がユーモアに変身することを鋭く理解しており、たいへん効果的に使います。チャーリー・チャップリン、W・C・フィールズ、レッド・スケルトン、ロドニー・デンジャーフィールドなど偉大な喜劇俳優の中に、自称悲観主義者がいるのも偶然ではありません。

人は心底悲観しようとするとえてして滑稽になり、本人は深刻でも他人から見ると笑えてしまう場合がよくあります。悲観主義者ヘンリー・ミラーの楽観と希望に対する反論を考えてみてください。「希望は良くないものだ。それは、自分がなりたいものになっていないことを意味する。自分の全部ではないにせよ、一部が死んでいることを意味する。それは一種の精神的打撃だと言わざるをえない」。[*18] あるいは、「人生とはセックスによる死亡率一〇〇パーセントの伝染病だ」と言ったひねくれ者。さらに、大まじめで「人は死んだときではなく、誕生のときに哀悼されるべきだ[*19]」と言ったモンテスキュー男爵はどうでしょう。

悲観に陥ったら、臆せず落ち込んで、本気でとことん悲観すべきかもしれません。そうすれば、結局は笑ってしまい、悲観主義の手から自由になることができるでしょう。

✤健康とのつながり

二〇世紀医学の飛躍的発展の一つは、気構えや感情、そして信念の健康に対する重要性――今では心身医学と呼ばれているもの――が発見されたことでしょう。二〇世紀前半、臨床医がそのようなことを口にするのは明らかに変なことでしたが、今では当たり前になっています。心身医学の決定的な前提は、私たちの精神的生活が首から上だけのものではないということです。一つひとつの思いや感情は身体全体へのメッセージであり、神経刺激、ホルモンその他さまざまな物質の複雑な仕組みによって伝達されているのです。

大きな発見は、当時シカゴ大学にいた行動科学者スザンヌ・コバサとサルヴァトーレ・マッディによってもたらされました。一九八〇年代初めに一連の画期的研究によって、彼らは心理的耐性という考え方を練り上げます。これはストレスを受けていながらほとんど病気もせず、長生きして満ち足りた人生を送った人に見られる行動様式です。カギは三つのCにあることがわかりました——コントロール、仕事や家族や自分自身に対するコミットメント、そして強いチャレンジ精神です。心理的に強いストレスを受けていた時期にも、こういう特性をもっている人は健康で、耐性値が低い人はそれに比べると明らかに健康状態が劣っていたそうです。

コバサとマッディは、心理的耐性と効果的対処の決定的な原点は、状況の「楽観的見通し」であることに気づきました。あるできごとについて、それを悲観的に受け取ることが少ないほど、心身に及ぼす影響も少なかったのです。二人はこの耐性と効果的対処と楽観主義は固定的なものではなく、柔軟性があるという結論に達しました。

コントロール感は多分に自分で拒否したり、受け入れて養ったりできる信念です。テキサスのヒューストン大学公衆衛生学科の心理学教授ブレア・ジャスティスが心身論の分野における見事な著書『病気になる理由、ならない理由 *Who Gets Sick: How Beliefs, Moods, and Thoughts Affect Your Health*』(邦訳、PHP研究所)の中で述べているように、「認知的コントロールは、私たちが問題をどのように見るかによってその状況からの……有害な衝撃を左右できるという信念から芽生えている。損失や苦痛、フラストレーションやストレスを伴う生活の変化を、なるべく暗い気持ちをもたず、すべての終わりだと思わないようにすることで、私たちはそういうもののもつ破壊力をコントロールできるのだ[*20]」。

研究につぐ研究の中で、身体的・精神的な病気への抵抗力が強い人は、自分の状況をあまり悲観的に見ないという対処法を使っていることが明らかになりました。これが、可能ならば外部の問題を変えるというアクションにつながります。そして、こういう人たちはたいてい、運動やリラクセーションの訓練など何らかの健康的な行動によって、ストレスの心身への影響を和らげていました。[*21]

「楽観的評価」とは、一つの状況に対する良好な態度もしくは陽気なアプローチというほどのものです。ニューヨーク病院コーネル・メディカル・センターのローレンス・ヒンクルは同僚と共に、楽観的評価が健康にちがいをもたらす証拠を求めて、いくつかの住民グループを二〇年にわたって追跡しました。[*22]その中の一つは一〇〇人の中国人移民で、本国の政治不安のためアメリカで孤立している人々です。彼らの人生は激動していました――自分たちの運命や故郷の家族について、またどのように生計を立てるか不安を抱えていたのです。健康を保った人々は――少なからずいましたが――自分たちの難局を見る目に特徴がありました。彼らは過去と現在を、困難ではあるが興味深く、意欲をそそられ、比較的満足なものと感じていたのです。病気にかかりやすかった人々は、自分たちの状況を威嚇的でいらだたしく過酷なものと見ていました。[*23]

ヒンクルらはまた、困難な状況下で楽観なしに健康を保つ方法があることを見つけました。感情を遮断して、生活にほとんど投資せず、壁を作って他人を遠ざけると、やはり病気の発生が少なかったのです。[*24]しかし、このアプローチには欠点があります。ジャスティスが控えめな表現で指摘しているように、「社会的な健康に問題が生じ、人間関係が何の深みもないものになってしまうだろう」。[*25]

デューク医科大学の心臓専門医ダニエル・B・マークは心臓カテーテル法を受けた一七一九人の男女の予後を追跡しました。一年後、最初に自分の健康を悲観していた人々の一二パーセントが死亡していたのに対して、楽観主義者の方はたった五パーセントでした。モントリオール心臓研究所のナンシー・フレジュア゠スミス医師は、悲観的傾向の強い心臓病患者は一年半の間に楽観主義者の八倍高い死亡率を示すことを発見しています。カリフォルニア大学ロサンゼルス校のジョフリー・リード医師は、楽観主義の対極である宿命論と友人の喪失がエイズ患者に悪い結果が訪れる前触れであることを示しました。*26

楽観主義はどのようにして実際に長く健康な人生を育むのでしょうか。セリグマンは四つの方法を挙げています。*27 第一に、脳は楽観の経験を記憶し、ホルモン、生化学物質、神経を経由して、心臓系、免疫系をはじめとする身体中の細胞機能に影響を与えます。第二に、楽観主義はモチベーションやアクションを起こすことと相互関係があるため、楽観的な人は健康になろうと希望し、健康でいられると信じる傾向が強く見られます。このため、こういう人は健康的な生活習慣を守り、医者のアドバイスに従うことが多くなります。第三に、楽観主義者は悲観主義者に比べて、健康への脅威をはじめとする不快な経験をあまりしません。彼らのコントロール感がこれから起きることを変えられると保証してくれるのです。それに引き替え悲観主義者は、自分が何をしても変わらないと考えて、混乱に向かって赤絨毯を敷いてしまうことが多いようです。最後に、楽観主義者は悲観主義者より大きな社会的サポートを受けます。そして、ほどほどの社会的相互作用でさえ病気を和らげることを示す証拠が見つかっているのです。*28

心臓専門医のディーン・オーニッシュは心臓病の改善に食餌《しょくじ》療法、運動、そしてストレス管理を採り入れた先駆者ですが、彼は健康には愛情が重要だと強調しています。愛情はたぶん、最も深いタイプの社会的相互作用でしょう。その著書『愛は寿命をのばす *Love and Survival*』（邦訳、光文社）で、彼は私たちの生存そのものが、愛情と親近感と人間関係のもつ癒しの力に依存しているのではないかと示唆しています。[*29] 楽観主義とのつながりは直接的で、愛情は楽観を招き、それを強めます。楽観主義者は悲観的な気むずかし屋より愛されやすく、彼らが受けた愛情はさらに楽観を呼ぶ――それが循環して続きます。

楽観は医学の臨床でも欠かすことができません――気休めの選択肢としてではなく、重要な要素なのです。プラシーボ（偽薬）反応を考えてみましょう。これは何らかの治療を受けたと知った患者がその知識だけから感じる恩恵の感覚です。研究者の推定によると、多くの医薬品ではその効き目の二〇〜三〇パーセントがプラシーボ反応によるもので、外科的処置の中には最高で一〇〇パーセントというものもあるそうです。[*30] 医者はみなプラシーボ反応が近代医学に必要不可欠なものであり、良い医者はそれを最大化する方法を身につけていなければならないと知っています。プラシーボ反応の原動力は楽観――その治療が効果を上げると信じることにあります。したがって、プラシーボ効果という形の楽観主義は医学の根幹に必要不可欠な部分であり、この事実は過去においてもこれからも変わることはありません。ただし、プラシーボ反応にはノーシーボ効果という邪悪な双子がいることを忘れないようにしましょう。これは悲観主義に基づく否定的で時には致命的な反応で、その治療が効かないと信じることです。

✤楽観主義への障害

多くの人は歳をとるにつれて自分の健康を楽観視するのがむずかしくなるようです。最近アルツハイマー病や関節炎などの退行性慢性病に注目が集まっていることもあって、人は自分の将来を老人ホームと身体障害ともうろくへの片道切符だと思いがちです。ところが楽観できる立派な根拠があります。六五歳から七四歳の人のうち、八九パーセントは何の障害ももっていません。八五歳以上では、四〇パーセントの人が機能的に不自由していません。[*31] 近年では六五歳を越えている人が障害をもっているパーセンテージは下がっており、専門家はこの傾向がさらに加速すると予測しています。[*32]

たくさんの証拠が示していることですが、中年時代に食餌、体重、運動、そして社会的精神的刺激をどうするかという選択が、歳をとってからの心理的および身体的能力に大きく影響します。[*33] 精神的もしくは宗教的な関わりは、平均で七年以上寿命を延ばすと考えられています。[*34] 自分の健康についてどう考えているかが、これまで知られているかぎり最も正確な長寿の予測法であるとする研究もいくつかあります。[*35]

自分の家系は短命で健康に恵まれないという理由で、自分の健康をなかなか楽観できないと感じる人もたくさんいます。自分は遺伝子に呪われている、DNAに裏切られているというわけです。しかし、とジャスティスは言います。「遺伝子は寿命に対して約三五パーセントの影響力をもつが、長寿の主な理由はライフスタイルや食事、その他サポートシステムを含めた環境要因なのだ[*36][*37]」。

もう一つ、老いることを楽観する障害となるのが、親しい友人や家族が死んで、孤独感が増すことです。年齢とともに次々と訪れる悲しみと死別は健康への懸念として正当なもので、死別には免疫機能の急激な低下が伴うことを示す証拠があります。もしかするとこれが高齢で増える感染症やがんの一因なのかもしれません。[*38] 誰かの死を悼むのは大切なことで、その過程をないがしろにすべきではありません。それでも、残された人が悲しみを乗り越え、可能なかぎり人生の明るい面を見るように手助けをするべきです――そのように支えるのが人情だからというだけでなく、それが相手の健康にも役立つからです。なぜ健康になるのでしょう。楽観主義は高齢者の免疫系に対する悲観主義のマイナス効果を打ち消すのです。六二歳から八七歳の男女について、楽観的な人は高いヘルパー・サプレッサーT細胞比率をもっていることを、ペンシルヴェニア大学の研究チームが発見しました。これは病気に対する抵抗力が大きいことを意味しています。[*39] 別の研究チームは、八年間の観察期間の最後まで生き続けた高齢者は最も楽観的な人たちであることを発見しました。[*40]

✤楽観主義、その暗黒面

『邪悪――人間の暴力と冷酷さの内側 *Evil: Inside Human Violence and Cruelty*』（未訳）の著者で心理学者のロイ・バウマイスター[*41]はケース・ウェスタン・リザーヴ大学の同僚とともに、自分自身について楽観的すぎるとどういうことになるのかを研究しています。[*42] 連続殺人犯、殺し屋、ギャングのボス、暴力犯、配偶者虐待者、暴漢などの自尊心を調査したのです。一般的に人は自分をつまらない人間だと考えて犯罪行為に手を染めると思われていますが、研究者はそれが逆であることを明らかにしました。こういう人たちは猛烈に高い自尊心をもっていたのです。これが彼らの中に壮大感や至上感や無敵感、そして自分は正しいという信念を作り出します。他人が自分の振る舞いに異を唱えると、彼らは激昂します。バウマイスターは次のように述べています。「現在は自尊心の低さが暴力の原因だとするのが普通だが、この考え方が誤っていることを証拠が明白に示している。これは校庭でのいじめから国家の圧政まで、家庭内暴力から大量虐殺まで、戦争から殺人や強姦まで、幅広い暴力のスペクトルについて言える。暴力をふるう者は概して自分自身を非常に高く評価している。[*43] ……アメリカで推進されている全員の自尊心を高めようという動きは軽率に思われる……」。[*44]

つまり、自己に対する楽観主義は万能薬ではなく、危険をはらんでいるわけです。見境なくある種の若者の自尊心を向上させることは大惨事につながるかもしれません。自己中心的な子どもが大きくなって、妻に暴力をふるったり、最悪の場合は校庭で銃撃事件を起こす人間になりかねません。[*45]

✤楽観を培う

楽観は最初からそこにあるものではありません。体重のように増減することがあり、学習することもできます。心理学者のセリグマンは『オプティミストはなぜ成功するか』の中でその方法を示しています。[*46]

これはＡＢＣの問題だとセリグマンは説明しています。逆境（Adversity）に出会うと、私たちはそれについて考えはじめます。時が経つとその考えが信念（Belief）に固まりますが、これは習慣になると無意識になることもあります。不利な状況についての信念からは結果（Consequence）が生じ、それが私たちを楽観的または悲観的に反応させます。

セリグマンは自分の習慣的な無意識の行動を自覚し、それを柔軟で楽観的な対応に置き換えるようにと言います。典型的な練習をお見せしましょう。日常的な逆境について想像力を働かせます。「A」――あなたは目をつけていた駐車スペースに割り込まれてしまいました。次にこういう状況に対する自分の考えや信念「B」を確認します。それからこうした信念の結果「C」を想像するのです――たとえば、クラクションを鳴らす、拳を振り上げる、怒鳴るなど。セリグマンはこれに「D」と「E」を付け加えます。検討（Disputation）によって自分自身と対話したり状況を分析する（私はあの駐車スペースの持ち主ではない、ほかにも駐車スペースはある）、そして活気づけ（Energization）によって楽観的な観点を見つけるのです（向こうは年寄りだった、彼女のほうが私よりあの場所を必要としていた、譲るのは親切な行ないだ、譲ってあげていい気分だ）。セリグマンはこのABCDE練習の記録をつけて習慣となっている悲観的な対応から気持ちを切り替える助けにすることを提唱しています。

この方法は子どもや大学生、そして大人に対して使われました。どうやらこれは楽観という心の姿勢だけでなく、身体面にもよい変化をもたらすことができるようです。たとえば、がん患者ではこのテクニックに参加した人に免疫機能の急激な上昇が観察されました。[*47*48]

悲観主義者はしばしばこういう方法に抵抗します。何かうさんくさいと感じ、宗旨替えを勧める楽観主義者の努力を軽蔑しているからです。彼らは自分たちこそ「世界を正しく見ている」と信じ込んでいることが多く、へそ曲がりの悲観主義者アンブローズ・ビアスも、なぜ適切なものの見方を手放してまでバラ色の色メガネを手に入れなくてはいけないのか、と言っています。たぶん、最も説得力のある理由は、調査にも示されているように、楽観主義者は悲観主義者に比べて、病気になる確率が低く、より長生きで、幸福であるからでしょう。

✤大きな目で見ると

ヘンリー・ドレイアは心身医学研究について鋭い分析をしている科学や健康関係のライターですが、その労作『心身一体 *Mind-Body Unity*』（未訳）の中で、楽観主義を称揚する多くの研究を手厳しく批判しています。[*49] ドレイアの意見では、楽観主義が健康に差をつけると示すだけでは不十分で、なぜそうなのかを問わなくてはなりません。彼に言わせると、この分野の研究者でなぜ楽観的な病人と悲観的な病人がいるのかを問うた人はほとんど皆無です。調査では楽観または悲観を生み出し増長させる社会的要因が特に無視されています。こうした外部要因を無視した結果、楽観主義が純粋に心理学的な問題にすり替えられてしまっていると彼は考えます。その帰結として、研究者は「否定的な思考の泥沼から認識を頼りに自力で這い上がるという大仕事を個人に押しつける」傾向があります。セリグマンが提唱する治療のように、これが成功することもあります。「しかし、近所づきあいや職場など、楽観主義や自分を有効に働かせる能力を作り出す場の創出という、課題のもう一方の面は心身相関研究から抜け落ちたまま」だとドレイアは嘆いています。[*50]

ドレイアには耳を傾けるべきです。彼はニューヨーク市の悪名高いヘルズキッチン地区の放課後デイケアのプログラムで、リーディングの教師を二年間務めた経験をもっています。生徒の大部分は貧困とドラッグの蔓延する荒《すさ》んだ地域に住んでいました。ドレイアはしばしば驚かされたそうです。

「想像できるかぎり最悪の家庭や地域に住んでいる生徒が、それにもかかわらず私には説明のつかない分別や回復力をもっていることにびっくりさせられた。……彼らは——遺伝子によるのか、幼い頃の経験によるのか、何か隠れた影響によるのかわからないが——心理的精神的に優れた特質をもっていて、そのおかげで耐えていられるのだ」。しかし、みんながみんなそんなにタフなわけではありませんでした。ドレイアはこの経験から、楽観主義には心理学以外の要素があるという確信を得ます。研究者が視野を広げて社会的経済的要因を考慮しないかぎり、楽観主義の研究は「自分の精神生活を変えさえすれば心と身体のあらゆる病気が治る、という一面的な偏見」に押し込められてしまうだろうと彼は断言しています[*51]。

実験動物を使った多くの研究では、繰り返しショックを与えられたラットやマウスや犬が、自分でショックを止める方法がない場合にはケージの中でぐったりしてあきらめてしまうことが証明されています。ドレイアに言わせると、私たちの社会でも、慢性的な失業者や、不満を抱えたり差別されたりしているたくさんの人が、あの実験動物と同じように「ショックを止められず」にいます。こういう人たちに向かって、考え方によって窮状を脱するよう求めるのは適切なことでしょうか。ドレイアは次のように結論しています。「セリグマンの認知療法が多くの、とりわけ恵まれている人に役立つのはまちがいないが、それ以上のものが必要である。……確かに、順応性のある考え方、感じ方、そして振る舞い方によって人は自分の運をよくすることができる。しかし、自分の気分や健康について人に大きな責任を要求するのなら、社会工学者や政治家や実力者や医療機関もまた、十分な回復力をもつ人まで押しつぶしてしまう状況に対して大きな責任を問われるべきである[*52]」。

健康心理学者のブレア・ジャスティスも同じ意見です。「貧困の中で育ったり、不公平の犠牲者だったりして、毎日を生きていくだけで精一杯だと、人の考えや信念はそうした環境に深く影響されざるをえない。愛情と支援、最低限の機会と安全がなければ、自信や楽観はなかなか身につかないのである。不正を正し、人間としての条件を改善すれば、ものごとをなるべく悲観的でない観点から見て、健康を増進する然るべきチャンスをさらに多くの人に与えられることだろう[*53]」。デューク大学医療センターの精神科医レッドフォード・ウィリアムズと歴史学者のヴァージニア・ウィリアムズは、この見方を支持しています。「民族や国家などの住民全体の健康は、社会的関係が衰えると悪化する……持てる者と持たざる者の格差が大きくなる場合がその例である[*54]」。

✤楽観主義の将来

健康や長寿と社会経済的状態を結びつける研究はすっかり確立されていて、二〇〇〇年にはジャスティスがこんな予測をしています。「今後一〇年間に健康政策に関してかなりの国家的な議論が期待できる。それは低収入世帯への支援を中心として、地域の共同体意識を高め、アメリカ国内すべての人に帰属意識をもたらすものになるはずである。また、収入と教育の面で頂点と底辺の間にある大きな格差を埋めることになる政策が提案される可能性が高い[*55]」。

残念ながら、ジャスティスの予測は実現していません。アメリカの富裕層と貧困層の間の格差は開き続けています。健康に対する社会的な決定要因は、DNAやゲノムの操作、幹細胞、臓器移植、新薬など、派手で高価な技術の影に押しやられているのです。

恵まれない人々を冷笑する傾向が、この国に定着し始めているようです。そして、それが健康の社会的要因を作動させにくくしています。貧困や不遇を本人のせいだと非難したり、さもなければ問題を無視し、定義しなおして曖昧にする傾向が見られます。ジュールズ・ファイファーはこの状況を皮肉った漫画を書いています。「以前、オレは貧乏なんだと思ってた。そしたら、貧乏じゃなくて生活困窮だって聞かされた。でも生活困窮だと思うのは自滅的だから、貧しいんだと言う。それから、やつらは〝恵まれない人〟という言い方が乱用されてるなどとのたまって、オレは〝不遇者〟にされた。相変わらず一文無しだけど、言い方には事欠かないぜ[*56]」。

政治家は卑しい出自を誇張して貧困をロマンティックに見せます（自分の特権や財産を自慢することはありません）。もう一つ、物理学の「カオスから自生する秩序」という考え方をもち込む策略もあります――純粋に物理的な系の中でよくあるように、社会的にもカオスから秩序が生まれるとする欺瞞です。しかし、ジョン・W・ガードナーが著書『エクセレンス *Excellence*』（未訳）に書いているように、「貧困が一人の才能を花開かせたとするなら、その陰で一〇〇人の才能を枯らしている[*57]」のです。

これまでに見たように、楽観主義を学習することは可能ですが、悲観主義もまた学習が可能です――貧困から抜け出し、教育を受けて、家族を養うことが困難な状況が助長されると、必ずそれが見られます。あらゆる弱者――貧困層だけでなく、どんなものであれ偏見や差別を受けていると感じているすべての人――の窮状と真剣に向き合わないかぎり、彼らに楽観主義のメリットを説教する権利は誰にもありません。悲観主義をもたらす状況を変えようとしないかぎり、明るい面を見るようにという勧めは空しく響きます。深刻な状況にある人にとって、私たちにはトンネルの出口に見える光が、驀進《ばくしん》してくる列車に見えるのです。[58]

「空腹な人は自由人ではない」と、アドレイ・E・スティーヴンソンは一九五二年に言っています。[59]その人は自由でないだけでなく、楽観的でもないでしょう。ますます多くの高齢者が、自分のお金を医療費にあてるか食費にあてるか日々選択しなければならなくなっているような状況で、楽観的でいられる人はどれだけいるでしょうか？ 世界中で七人に一人が飢えに苦しみ、毎年四〇〇〇万人が飢餓またはそれに関連した病気で死んでいます。四〇〇〇万人がエイズを抱えて生きています。毎年一二〇〇万人が水の不足で死に、きれいな水を手に入れられない人が一一億人もいます。[60]アフリカだけで毎日、四歳以下の子どもが三〇〇〇人マラリアで死に、六〇〇〇人の成人がエイズで死んでいるのです。[61]

私たちは金持ちだけでなく、貧しい人、恵まれない人、弱者のための楽観主義に向かって努力しなくてはなりません。それが実現するまで、私たちは断固として排除すべきエリート的な含みがあることを忘れずに、慎みをもって楽観主義を擁護するしかありません。

結局のところ、いかにして楽観的になるかを人々に教えるのは、週末の催しでも、セミナーでも、インターネット講座でも、書籍でもありません。楽観主義が花開くことのできる状況を作り出すために、私たちが国民の一人として何をするかにかかっているのです。

第2章　忘却　*Forgetting*

知性を実際に用いるにあたって、忘れることは記憶することと同じくらい重要である。

――ウィリアム・ジェイムズ

「メガネ見なかった？」

「ベッドのサイドテーブルの上じゃない？」

「見たけど、なかった」

「あるってば。『ナショナル・ジオグラフィック』の最新号の上に。車のキーと小銭も一ドル分」

「ほんとだ、あった！　なんでわかったんだい？」

妻のバーバラと私の間ではこういうやりとりが数え切れないくらい起こります。どちらが私の台詞なのか、説明は不要でしょう。毎回、私はなぜ捜し物を見過ごしたのかわからず、また妻がこれほど完璧に細かいことまで覚えているのに驚かされます。

物忘れは重大な関心事です。記憶の喪失は脳の衰えや老化に伴うものだと考えられているのです。人の名前や、何かの言葉や、メガネとか車のキーのありかを思い出せないと、そのたびに小さな恐怖が私の心にも忍び込んできます。これはアルツハイマー病の初期症状ではないか？　私はアメリカで二例目の狂牛病感染患者で、これは私の脳が腐っていく前兆なのか？　もっとイチョウエキスを飲んだほうがいいのだろうか？

次もまた、バーバラと私の典型的な会話です。

「帰りに新しくできたパン屋さんに寄って、夕食用に焼きたてのパンを買ってきて」

「いいとも。番地はどこ？」

「グラント・ストリートを行くと、右手にピンクのビルがあるじゃない。駐車場の向かい側。で、道にテキサス州みたいな形の大きな穴が空いてるすぐ先がそのパン屋さん。すぐわかるわよ」

「ありがとう。グラント・ストリートの北側？　それとも南側？」

「パン屋の前には低い塀があって、かわいいポプラの木が七本植わっているわ」

「なかなか良さそうだね。番地は自分で調べるよ」

旅行に行くと、バーバラと私はいいコンビになります。彼女は細かな点を覚えてくれ、私は地図とコンパスをもちます。地図とコンパスは大好きです。アメリカの主な都市の地図はそろえて引き出しにしまってあるので、旅行に出る前に行き先のものを選び出します。コンパスは六つもっていて、一つはいつも机の上に置いています。今もそれが忠実に北を指していますが、日常の中で変わらない基準があるのはとても気が休まります。それでも、一日に何回か目をやって、何も変わっていないことを確かめずにはいられません。大災害の前兆として南北の極が移動すると予言する人もいるので、そうなったら真っ先に知りたいと思うのです。最新の情報は何ものにも代えられません。

多くの男性は私と同じように地図とコンパスが好きなようです。数年前、パリへ行ったとき、バーバラと私はメトロで凱旋門へ向かいました。地上へ出ると道が迷路のようで、方角がさっぱりわかりません。私はおもむろにコンパスと地図を取り出し、数秒の後には混乱を脱出することができました。そのとき右の方に目を向けると、明らかにアメリカ人のカップルが目に入りました。男性はコンパスと地図で例の儀式の最中。女性の方はいらいらした様子で、「誰かに聞けば？」と言っています。彼と私は目が合って、それぞれがもっている地図とコンパスを見たとたんに二人とも吹き出してしまいました。

妻の道路地図や番地なしに街中を歩き回れる能力と、私に見つけられないものを発見する能力とは、一見関係ないように思えます。しかし認知心理学の専門家によると、二つの能力は互いに関連していて、しかも性別に関係があるそうです。記憶ミスを病気ではないと言ってくれるので、私はこういう研究成果に好意をもっています。私は病気にかかっているわけではなく、単に男であることによる症状を示しているだけのようです。

この数十年間に多くの文化に関する研究がかなりのことを発見してくれました。男性は空間認識の標準的なテスト、たとえば地図を読む、迷路を覚える、立体物を想像の中で回転させるといったテストで女性より得点が高くなります。動物でさえ、オスのほうがメスより上手に進路をとるそうです。

しかし、ヨーク大学の心理学者アーウィン・シルヴァーマンとマリオン・イールズはこうした差が絶対的なものではないと示唆しています。[*1] 女性は男性と異なるタイプの空間認識に優れており、男女のちがいは進化の過程に関連しているらしいのです。人類初期の時代、男性の大部分は狩猟、女性の大部分は採集を行なっていましたが、これはそれぞれ異なった空間認識を必要とするものでした。ハンターは遠くまで獲物を追って知らない土地を移動しながら、家に帰るために方向感覚を失わないことが必要でした。彼らは主要な目印や地形の特徴——つまり全体像——を探し、移動した方角と距離を大雑把《おおざっぱ》に頭に入れておかなくてはなりません。それに対して採集者である女性が成功するためには、食べられる植物とそうでないものとを見分ける必要があり、環境の細かい変化に気づくようになりました。優秀な採集者は、ほかの仕事をしている最中にも身近な環境のちょっとした変化に目を光らせる能力を発達させたことでしょう。ですから、男性は空間認識の能力をもち、女性はもっていないということではありません。両者は異なっている必要があったために、別々の空間認識能力をもつようになったのです。

シルヴァーマンとイールズは彼らの仮説を証明する実験を工夫しました。被験者には、個人的な品物や仕事関係のものが置いてある小部屋に二分間ひとりでいてもらいます。被験者の中には部屋に何があるか覚えておくように指示された人（指示学習）と、単にこの部屋で二、三分待つようにとだけ言われた人（偶発学習）がいました。どちらのグループでも、部屋にあったものを挙げたり、場所を当てたりするのは、女性が常に男性より高得点でした。差がいちばん大きかったのは、偶発学習で品物の場所を当てる場合だったそうです。女性はさしたる努力をしなくても、周囲のディテールに気づくことができました。それとは対照的に、男性はそう言われなければ細かいことに注意が行きません。ジョージア州立大学の心理学者ジェイムズ・ダッブスはこの研究と同じ結果を得ています。「男性は部屋にあるものに興味をもたせて学習させると、よく覚える」[*2]と、彼は言っています。

多くの研究は、男性が距離と特定の方角を元に進路をとることが多いと示唆しています。シルヴァーマンの研究室の大学院生ジーン・チョイは、女性がそれとは対照的に特定の目印と、右折や左折といった概念を使うことを明らかにしました。彼女の研究によると、ルートを覚えるのに目印を使う女性は、距離と方角を使う女性より良い成績を上げ、男性の場合は目印を使うと成績が落ちて、距離を頼りにするとよくなりました。[*3]

ウルム大学のドイツ人科学者も同様の結果を報告しています。[*4]彼らは複雑なコンピュータ・テストを使って、迷路を解くよう求められた男女の脳波を測定しました。それによると、男性は左脳の一部を使うのに対して女性は右脳の一部を使い、また男性のほうが早く出口に達しました。女性は目印を探して自分の位置を見定めようとしたのに対して、男性はどの方向へどのくらいの距離移動するかを推定していることが示され、先にお話しした研究結果が検証されたのです。

私はこうした新発見にすがりつき、自動車のキーをどこに置いたか忘れる言い訳に転用しています。規模の大きい重要な問題——大局——に集中しているので、細かいことは気にしていられないのだと妻に言うのですが、彼女はあまり感銘を受けているように見えません。

✤私たちの記憶は良すぎるのか

仏教学者のアラン・ワッツは、記憶力の裏返しにあたる心的機能の存在を提唱して「忘却力」と名付けました。ワッツによると、人にはものごとを忘れ、思い出せない過去へと送り込むことが必要なときがあり、健全な精神には記憶と忘却両方の能力が必要なのだそうです。

起きたことがすべて記憶されている世界を想像してみてください。気づかれないものは一つもなく、忘れ去られるものも一つもなく、命じられればあらゆるできごとが思い出されます。地獄のような世界になることでしょう。プライバシーは存在せず、隠れる場所もありません。司法制度は激変するでしょう。複数の証人は必要なくなります。たった一人の証人でも記憶は完璧なので、複数の証言で確証する必要はありません。犯罪に人間の目撃者がいなくても、完全な再現能力をもつ機械が人の気づかないことまで記録して、優秀な目撃者の役割を果たしてくれます。私たちはこのような世界にじわじわと近づいており、そのことに警戒心をもつ必要があります。

たとえば、多くの先進国では交通監視カメラが普及してきています。ドイツでは、ドライバーがカメラに向かって不作法な身振りをしないよう警告され、そのような行為に及んだ場合は警察を侮辱した罪に問われることになっています。バイエルンの裁判所は二〇〇〇年に、監視カメラを通過するときに中指を突き出す仕草をしたドライバーは、装置ではなく警官に向けてそれを行なったのであり、したがって犯罪を構成するという判決を出しています。運転手はカメラが作動しているとは思わなかったと申し立てましたが、完璧な記憶をもつビデオ映像が、そうではないことを証明していました。*5

不快にさせられる人がいないのに、どうして身振りが公序良俗に反するというのでしょうか。完璧な記憶に向かっていく世界では、このような問題がますます現実的になってきます。そのような世界ではまちがいなくプライバシーがいよいよ貴重なものとなり、忘れることがさらに高く評価されることでしょう。

✤完璧な記憶の呪い

一九二〇年代にソヴィエト連邦の神経心理学者アレクサンドル・L・ルリアは、写真のような驚くべき記憶力をもっていると話題になっていたS・V・シェレシェフスキというモスクワの新聞社員を研究し始めました。実験室でのテストで、シェレシェフスキは公式、記号、単語、楽譜、そして無意味なものを並べた数え切れないほどのリストを記憶し、思い出すよう求められると、目をつむり、指で架空の輪郭をなぞりながら、一つのまちがいもなく答えました。ルリアはこの男が、覚えるよう求められたものを視覚化し、連想を組み立てて、思い出すときのよすがとしていることを見つけました。シェレシェフスキはまた、いろいろな感覚や感情との複雑な連想を組み立てていて、単語の重さや味、ある単語が指の間からこぼれるときの感触などを使っていました。

こういうパターンがたくさんありすぎると、ときに混乱を引き起こします。たとえば、よく知っている人がシェレシェフスキの見たことがない服を着ていたり、その人が新しい身振りや表情を見せると、新しい情報が引き起こす感覚のために相手の名前が思い出せなくなりました。

深さと幅を別として、シェレシェフスキの記憶力で際だつ特徴は持続時間の長さでした。ルリアは最初のテストから五年後、一〇年後、一五年後、さらに二〇年後にテストしていますが、この被験者は当初に与えられた情報をすべて思い出すことができただけでなく、最初のテストの日にルリアが何を着ていたか、果てはその日の天気といったディテールまで付け足すことができました。

しかし、一方でシェレシェフスキは忘れることができませんでした。そして彼の記憶は、普通の人なら最初から覚えもしない、膨大な量の取るに足らない情報でいっぱいになります。記憶が些細な物事であふれているため、抽象レベルでものが考えられません。シェレシェフスキはその素晴らしい記憶の内容によって苦悩にさいなまれるようになりました。忘れたほうがいいようなできごとが、長年の後も感情の鮮やかさをまったく失わず、執拗につきまとい続けたのです。[*6][*7]

✤医者が忘れなければならないとき

医者になるには相当な記憶力が必要で、記憶の才に恵まれていない学生は医進課程や医学校の厳しさに耐えられません。記憶力が重視されるため、優秀な医者はしばしば忘れる必要があるのに、それが見過ごされがちです。

セカンド・オピニオンを求められた医者に何が必要とされるか考えてみてください。患者は新しい医者にカルテを見せ、それまでの診断は棚に上げて新たな判断をするよう求めます。この医者が最初の医者の意見をその間だけ忘れられないと、最初の診断に引きずられて同じ結論を繰り返すだけになるかもしれません。ある研究によると、ある症例についてすでに下された診断所見を見せられた後に独自の所見を求められた医者は、元の診断を知らない医者よりも最初の診断を繰り返しがちでした。[*8]

もう少し単純な状況は法廷で見られます。裁判官は陪審員に対して、採用されなかった証拠や公判前の報道を、被告の有罪無罪についての審議において無視するよう求めることがよくあります。模擬の陪審員を使った数多くの研究は、これが非常に困難であることを示しています。はっきりとそのような情報は無視するよう指示されても、知ってしまった陪審員は情報に触れなかった陪審員よりも有罪の判定を出す可能性が高くなったのです。[*9][*10]

✤動物も忘れる

動物を使った実験では、忘れることが身の危険につながることが示されています。食料を獲得するなどといった生死にかかわる技術を失う可能性があるのです。ブライトン大学の研究者ティム・フィルフォードは同僚とともに、ロジャー・ムーアと名付けたタコが美味しいカニ肉の入ったジャムの瓶の蓋をねじって開けるよう訓練しました。ジェイムズ・ボンド役を演じた俳優にちなんで名付けられたロジャーは、瓶を開けてご馳走を手に入れるのに一回目は二一分かかりましたが、それから三日間でその時間を一分にまで縮めました。ただ、短期記憶は素晴らしかったものの、一日か二日の休みをおくと、ロジャーは完全にその方法を忘れてしまいました。[*11]

✤記憶の暗黒面

依存症の研究者は長年にわたって、依存症患者がコカインなどのドラッグをほしがるのは、ドーパミンなどの脳内物質によって渇望を満足させるためだと考えてきました。ところが、逆の状況が起きている証拠が見つかっています。つまり、ドーパミンをはじめとする脳内物質は単にドラッグへの渇望を満足させるだけでなく、過去のドラッグ経験を呼び起こすことによっても渇望を刺激しているというのです。コカイン依存から脱出させたラットに対して、脳の海馬《かいば》にある記憶中枢を刺激したところ、まるで点火スイッチが入ったように強い渇望が再発しました。[*12][*13] 研究者は、ドラッグ経験を思い出すだけでも患者は依存症に逆戻りするのではないか、そして、脳の海馬にある記憶中枢がそれにかかわっているのではないかと推測しています。これは患者自身の言葉とつじつまが合います——街中のある場所を通りかかるとか、依存症仲間に出くわすといった、以前のドラッグ使用を思い出すきっかけがドラッグを求める行動を引き起こすというのです。

✤台本を書き直す

大多数の人は記憶の不確かさを嘆き、いつも本当はどうだったのかを覚えていたいと言います。健康管理の専門家もよく、正直に自分の状況に直面するようクライアントに求めます。しかし、過去についてのまちがった記憶や歪曲そして空想は、それがまったくのまちがいであっても健康を増進することがあります。乳がんにかかった女性患者を対象としたある調査研究では、最初の診断を強硬に拒否した人と、率直かつ誠実に診断を受け容れた人とを一〇年間の生存率で比較すると、ほとんど差は見られませんでした。[*14]

ＵＣＬＡの社会心理学者シェリー・Ａ・テイラーは、日常がある程度以上につらくなると、ほとんどすべての人が空想に基づく対応策をとることを見つけています。「情報に脅威的な内容が増えると、抑圧と拒絶の度合いが強まる」と彼女は言っています。[*15]

テイラーはさらにこうも言います。「精神衛生に関する従来の概念は、健全な自己像には自己を正確で正しく見ることが必須だとしてきた。しかし、数十年間におよぶ観察研究は、かなり異なることを示唆している。精神的に健康な人とは、物事をありのまま見る人ではなく、あってほしいように見る人だと、ますます考えられるようになっている。日常生活を効率よくこなすことは、どうやら相関する肯定的な空想、つまり体系的に現実をいくらか歪曲することに依存しているらしい[*16]」。

しかし、効率をよくする空想を作るのは微妙な問題です。事実でないことが容易に見破られてしまうほど突拍子もないものであってはなりません。そのため、採用される空想はだいたいにおいてほどほどで、極端なものではないとテイラーは言っています。友人や知人に気づかれて詰問されては困るのです。[*17]

✤過去を紡ぐ

ミュンヘンの心理学者ディーター・フライは、トラウマ患者が過去のできごとをどう解釈するかによって健康への影響を劇的に変えられることを証明しました。フライはキールの大学病院で事故による負傷者三〇〇人に面接し、それぞれの臨床経過を追跡しました。対象者が負傷したのは仕事中、スポーツ競技中、自動車の運転中などで、怪我の程度も骨折から脳しんとうまでさまざまでした。入院から二日後、フライは事故は誰のせいで起きたのか、それを避けることはできたと思うか、そして自分が回復に影響を与えることができると思うか訊ねます。事故は自分のせいではなく、それを避けることはできなかった、そしてこの経験でいい勉強をしたと語った患者は二〇日前後で退院しました。こういう患者は血栓や心臓疾患など重大な合併症を起こすことも少なかったのです。しかし、事故を避けることはできたはずだと考えていたり、「なぜこの私が」といった質問をした人は退院まで平均四〇日を要し、仕事への復帰ももう一方の患者群より二カ月余計にかかりました。*18「この結果からすると、事故から二日目に患者がどのくらい速やかに回復するか予想することができる」とフライはコメントしています。彼は医者や看護師に、患者を回復のプロセスに参加させるよう勧めます。「それがきちんとできれば、結果的に無料の治療が手に入る」のです。私たちは、たとえそれが事実と異なることがあっても、回復を促すように人が過去を作り上げる手助けをするべきでしょうか。トラウマの犠牲者に物事を正確に記憶させるのと、臨床的に好結果を促すような形で記憶させるのと、どちらを後押しするべきでしょうか。

過去の中で肯定的なできごとを強調し、それ以外は無視するのが精神衛生上健康的な方策かもしれません。その典型例はスポーツ選手に見られます。*19フランスのプロゴルファー、ジャン・ヴァン・デ・ヴェルデの例を見てみましょう。一九九九年七月、ほとんど無名だった彼は全英オープンのトーナメント最終段階でトップに立って、ゴルフ界の注目を集めました。最終一八番に入る時点で何と三打差のリードで、勝利はまちがいないものと思われました。ところがここでプロゴルフ史上まれに見る大崩れが起きました。ヴァン・デ・ヴェルデはラフや池にとんでもないショットを放ち、終わってみればトリプルボギーで三人による優勝決定戦となって、世界中何百万というゴルフファンが注視する中でこれにも敗退したのです。

翌日、ロンドンの新聞のスポーツ面はヴァン・デ・ヴェルデが一生この大失敗の記憶に悩まされるだろうとこぞって書き立てました。しかし、当初はショックを受けていたものの、彼はもしかしたら起きていたかもしれないことをくよくよ考えません。結局裏目には出たものの、どのような根拠でいくつかの判断をしたのか納得し、所詮ゴルフはただの競技で、人生の一面にすぎないと考えました。ヴァン・デ・ヴェルデはたとえいっときにせよ世界的な注目の的となったことに満足していましたが、こうも付け加えています。「私は過去に生きてはいない[*20]」。

これとは対照的なのが、カリフォルニア・エンジェルズのピッチャーだったドニー・ムーアの経験です。一九八六年一〇月の初め、エンジェルズはボストン・レッドソックスを相手にアメリカン・リーグの優勝決定戦で王手をかけていました。第五戦、九回に入って五対二のリード。この試合に勝てばエンジェルズはリーグ優勝してワールドシリーズに進むことができます。五対四に迫られたところで、エンジェルズはバッターのデイヴ・ヘンダーソンに対してリリーフのエース、ドニー・ムーアを投入しました。ムーアは速球で二つ立て続けにストライクを取り、第三球はヘンダーソンが明らかに球威に負けたファウルを打ちます。その直後、大方の予想を裏切ってヘンダーソンは次の一球をスタンドに叩き込み、これが試合の行方を決めました。エンジェルズの選手やファンは信じられない思いでそれを見ていました。エンジェルズは立ち直ることができず、ボストンがワールドシリーズに駒を進めたのです。

チームとファンはすぐに気持ちを切り替えましたが、ドニー・ムーアはちがいました。ヘンダーソンのホームランがどうしても忘れられないのです。チームメイトはムーアが数多くの試合をセーブしたことを指摘して励ますのですが、彼はたった一つの決定的な投球のことしか考えられません。メディアもあの悲惨なできごとを取り上げ続け、お終いにはしてくれませんでした。ムーアはひどくふさぎ込むようになり、選手生活と結婚生活も暗礁に乗り上げます。この状況は荒々しい最後を迎えました。一九八九年七月一九日のAP通信は次のように伝えています。「警察の発表によると、たった一球の記憶に苦しめられ、下り坂の選手生命と家庭内の問題に落胆していた元カリフォルニア・エンジェルズのピッチャー、ドニー・ムーアが妻に多数の弾丸を浴びせた上で自殺した。代理人のデイヴ・ピンターは『一球がシーズンを決めるわけではないと言い聞かせても、ドニーはあれを乗り越えられなかった。あのホームランが彼を殺した』と語っている」。

ジャン・ヴァン・デ・ヴェルデは選択的に忘れることによって、肯定的な「自己スキーマ」と心理学で呼ばれているものを作り上げることができました。[*21] ドニー・ムーアはそれができず、彼と夫人の命が犠牲となったのです。

自分の犯した失敗を忘れられないというのは大昔から人間が抱えている問題で、われわれが直面するさまざまな難問の大部分と同様、神話の中に見られます。精神科医のジョナサン・シェイは著書『ヴェトナムのアキレス *Achilles in Vietnam*』（未訳）の中で、ヴェトナムとホメーロスの『イーリアス』に見られる戦闘によるトラウマの類似を描いています。『イーリアス』の中のある挿話では、アキレスが戦友をかばいきれずに死なせてしまった悲しみに打ちのめされてしまいます。彼は「記憶に刺し貫かれた」ように感じたのですが、それは何万人にもおよぶ現代の戦争からの帰還兵も同じでした。[*22]

✤意図的に忘れる

大多数の人は自分の思いどおりに記憶を作ることはできないと考えています。何かを忘れて別の思い出に置き換えようとすれば、捨てようとする記憶がますます鮮明になってしまうのです。フランスには、「忘れようとするのはそれについて考えること」[*23]ということわざがあります。『不思議の国のアリス』の作者ルイス・キャロルは、「いやなことがあってつらい思いをした日、寝床の中で何度も何度も『もうこのことについては考えまい。……思い出したところで何の役にも立たないのだから、何か別のことを考えよう！』と自分に言い聞かせた。それなのに一〇分も経つと、またしてもみじめな思いのまっただ中にいて、いまいましい悩み事で空しく自分を苦しめている」と書き記しています。[*24]

しかし、最近の実験によると、一定の条件下では意図的に忘れることが可能らしいことが示されています。特定の言葉にまつわる記憶を避けるように訓練すると、その後、思い出すよう求められても、その記憶を忘れていることが多くなるという研究結果が出ているのです。これには実際的な重要性がありそうです。たとえば、信頼する保護者から性的虐待を受けた子どもは、見知らぬ人から虐待された子どもよりもその経験を忘れることが多いという証拠があります。[*25]研究者は虐待された子どもが、虐待者の存在などの間接的手がかりを実際の虐待について考えないための合図に使っているのではないかと考えています。[*26]

しかし一方、いやなことを忘れようとすると逆に、避けたいと思っていた精神状態そのものを強めることになると示唆する研究者もいます。[*27]

✤年齢による記憶の衰えを防ぐ

記憶力の衰えは加齢に必ずともなうものではありません。精神的にも身体的にも活動的でいることが主な予防法だと加齢学研究所（ＩＳＯＡ）と米国国際長寿センター（ＩＬＣ－ＵＳＡ）の出した報告書、「老後における認識力の獲得と維持」[*28][*29]は述べています。「精神を最高の状態に保つ薬があると思っているなら、それはまちがっています」と、米国国際長寿センター長で元国立加齢研究所部長のロバート・Ｎ・バトラー博士は指摘します。「ただ、喜ぶべきことに、ウォーキングとか、新聞を読む、音楽を習う、ストレスやうつなどの問題に助けを得る、といった簡単なことで、ほとんどの人が心的能力を保つことができるのです」。高齢の患者にはのんびりするよう呼びかけないほうがよいとバトラーは言います。「絶えず積極的に頭を使い、衰えを受け容れないよう勧めるべきです。使うか失うか、二つに一つだと教えてあげましょう」。

認識力の衰えを予防または限定する手だてとして、さきの報告書は次の七つを推奨しています。

＊生涯学習――これには記憶の訓練による知的刺激や、知性を刺激するゲームで遊ぶことも含みます。

＊運動――これは脳への血液および酸素の供給を増加させます。ウォーキングのような軽い運動でも役立ちます。

＊日常的活動――高齢者は職場や旅行、ボランティア、ガーデニング、社会的行事への参加などで活動を続けることを考えるべきでしょう。

＊ストレス緩和――瞑想、筋肉リラクセーションのトレーニング、ヨーガなどが役立ちます。
＊睡眠――高齢者には睡眠障害がよく見られます。REM睡眠、つまり夢を見る睡眠が減少すると、認識機能が妨げられることがあります。
＊情緒的安定――白人男性では特に抑うつがよく見られます。長引く場合は専門医の治療が必要です。
＊栄養――高齢者にとってはバランスのとれた食事のほうが、最近流行の「アンチ・エイジング」サプリメントや話題の栄養素よりも大切です。報告書はエストロゲンと抗酸化物質が認識力を維持する可能性があることは認めながらも、そうした発見はまだ予備的なものであり、メラトニン、デヒドロエピアンドロステロン（DHEA）、ヒト成長ホルモンなどといったサプリメントは取りざたされている効果よりも危険のほうが大きいと明記しています。

✤遺伝子操作

最近、プリンストン大学の神経生物学者のチームがマウスを使った実験で記憶の保持に関係する遺伝子を発見しました。この遺伝子を操作すると、学習の課程で記憶をよくすることができたのです。[*30]このチームは、マウスと同様に哺乳類の遺伝子を操作して記憶や知能を高めることが可能かもしれないとしています。しかし、ニューヨークのコールドスプリングハーバー研究所の神経科学者ティム・タリーなど、記憶増進物質や遺伝子操作によって記憶を刺激することには倫理的な問題があるのではないかと懸念している専門家もいます。[*31]そのような物質は、兵士が正確に命令を遂行する助けにしたい軍隊が真っ先に使うだろうと、タリーは考えます。平和主義者のタリーはこう言っています。「この知識が戦争の技術のために、密かにまたあからさまに人類同士が行なう多くの残虐行為のために使われるのは見たくない」。

自分の子どもが他人より抜きんでるためなら何でもしてやりたいと願う親もまた、記憶増進物質を子どもに与えたいと要求するかもしれません。ヒト成長ホルモン（ＨＧＨ）が商品化されたときには、子どもの背が高くなるよう願う親が何万人も、この物質をほしがったものです。子をもつ親は、毎朝登校前に記憶増進物質の錠剤を子どもに飲ませるべきなのでしょうか。成長過程にある子どもの脳は情報の増加に対応できるのでしょうか。後半生になってから覚えている些細なことの重さに押しつぶされる、小さなシェレシェフスキを作り出すことになるのでしょうか。そうなったら釣り合いをとるために「忘れ薬」を作り出す必要が出てくるのでしょうか。記憶をよくする錠剤を買ってやれない親の子どもは他の子どもに差をつけられて落ちこぼれるのでしょうか。学生は試験前になると街角で記憶増進剤を手に入れて勉強するようになり、新しいブラックマーケットが発生するのでしょうか。

✤記憶力向上のための心身論や精神論からのアプローチ

ハーブ、栄養素、遺伝子といった派手なアプローチの間では、古代から精神統一と認知能力を助けると認められてきた信仰、瞑想、ヨーガ、太極拳、祈りといった方法が見過ごされがちです。

精神的な規律や宗教的戒律は、心臓病やがんなどたくさんの重大な病気について発病率の低さにつながっています。[*32*33] しかし、精神的修練は記憶の衰えなどといったものを予防したり治療するためではなく、自己よりも偉大なもの——絶対者、神など、呼び方はどうあれ——につながるためであることを忘れないようにしましょう。これを忘れると、精神的な修練は医療鞄に加わったただの新奇な器具に成り下がってしまいます。

✤忘れるのはよいことか

自然は私たちに記憶と忘却という二つの能力を与えてくれました。この二重システムが長い進化の歴史を通して残っているのは、おそらくそれが非常に役立っているからでしょう。とすると、ただ可能だからといってそのバランスを崩すのは賢明なことでしょうか。たいていの人がもっと記憶力をよくしたいと考えているため、この質問に答えるのはむずかしいかもしれません。けれども、おぞましい記憶をもつ人に忘却がどのように作用しているか考えてみてはどうでしょう。忘れることがそうした人々の人生において大きな役割を果たしているのなら、私たちも少々記憶力が悪くても我慢できるのではないでしょうか。

一九九九年の全米記憶選手権で優勝したのは二〇歳の事務アシスタント、タティアナ・クーリーでした。[*34] 参加者は延々と長い詩や、多数の単語と数字、何ページもある顔写真と名前のリスト、ばらばらに並べられたトランプカードなどを憶えるよう求められます。クーリーは記憶増進剤を飲んだわけでも、遺伝子操作を受けたわけでもありません。彼女は昔ながらのやり方で優勝したのです。これはギリシア時代にさかのぼる古典的な連想テクニックで、視覚的イメージやストーリーによって新しく入ってくる情報をすでに知っている情報につなげていく方法です。彼女の記憶力はシェレシェフスキのように完璧に近いのだろうと思われるかもしれませんが、クーリーはとても忘れっぽいのだと言います。「ポストイットがなければ生きていけません。信じられないくらいうっかり者なんです」。

ここに何か教訓があるのではないでしょうか。世界的な記憶力をもつ人が忘れっぽいというのなら、遺伝子の小細工や奇跡の錠剤でそれを根絶しようと一所懸命になるべきなのでしょうか。[*35]

✤記憶補助装置

インターネットで気に入っているウェブサイトの一つに、最近できた単語や言い回しをウオッチしているワードスパイがあります（www.wordspy.com）。そこで見つけた言葉の一つが「memory prosthesis（記憶補助装置）」で、人がものごとを記憶することを補助または可能にする装置と定義されていました。

人間は長いこと適切な記憶の補助装置を求めてきました。二〇〇年前、遠征に出たナポレオンは、記憶を助け、知りたいことがすぐわかるように、旅行用のファイルキャビネットを使いました。[*36] これはそれまでの戦争に使われた中で最も進んだ情報検索ツールで、ナポレオンの仇敵である几帳面なウェリントン公爵でさえ思いつかないほど進歩的なものでした。

ナポレオンが処理しなければならなかった情報の量は、日々私たちに押し寄せるデータに比べたらささやかなものでした。私たちの記憶力ではとてもこれだけの量に応じきれません。ある友人は今週二度電話をかけてきて、留守番電話にメッセージを残しました。二度ともこちらから折り返したのですが、毎回彼は「あれ？　なんで電話したんだっけ。どうも思い出せない」と打ち明けました。こういうたぐいのことから、私たちは自分の能力を疑い、イチョウ葉エキスに手を伸ばすのです——どこに置いたのか憶えていれば。

しかし、私たちは自分自身に厳しすぎるのかもしれません。現代に生きる人間はかつてないほどたくさんの物事を憶えるよう求められています——ということは、忘れる可能性も高いということです。これが忘れっぽいという感覚を増幅します。きちんと見通して憶えたり忘れたりできれば何の問題もないのですが、それができません。私たちは忘れたことについて自分を責めますが、日々の生活で素晴らしい量の情報を処理し、思い出していることは認めません。もし一日の間に憶えていたことを数えて、思い出せなかった回数と比較すれば、私たちの記憶は考えているよりはるかに優秀だという結論に達することでしょう。

忘れることについては悪循環に巻き込まれる危険があります。忘れるのではないかという恐れは、記憶がどの程度働いているかを過剰に意識することにつながり、そのため以後は忘れるとますますそれが目立つのです。とどのつまり、私たちは自分の認知能力が病的だと考えるようになり、その不安と心配からさらに忘れっぽくなってしまいます。

自分の記憶がいかに頼りないか思い起こさせるものがあまりに多くて私たちは溺れそうになっています。日常行なっていることの多くは、忘れないための防止策と言ってもいいようなもので、絶えず自分の記憶は信頼できないと思い出させてくれます。朝の目覚まし時計は、「起きるのを忘れない」ための装置です。タイマー付きの自動コーヒーメーカーは、朝起きてする行動をうっかり忘れないための仕掛けです。体の一部のようになっている携帯端末やノートパソコンに打ち込む日々のスケジュールは、どこへ行って何をすべきなのかを忘れないためのデジタル警報です。パソコンは人間の記憶が当てにならないことを前提にプログラムされています。私のＰＣは私の無能ぶりを目立たせるような質問を繰り返します。「ファイルのバックアップを忘れていませんか？」スクリーンセーバーには、「呼吸するのを忘れないように」というごていねいなメッセージが付いたものもあります。

さらにその上、ウェブサイトや電話やＡＴＭやｅメールには暗証番号とかパスワードがあって、誰もが忘れます。でも、心配にはおよびません。昨日たまたま、忘れたパスワードを見つけてくれるウェブサイトを発見したのです。そのウェブサイトの名前をお教えしようと思いましたが、忘れてしまいました。腕時計の甲高いアラーム音から耳障りな電子レンジのピーピーいう音まで、私たちは際限のない「お知らせ」の中に埋もれてしまいそうです。

忘れっぽさとの戦争において休戦は可能でしょうか。

正面切って戦うかわりに、私は仲良くしようと努めています。何かを思い出せなかったとき、だんだんとその長所が見えるようになってきました。そうなると、自分自身を責めるのではなく、優秀な忘れん坊であることをいくらか誇りにさえ思えるようになってきたのです。

たとえば、医者になる過程で、私は記憶力がものを言う医進課程と医学校を通り抜けました。けれど、ここにはちょっとした汚い秘密があるのです。医学校の教授陣は、いちばん優等生の脳みそもザルみたいなもので、学生に憶えさせたものはほんの一部しか残らないことを百も承知していました。さらに、私たちに詰め込ませたものの中には完全にまちがっていて忘れなければならないものがあることも知っていたのです。ある教授はこう言っていました。「五年もしたら、私たちが教えていることの半分は正しくて半分はまちがっていることがわかるだろう。残念ながら、何がどちらの半分なのかは教えられないけれど」。だから、私が医学校で学んだことの多くを忘れたのはよいことでした。忘れることは屋根裏部屋をきれいにして、新しく良質の情報に場所を空けることなのです。

初代ハリファクス侯ジョージ・サヴィル（一六三三―一六九五）は、「一部の人の記憶は箱のようなもので、その中で宝石と古靴を混ぜるのだ」[*37]という言葉を残しています。しかし、箱の大きさは限られています。臭い古靴はどうしてもとっておきたいものですか？　最近、私は箱を掃除するのが気持ちよくなってきました。古靴ではなく、宝石を入れたいと思うのです。そして、その区別ができる知恵を授かるよう祈っています。

第3章　目新しさ　*Novelty*

真の「発見の旅」とは、新しい風景を求めることではなく、新しい目をもつことである。

——マルセル・プルースト

一八二〇年頃のある朝、ライプツィヒの若き物理学教授グスタフ・フェヒナーは眠りから目覚めたとたん、「わかったぞ！」と叫びました。のちに「フェヒナーの法則」と呼ばれることになる、物理的刺激と感覚の関係についての非常に一般的な法則に気づいたのです。それは、なぜ目新しいという感覚が同じ経験の繰り返しによって薄れていくのか、なぜ楽しいできごとさえ次第に退屈になっていくのかを説明してくれるものでした。

フェヒナー（一八〇一－一八八七）が発見したのは、何かを最初と同じ強烈さで何度も繰り返して経験するためには、刺激のレベルを毎回押し上げなければならないということでした。その例は誰にでもありふれたものでしょう。たとえば、私にとって初めてのコンピュータは魔法のように見えましたが、紛れもなく原始的でひどく遅い代物でした。しかし、当時は有頂天でそうした欠点に気がつかず、そのマシンには後光が射していて、つまらない日々の仕事を変化させていくにつれ、その輝きは私の生活すべてにおよぶように感じたものです。ところが時が経つにつれて目新しさは薄れ、魔法は色あせていきました。依存症患者と同じで、以前と同じ興奮を感じるには、さらに刺激が必要でした。知り合いのパソコンおたくたちと同様に、私も次から次へとマシンを買い換えながら、終わりのないアップデートや機能拡張の連続に突入しました。それなのに、どんなに改良しても、まったくコンピュータのなかった時代から最初の不細工なマシンを使い始めたときに経験した、あのときめきはありませんでした。

いつのまにか私はフェヒナーの法則の虜になっていたのでした。それはたとえて言えば、明るさが四〇、八〇、一二〇ワットの三段階の電球のようなものです。真っ暗な部屋でその電球を点けると、真っ暗闇から四〇ワットのレベルまで一挙に明るさが増すのを経験します。二段目のスイッチを入れると、電気エネルギーは四〇ワットから八〇ワットに倍増するのに、実際の感覚はそれに比例しません。そして三段目のスイッチで電球のエネルギーを一二〇ワットに上げても、増加した明るさはかろうじてわかる程度です。

私のコンピュータ経験はまさにこの状況でした。経験としていちばんの大波は、コンピュータなしから初めて使ったときへの変化——暗闇に電球を灯したときなのです。技術的な付け足し——いわば明るさの増加――は、この経験とは比べものになりませんでした。実際、それ以後のアップデートは楽しさへの貢献度がどんどん落ちているように感じます。

子どもはテレビゲームで同じプロセスをたどります。新しいゲームで彼らが感じる高揚感はすぐに薄れ、もっと新しい、もっと手の込んだ、そしてたいていはもっと値段の張るソフトという形で、さらに強烈な感覚の揺さぶりがほしくなります――テレビゲームの会社にとっては楽勝の筋書きで、彼らは親たちの嘆きをよそにしっかり子どもたちを食い物にしています。

電子機器を使う行為のほとんどはこのパターンをたどります。好例がエクササイズマシンでしょう。エクササイズとはコンピュータ化されたウォーキングマシンやステップマシン、自転車、ボート漕ぎマシンなどを使うものだと考えている人が何百万人もいます。この手のマシンは最初は魅力的なのですが、その魅力はほとんどの場合たちまち衰えていきます。寿命を迎えるまで使われることはまずありません。より多くの効果をより少ない努力で上げられると約束する、もっと機能豊富なマシンに置き換えられるのが落ちです。まだ新しいマシンは結局ガレージや屋根裏部屋で埃をかぶるか、さもなくば全米いたるところに出現したエクササイズマシンのリサイクル店に並ぶという末路をたどります。

究極の電子機器は軍隊がもっていて、物を壊すように作られています。コンピュータ化された飛行機、船舶、戦車、爆弾、そしてミサイルは、私たちのパソコンやエクササイズマシンと同様に、いずれはその魅力を失い、定期的に刷新されます――ときには大した理由もなくそれが行なわれるように見えます。もちろん、表向きの理由は安全保障にかかわるからということで、新しい兵器システムはさらに近代的で精巧にできていて、私たちをより安全にしてくれると聞かされます。しかし、新しい軍備は安全保障よりむしろ別の要素にかかわる理由で選ばれている、ということに多くの人が気づいています。同じレベルの興奮を作り出すには、ますます強力な刺激が必要になるという事実もそこに含まれます。おもちゃにしろ、自動車にしろ、戦争の道具にしろ、みな同じことなのです。

フェヒナーの法則はとりわけ作家によく当てはまります。ほとんどの人にとって作家人生最大の快感は最初の本が出版されるときで、多くの作家はその経験をもう一度得ようと試みながらその後の仕事をしています。しかしこれはなかなか手に入らないもので、たくさんの作家が常に不足感、何か達成していないという感覚を経験しています。

フェヒナーの法則はまた、ある種の出版パターンも説明してくれます。次々とエンドレスに出版され、常に一冊か二冊はベストセラーに入っているように見えるダイエット本が典型的な例です。ほとんどすべてのダイエット法は人の注目を集めることができ、効果が上がることもあります。しかし、それもいずれは飽きられて見捨てられ、もっと新しい方法——さらに強力な刺激——そして次のベストセラーに道を譲るのです。

フェヒナーの法則が格別なのは、その応用範囲の広さにあります。サンディエゴの神経科学研究所の神経科学者バーナード・J・バースはフェヒナーの洞察のファンで、それが熱さ、痛み、筋力などあらゆる感覚に適用できると述べています。バースはこの法則についてこう言います。「チョコレートケーキの最初の一口がなぜあんなに美味しくて、二口目がそれほどでもなく、三口目にはがくっと味が落ちるのか、またある年に流行したファッションがなぜ次の年にはすたれてしまうのか、なぜ歳をとると昔は永遠に続くように思えた一日や一週間がどんどん過ぎ去っていくように思えるのか、をそれは解き明かしてくれる。もしかすると、なぜ億万長者が金持ちになるにつれてさらにたくさん稼ぎたいと思うのか、なぜ依存症の患者が次第により多くのドラッグを欲しがるようになるのかも説明してくれるかもしれない。こういう例ではすべて、客観的な量が同じだけ増加しても比較の基礎が大きくなるとどんどん小さく見えるわけで、比較こそがフェヒナーの法則の真髄なのだ。この法則は科学的発見の傑作といえるだろう。エレガント、精密、かつ普遍的で、人間の感覚の特徴を十分に予想しうるものだからである[*1]」。

フェヒナーの法則はあまりにわかり切った当たり前のことに見えるので、なぜそれが画期的なのか不思議に思う人も多いことでしょう。実を言うと、私はこの法則を簡略化してお見せしていたのです。本物の法則はもう少しエレガントで、感覚入力のエネルギーにおける同じ量の増加は、主観的強さとしてだんだん小さく感じられる——逆の言い方をすれば、主観的な経験の強さにおける同量、すなわち算術的な増加には、感覚刺激に含まれる物理的エネルギーにおいて幾何級数的増加が必要だというものです。長年の間にフェヒナーの最初の洞察はE・H・ウェーバーらによって、ウェーバー＝フェヒナーの法則とも呼ばれるものに磨き上げられました。この法則は、主観的感覚の度合いは刺激強度の対数に比例して増加するというものです[*2][*3]。

フェヒナーがわずか一九歳で感覚的経験にまつわる法則に思い至ったのには驚かされます。彼は優秀な物理学者でしたが、物理学者というのはふつう、感覚や知覚に関心を示さないものなのです。ただ、フェヒナーは型にはまった古典的な学者ではなく、心の働きに情熱的な関心をもつ、頭脳明晰で不可思議な人物でした。たとえば、彼はあらゆる物質がある程度の意識をもっているという哲学を展開します。またあるときには実験として太陽を見つめ続けて網膜を傷め、視力を回復しようと三年間両眼に眼帯をかけ続けて無駄な努力に終わったこともありました。フェヒナーは正気ではなかったと言う人もいます。一方で意識の世界を深く見つめた天才だと賞賛する人もいるのです。

✤新鮮さを保つ

前近代文化の中には手工芸における目新しさの重要性を理解しているものがあります。ネイティブ・アメリカンの女性が作るバスケットは〝詩〟だと言われてきました。その彫刻のような造形の中に、彼女たちは自分の人生や愛を紡ぎ込んだのです。とりわけニューメキシコの砂漠に住むメスカレロ・アパッチ族の女性が作るバスケットは素晴らしいものでした。まったく同じ装飾を施したバスケットが存在してはならないという定めがあったため、その作品は多様にならざるをえなかったのです。これは新しいデザインが絶えず展開されることを意味しています。偶然でそういうことも起きるのですが、もしまったく同じデザインのバスケットが見つかると——偶然そうなる場合もあったでしょうが——製作者は重大な責任を問われ、仲間たちの合議によって決定が下されます。問題のバスケットのデザインを変えるように、という決定がなされることもありますが、さもなければそれは壊されました。ただし、重大な違反に対する処罰はメスカレロの伝統で秘密とされ、部族内でしか知られていませんでした。[*4]

著名な哲学者で発明家、また世界にジオデシック・ドームをもたらしたデザイナーとして知られるバックミンスター・フラーは目新しさの重要性を理解していました。一九六〇年代から一九七〇年代にかけて、バッキー〔フラーの愛称〕は芸術と科学の分野で容赦なく境界線を押し広げた若い思想家たちにもてはやされた人物です。彼は今の仕事にどんなに成功していても、一〇年ごとに職を変えるよう勧めました。定期的にチャンネルを変えることだけが退屈と沈滞を避け、独創性と充実感が続くことを保証するというのです。

表面的に見るとフラーの提案は無謀なものに思えます。一つの仕事で成功を勝ち取るには一〇年以上かかることもよくあります。なぜそこから脱出させる必要があるのでしょうか。それも、順風満帆ならなおのことでしょう。しかし、結局はあのチョコレートケーキ。二口目は常に一口目より満足度が低く、いずれいくら食べてもほとんどおいしさを感じなくなって、カロリーだけが取り込まれるのです。

✤瞑　想

経験の新鮮さを保つ伝統的な方法に瞑想があります。

一九六〇年代に行なわれた古典的な実験で、東京大学の研究者笠松章と平井富雄は禅の老師や高弟が瞑想中に同じ高音を何度も繰り返し聞かされたときの脳波を調べ、それを瞑想の経験がない対照群と比べました。対照群は徐々に刺激に慣れ、ついには音がしても脳波が反応しないようになりましたが、禅僧の方はちがいました。彼らの脳波は、毎回初めてその音を聞いたように、刺激に反応し続けたのです。[*5]

瞑想がめざす目標の一つは、その瞬間に留まり、訪れる経験に十分な注意を払うことです。一つひとつの思いや感覚は、検閲や比較なしにそのまま受け取られます。この技術を身につけた人は、まるで一瞬ごとに生まれ変わるように、現在が絶えず更新され、目新しさが保たれることを発見します。

新しさへの渇望が病的になることもあります。快い刺激を求めすぎると、現在に安住することができず、現在感じているむなしさを和らげる方法を絶えず未来に探すことになります。しかし結局それは正しい道ではなく、現在を充実させることに専念すべきだと気づくかもしれません。それができたら、私たちも瞑想のできる人たちと同じように素晴らしいことを発見できるでしょう――何度も繰り返されるありふれた経験が、目新しい新鮮なものに変容するのです。この逆説は人間としての能力について、最も深い理解の一つに挙げられます。

この洞察を武器にすれば、私たちは新しさと創造性の感覚を保つために一〇年ごとに職を変えるべきだというバッキーの勧めに対抗することができます。仕事を変える代わりに仕事への対応を変えればよいのです。そうすれば毎日職場へ行くことは、新鮮な経験になることでしょう。あの禅僧たちにとって、音は毎回初めてのように聞こえました――たぶん、彼らはチョコレートケーキの三口目も一口目と同じくらい鮮やかに味わうだろうと思われます。

食べることを引き合いに出したのは、単なるたとえではありません。現在に留まる能力は私たちの食べ物への対応に大きな影響をおよぼすのです。著述家で栄養学者のデボラ・ケステンは、アメリカで肥満が蔓延している主な理由は、アメリカ人が食べるという単純な行為に注意を払う方法を忘れたためだと確信しています。『からだを養い、魂に栄養を与える *Feeding the Body, Nourishing the Soul*』と『食べ物の不思議な癒し *The Healing Secrets of Food*』（共に未訳）の中で、彼女はいかに私たちが食事中、その場にいなくなっているかを描いています。[*6][*7]私たちは気をそらせ、ぼんやりとし、切り離され、要するに食事という儀式に参加せず、食べながらテレビを見たり、ネットサーフィンをしたり、本を読んだり、宿題に取り組んだり、携帯電話で話をしたり、自動車を運転したりしています。そのようにして、近代の呪いとも言えるマルチタスクをこなしている自分を誉めているのです。この注意散漫な食べ方は生産性を増加させるかもしれませんが、ウェストのサイズも増加させます。無意識に食べていると満足感が得らないので、さらに食べることになります。チョコレートケーキの三口目ばかりか、一口目ですら、自分の口に入れているものに最低限の注意しか払っていないため、ろくに味がしません。ボール紙を食べているのも同然――残念ながら現代人の食べる物は、そんな味のものが多くなってきているようです。

　こういうわけで、ケステンは私たちが食べるときに十分自覚的であることを覚えないかぎり、ダイエットは成功しないと結論します。食べ物に純粋な意識を向ければ、そこから得る喜びが増え、ひいては食べる量が減ることになります。要は、私たちには新鮮な食べ物のみならず、食べ物についての新鮮な経験も必要なのです。

　ケステンは食事の宗教性を重視しています。これは早口で食前の祈りを唱えてから食べ始めるということではありません。食べることには、空腹のままベッドに行かずにすむことのありがたさ、栄養を与えてくれる動植物への敬意、あらゆる命との一体感、私たちが食べられるよう働いてくれた人たちへの感謝が伴います。

『スローライフ入門 *In Praise of Slowness*』（邦訳、ソニーマガジンズ）の中でカール・オノレイは、どのようにしたら食べることを含めたさまざまなレベルで生活をスローダウンして健全に整えることができるか述べています。もしその意欲があれば、私たちはファストフード、早食い、そしてたくさんの人が戦っている肥満の暴虐から逃れることができます。[*8] 食事は毎回新しく、口に入れるごとに新しい味がし、そして、そこから生まれる喜びがカロリーの代わりに得られるのです。

✤新しもの嫌い

新奇性恐怖症とは新しいものを恐れることで、これにかかっている人は新しいものよりも予測可能なものや、反復、お定まりの手順を好みます。

新奇性恐怖症は動物界に広く見られ、シカゴ大学の研究者ソニア・カヴィジェリとマーサ・マクリントクがラットで研究しています。[*9] 彼らは兄弟のペアから二つのタイプのラットを選びました――新しい状況に直面したときに勇敢だったものと、新しい難問に出会ったときに怖がったものです。新しい経験の後、この両者には大きなちがいが二つ見られました。まず、恐がりの方は勇敢な兄弟に比べてストレスホルモンであるコルチコステロンの血中濃度が二〇パーセント高い値を示しました。そしてもう一つ、二つのグループは寿命が大きく異なりました。新奇性恐怖症の平均寿命は五九九日だったのに対して、恐れを知らないラットの方は七〇一日――一七パーセントの差があったのです。

研究者はこの結果が人間にも適用できるかどうかはわからないとしていますが、私はこれが当てはまる場合は実際にあるという気がします。これまで常に、未亡人が夫の死に適応する能力には目を見張らせられてきました――新しい変化や難題を受け容れて立ち直り、生き続けて行く――いわば新奇性愛好症です。それに引き替え、男性は配偶者が亡くなるとほとんど新奇性恐怖症に見え、新しい環境への適応力がはるかに少ないようです。

前述したラットの研究が参考になるなら、新しい状況への対処で男性が経験する困難は、ストレスホルモンの急増とストレス関連疾患の増加を起こす可能性があります。新しい状況への対処法のちがいが、アメリカの女性が男性より平均で約七年長く生きる理由を説明する役に立つかもしれません。

新奇性恐怖症はまた、隠退した男性の死亡率が高いことを説明する助けになるかもしれません。新しい状況――毎日行く仕事がない、新しい友人を探し、今までとはちがう時間つぶしを見つけなければならない――に直面すると、多くの男性は絶望します。この種の新奇性恐怖症は多くの男性にとって仕事からの隠退が大きなストレスとなり、死刑判決となることも多い理由を説明してくれるかもしれません。

しかし、新しい状況を避けたほうがよいときもあります。とりわけ、危険があったり差し迫った環境では安全をとってなじみのあるものから離れないのが賢明でしょう。新しいからといって、その経験が安全とか健康的とは限りません。ほとんどの状況と同じで、ポイントはバランスをとること――新旧の間、新奇性恐怖症と新奇性愛好症の中間で適切に行動することです。

私たち医者は日々新しさについてむずかしい判断を迫られています。昔から言われていることですが、「新しい治療法の採用は、最初でも最後でもいけない」のです。新しい治療法が適切に評価されるより早く飛びつくのは惨憺《さんたん》たる結果を招く恐れがあります。効果が十分に確認された治療法を避けるのもまた、同様です。

✤新奇性恐怖症と代替医療

新奇性恐怖症は人が代替医療にどう反応するかを説明してくれるでしょうか。代替医療を批判する人は支持する人より新奇性恐怖症の気味があって、目新しさや新しい考え方を受け容れにくいのでしょうか。代替医療を選択する患者は恐がりのラットよりも勇敢なラットに似ているのでしょうか。

たとえば遠隔治癒を考えてみましょう。治療の意思やとりなしの祈り（他者のために代わって祈ること）について、人間および人間以外の生物の両方を対象にして調べたさまざまな比較研究で、遠隔治癒の可能性は支持されています。[*10][*11][*12] 多くの人はこの経験的な証拠を初めて突きつけられると不気味に感じます。ときにはこの反応が恐怖に近くなることもあります。フランスの科学者でその名をとった振り子で有名なジャン＝ベルナール＝レオン・フーコー（一八一九－一八六八）は、人間の意識が離れた場所に働く可能性を見せられたときに経験した恐怖について潔いまでに正直でした。「私の意志で麦わら一本でも動くのを見たら、怖くなるだろう。……物に対する心の影響が皮膚の表面で終わらないとしたら、この世界は誰にとっても安全ではなくなる」とフーコーは言っています。[*13] 彼と同じ時代の人で一九世紀の代表的物理学者の一人とされるヘルマン・フォン・ヘルムホルツ（一八二一－一八九四）も同じ意見で、次のような言葉を残しています。「私には信じられない。王立協会の会員が全員で証言しても、私自身の感覚が確かに感じても、一人の人間の思いが別の人間へ、認められている知覚以外の道筋で伝わると信じることはできない。絶対ありえないことだ」。[*14] こうした反応は今日までしぶとく残っています。最近も、遠隔地に意識が顕《あら》われることをあつかった出版用の学術論文を却下した著名な科学者が、「こういうたぐいのものは信じない。本当に起きたとしても信じない」[15]と叫んでいます。

こういう反応は生々しい偏見を表わしているので、鈍くなってくれれば好都合というものです。うまいことに、フェヒナーの法則が予測するとおり、それは現実に起きるようです。最初は突拍子もないと受け取られた考えに繰り返し触れていると、そのような概念が引き起こす脅威は鮮やかさが減ってきます。このプロセスが進んで行くと、フーコーやフォン・ヘルムホルツのように頑固な懐疑論者も、新しい可能性を支持する証拠を徐々に容認し寛大になっていきます。遠隔治癒のように受け容れがたい考えは、初めて出会うと挑戦的に受け取られますが、繰り返しその考えに触れているとその可能性に慣れてきます。狂信的、感情的批判は減っていき、反対者の爪は少しずつ引っ込んで、証拠を公平に聞いてもらえるようになります。懐疑論者が最後には「私が最初に考えたんだ」と主張するのも珍しくないのです。[16]

✤偏見の喜び

歴史を通して、多くの急進的な考え方がフェヒナーの偉大な法則の恩恵を受けてきています。たとえば、「自由はあらゆる人間から奪うことのできない権利である」という概念を考えてみましょう。過去二〇〇年の間に起きた社会運動の多くはこの大胆な考え方を基にしています。奴隷制度の廃止、幼年労働の法規制、女権の拡張、普通選挙権、人種や性別の平等、宗教的表現の自由などなど。これらはすべて急進的少数派の運動として始まり、社会の大勢からしばしば暴力的に非難されました。しかし、最初はこういう運動に反対した政党でさえ、現在ではこれらすべての展開を、もともと正当なものだったと擁護するのがふつうです。

フェヒナーの法則はなぜこのような態度の変化が、自由を憎む人々にさえ起きるのかを理解する助けになります。わからず屋の頑固者や憎しみをもつ人は、身近にそういう人を知っていればすぐに思い当たることでしょうが、明らかに独特の喜びを感じています。彼らは偏見を楽しみ、そこから満足と喜びを得ているのです。フェヒナーの法則は、この喜びがどのような快感とも同様に、すり減って衰えると予測します。そういうわけで、ネオナチのスキンヘッドのような憎しみをもつ人がいちばん過激なのは若いときで、年を重ねると穏やかになることがよくあります。また、フェヒナーの法則からすると、偏見の喜びを一定のレベルに保つには、感じる基の刺激の強度が増していく必要がありますす。たぶん、ヒトラー、スターリン、アミン、ポル・ポトといった独裁者が、死ぬまで残虐行為のスケールを拡大し続けたのはこのためなのでしょう。

✤放浪、不思議、アルツハイマー病

放浪——決まった行き先なしに歩き回ること——は、私たちを種《しゅ》として定義する一助になっています。数学者で哲学者でもあったアルフレッド・ノース・ホワイトヘッドは、「動物が高等になるほど見られる大きな要素の一つに、放浪する能力がある」[*17]と言っています。英語の「放浪wandering」という言葉の語源は「風 wind」——動く空気——に関係していて、私たち人間は放浪して地平線の向こうにあるものを探りたいという欲求を感じると、まるで風のように止められません。

私たちが放浪するのは、新しいもの、見知らぬものを求めるからです。この欲求は、食べ物や水、またはセックスへの欲求と同じで基本的なもののようです。

不思議がることは、放浪と同じように、考え方という形で目新しいものに出会う方法です。アルツハイマー病は私たちの社会でありふれたものになってきました。このアルツハイマー病の強力な予防法の一つが目新しさだという証拠があります。研究によると、放浪の手段であるウォーキングなどの運動は、アルツハイマーの発病率をかなり減らします。読書やクロスワードパズルなどをとおして不思議がることも、アルツハイマーを防ぎます。ある研究者の言葉を借りれば、「人をいつもとちがうものに出会うよう促す」精神活動はすべて、精神の衰えを防ぐことができるのです。放浪と不思議がることが組み合わされると、それぞれが単独のときよりも強力になります。[*18]

新しいものが品切れになることはあるのでしょうか。もうすでにそうなっていると言う人もいます。聖書はとりわけ暗い見通しを示して、「コヘレトの言葉（伝道の書）」第一章九節は、「太陽の下、新しいものは何一つない」と述べています。でも、心配にはおよびません。アンブローズ・ビアスが『悪魔の辞典』（邦訳、岩波文庫、角川文庫他）で応じているとおり、「太陽の下に新しいものは何一つないが、われわれが知らない古いものはたくさんある[*19]」のです。

第4章　涙　*Tears*

男の涙は、その話よりも雄弁である。
――ヘンリー・デイヴィッド・ソロー

私は涙や泣くことに惹かれます。その理由は、私が一卵性双生児の片割れであるためかもしれません。誰に聞いても弟と私は相当うるさい赤ん坊だったようです。私たちは二人とも助けが必要でした――九〇〇グラムほどの低体重児、二カ月の早産、生まれた場所はテキサス中部の、周辺に何もない農場で、数キロの圏内に保育器も新生児室もありません。両親や祖父母は素晴らしいチームワークを発揮して多くのハンディキャップを乗り越え、私たちを育て上げてくれました。医学校に在学中、産婦人科の実習になったとき、私は数多くの要素――双生児、低体重、早産、自宅出産、病院の支援がない、抗生物質がなかった時代、などなど――を考慮して、私たち二人の統計的な生存率を計算してみました。結果は約一〇〇分の一。私たちは危ない幕開けを生き延びたことに生涯感謝しています。

私は弟よりよく泣いたのか、それとも弟のほうがよく泣いたのか、と考えることがあります。たぶん、いい勝負だったことでしょう。さまざまな動物による研究では、一緒に生まれた子どもたちは、人間も含めて、泣いたり物乞いをすることによって親の注意を引き、少しでも多く食べ物をもらおうとします。動物行動学で「ケア誘発信号」と呼ぶ行動です。ただ、自然の中ではこの行動が捕食者の注意を引いて逆効果になることがあります。たとえば、開けた場所や地上に巣を作る鳥の雛は比較的地味な注意喚起行動をとるのに対して、樹上など安全性の高い場所に巣を作る鳥の雛はより大きな声を出します。[*1] 弟と私は安全な巣にいて、捕食者の心配がありませんでしたから、たぶん声を限りに泣いたことでしょう。

捕食者を引きつけてしまう以外にも、泣くことにはデメリットがあります。大量のエネルギーを消費するため子どもの体力を奪い、しかも必ずしも親の注意を引きつけられないのです。三種の霊長類――アカゲザル、サバンナザル、そしてヒト――での実験によると、親は健康な子どもをより多く気遣ってひいきする傾向が示されました。いくつかの研究では、病弱な子どもが泣けば泣くほど、母親が応えることが少なくなったということです。人間の双子に対する母親の努力について調べたジョージタウン大学の心理学者ジャネット・マンは、双子の片方が健康でもう一人が病気だと、健康でない方の子どもはより多く泣かないと母親の注意を引いたり食べ物を与えてもらえないことを発見しています。[*2]

✤泣くだけ泣かせる

ここで出てくるのが、親は泣いている赤ん坊に反応しすぎると甘やかしてスポイルすることになるのかどうか、そして「泣くだけ泣かせる」——自分で泣きやむまで抱き上げない——やり方が最善なのかどうか、という永遠の問題です。

泣かせておくかどうかという問題は、いわゆる添い寝で赤ん坊が母親のそばに寝かされている場合には起きません。「気づきの子育て研究所 Aware Parenting Institute」の創立者で、『赤ちゃんは気づいている *The Aware Baby*』や『涙とかんしゃく *Tears and Tantrums*』（共に未訳）を著わした育児の専門家アレサ・ソルター[*3]によると、先史時代には赤ん坊が母親の体の上やすぐそばで寝ていたと考えるのに十分な人類学的根拠があるそうです。これはほぼ確実に、赤ん坊が泣きやむまで無視はされなかったことを意味します。添い寝は現在も世界中多くの部族社会においてごくふつうの習慣です。

西洋社会はなぜこの習慣を捨ててしまったのでしょう。ソルターは、この変化が起こったのは、一三世紀、母親が幼児に添い寝しないようカトリックの聖職者が勧め始めたためだと考えています。表向きの理由は、物理的に赤ちゃんを窒息させる危険があるということでした。窒息は実際に起きましたが、その原因はたいていの場合、親が酔っぱらっていたためでしょうし、そういう親はまずまちがいなく多くの聖職者から強い非難を浴びていたと思われます。しかしソルターは、聖職者が添い寝に反対した第一の理由は、たぶん家長制の興隆に関係があり、とくに男の子に対する女性的な影響が大きくなりすぎるのを無意識のうちに恐れたのではないかと推測しています。

泣いている子どもを「スポイル」するという考えは一八世紀に先進国で定着しました。母親が泣き声に応えて抱きすぎると、要求ばかりする小さな暴君を作ってしまうのではないかというのです。家に十分な広さがあるなら、親は子どもを別の寝室に移すことが奨励されましたが、これは泣かせておく方針を助長します。一九世紀に母乳哺育が衰退し、生後すぐからの人工栄養が盛んになったことも、距離を置いた育児の促進に一役買いました。

その後、泣かせておくという考え方は心理学者や医者が吹聴するようになります。行動主義の創始者であるジョン・B・ワトソンは、一九世紀末から二〇世紀初めにかけて育児の実践にたいへん大きな影響を与えました。彼は著書の中で「母親の愛情過多」をほとんど悪と同列に置き、赤ちゃんの涙のほうが好ましいとします。子ども時代に甘やかしすぎると、男の「世界を征服する」能力が損なわれると言うのです。「母親は知らないが、子どもにキスして抱き上げ、愛撫したりひざに載せて揺すったりすると、いずれはその子が生きてゆかなくてはならない世界にまったく対処できない人間を徐々に作り上げていることになる」。ではどうするのがよいか。「子どもを大人のようにあつかうこと。常に客観的で優しく断固とした態度をとりなさい。抱きしめてキスしてはいけないし、ひざに坐らせてはならない。どうしてもというなら、おやすみを言うときに一度だけ額にキスしなさい。朝は握手します」[*4]。育児の教祖的存在、ニューヨーク小児病院のルーサー・エメット・ホルト博士も同じくらい厳格です。その育児書『子供の世話と食事 *The Care and Feeding of Children*』は一八九四年から一九二九年の間に一三版を重ね、彼は当時のスポック博士というべき人でした。ワトソン同様、ホルトも母親は赤ん坊といっしょに寝たり、キスしたり、遊んだりしてはいけない、特に生後六カ月までの赤ん坊ではそれを守るべきだと言います。幼児が甘えて泣いたら、「単純に泣きやむまで泣かせておくべき」[*5]なのです。二〇世紀後半におけるアメリカの育児の賢人ベンジャミン・スポック博士も、絶大な人気を得た『スポック博士の育児書 *Baby and Childcare*』(邦訳、暮しの手帖社)で泣かせておくアプローチを推奨し続けています。[*6]

ソルターによると、一九六〇年代から反対方向への健康的な流れが登場します。これはアタッチメント育児と呼ばれ、泣かせておくアプローチの正反対です。アタッチメント育児では、幼児を傷つきやすく感情のある人間で、迅速な対応と養育が必要な存在だと考えます。アタッチメントの提唱者は、泣き声に応じることで赤ちゃんはスポイルされないと主張します。迅速に対応してやると、生後一年までには信頼と安心感のしっかりした土台が形成されます。親が対応を怠ると、多くの場合赤ちゃんはくっつきたがって要求ばかりするようになります。

泣かせておくのは身体的に不健康かもしれません。研究によると、ほんの短い間でも母親から引き離された幼児には、生理的ストレスの指標であるコルチゾールの急増が起きるのです。子どもが母親やそれに代わる保育者の腕の中で泣き続けても、コルチゾールは増加しません。

さんざん騒ぎはするものの、赤ん坊はだいたい二カ月にならないと、泣いても実際に涙は流しません。それまでは叫んでいるのですが、泣いているのと同じ効果があるようです。研究者は出生前にも赤ちゃんが泣いていることを発見しています。子宮の中でも泣いているという事実は、それが必ずしも学習された行動ではないことを示唆しています。もっとも、これは明らかに、生まれてからの社会生活、前後の状況、そして他人との関係によって変化します。[*7]

✤歴史の中の涙

涙は時代によって好まれたり嫌われたりしてきましたが、その受け取り方には劇的なちがいがあります。たとえば、ホメーロスは『イーリアス』のほとんどすべての章で勇者オデュッセウスを泣かせていますし、フランス中世の勇士ローランが死んだときには二万人の騎士があまりに激しく泣いたため、気を失ったり落馬したと言います。[*8] この種の感情表出は近代の戦場――二万人のアメリカ海兵隊員が気を失わんばかりにすすり泣いている情景を想像できますか？――をはじめとして高度な規律が評価される場面では考えられないものになりました。

中世を通じて、また一六世紀に入ってからも、感覚の鋭い人は男女とも、演劇やオペラや音楽会などで人前で泣くのが適切なことだと考えられていました。しかし、産業革命が到来すると、泣くことは好まれなくなります。工場には集中力のある冷静な労働者が必要で、泣き虫は要りません。こうしてすすり泣きは男性にとって個人的なものとなり、そういうことがあるとしても、閉めきったドアの陰で行なわれることになりました。[*9]

涙への軽蔑は今も続いています。とりわけ政治家は、公衆の面前で涙を流すと高い代償を払わされることがあります。一九七二年、エド・マスキーは夫人についての批判的な報道が原因となってカメラの前で泣き、大統領への希望を断たれました。自分の感情を抑えられないようでは立派な大統領になれないのです。一九八七年、下院の女性議員パット・シュローダーは、大統領選への出馬をあきらめたときに人前で泣いたことを厳しく非難されました。[*10]

✤涙を貯める

涙は愛と思いやりの表現として高く評価されることから、集めて涙壺という容器に入れることがよく行なわれました。たいへん古くからある習慣で、キリストが生まれるより一〇〇〇年も前に、ダビデは旧約聖書の「詩編」第五六編九節で神にこう祈っています。「あなたはわたしの嘆きを数えられたはずです。あなたの記録にそれが載っているではありませんか。あなたの革袋にわたしの涙を蓄えてください」。ローマ時代には、会葬者が小さな壺や杯に涙を貯めて、故人への尊敬の象徴として墓に収めました。涙の量は亡くなった人物の身分を証明するものでした。したがって、時には涙を出して容器を満たすというだけの目的で金を払って会葬者をかり集めることも行なわれます。ローマ時代の涙壺は今日、世界各国の博物館で見ることができます。

涙壺はヴィクトリア朝時代にカムバックを果たします。この時代の涙壺は特別な開口部のある作りで涙が蒸発するようになっており、蒸発しきってなくなると喪が明けると考えられました。アメリカの南北戦争では女性が小さな瓶に涙を集めて、戦場にいるいとしい人への愛の印にしています。

アメリカでは涙壺の復権が進行中です。ほどほどの値段で熟練したガラス職人が涙壺をデザインして製作してくれます。あるガラス作家に涙を送ると、ガラス製のしずくに封じ込めてくれます。「涙をハートの近くに置いておけるよう」、ネックレスとして身につけることができるのです。[*11]

✤涙のミステリー

これまで出会った中で最高に奇妙な症例の一つは五六歳のオーストラリア人女性のもので、この人は泣くとき片方の目からしか涙を流さないのです。しかも、母親のことを思い出すと右目から涙を流し、父親のことを思い出すと涙は左目に切り替わりました。医者はこの症状に「交代性片側流涙症」という名前を付けています。彼女は子どものころ性的虐待を受けていて、大人になってからは周期的に緊張性の失神状態を経験していました。虐待者とおぼしい父親と左目のつながりには興味深いものがあります。歴史を通じて左側は「不吉な（sinister）」側とされ、そこから「罪（sin）」が生まれると考えられてきたのです。数年におよぶカウンセリングと催眠を使った治療によって、彼女は両眼で泣くことができるようになりました。[*12][*13]

この症例に示されているように、泣くことについてはミステリーがたくさんあります。そもそもなぜ涙や泣くことが始まったのかについてさえ、専門家の意見は分かれています。

数多くの新聞に健康についてのコラムを載せているジュディー・フォアマンは涙に興味をもっています。「泣ける話」と題する記事で、彼女は珍しい事実を集めて紹介しました。[*14]

・思春期以前、男児と女児の泣く量は同じくらいだが、一八歳になると女性のほうがかなり多く泣くようになる。
・男性と女性の涙腺は構造的に違うが、その理由は誰も知らない。

・ふつう、涙は三つの層から成る膜で、目を潤す役目を果たしている。眼球の表面に接触しているいちばん下の層はムチン層で、まぶたの中で作られる。中間は涙液層または水層と呼ばれ、目の上にある涙腺から分泌されたものである。いちばん上にある油層は、まぶたの中にあるマイボーム腺で作られている。

・一〇〇〇万人のアメリカ人（その大半は女性）が十分な涙を作れずに「ドライアイ」で苦しんでいる。男性ホルモンのアンドロゲンと、女性ホルモンのプロラクチンが健康な涙を促進するわけだが、どちらのホルモンも年齢とともに減少する。市販されている人工涙液より優れているかどうか、アンドロゲンの目薬が現在テスト中である。

・大人は目に涙を浮かべても、一〇回ほどのうち一回しか声を出して泣かない。

・感情的な涙は、タマネギを切ったときのような刺激性の涙よりもタンパク質が豊富である。

・感情的な涙も刺激性の涙も、血液中の三〇倍以上のマンガンを含んでいる。これは涙がある種の毒を体から排出する役目を果たしている可能性を示唆している。実際、ウやアホウドリなどの海鳥では涙腺がこの目的に役立っているらしく、体内の塩分の量が危険なレベルに達したとき、腎臓よりも強力に排出する。

ミネアポリスにあるラムジー・メディカル・センターの生化学者ウィリアム・フレイ・ジュニアは涙研究の第一人者ですが、彼も泣く能力は何らかの大きな機能を果たしていたはずで、そうでなければ人類進化の過程で残らなかっただろうと考えています。フレイのお気に入りはストレス解消説です。「科学は、ストレスが脳や心臓をはじめとする臓器の健康にとって脅威であることを証明してきた。まだ証明されてはいないが、人類の進化の歴史を通じて、泣くことはストレスの軽減となって私たちの役に立ってきた可能性が高いと思う」。

古典とされる研究で[*15]、フレイは同僚らと一カ月にわたって五つのグループの人々に、感情的に泣いたできごとと、タマネギを刻んだときのような刺激によって涙を流したできごとについて質問しました。対象者は、泣いた日付、時刻、持続時間、理由、考えや感情、そして、のどが詰まった、涙ぐんだ、涙があふれた、などといった身体的な徴候を記録するよう求められます。その結果、女性の九四パーセントは一カ月の間に一度は感情的に泣くできごとがあったのに対して、男性は五五パーセントでした。泣いた女性の中で八五パーセントは十分泣いた後気分がよくなってほっとしたと言い、男性も七三パーセントが同様に感じています。泣いたときの持続時間は男女で差がありませんでしたが、フレイは泣き方にちがいがあることを見つけています。女性は音をたてたり声を出すことが多かったのに比べて、男性は主に目に涙を溜めて静かに泣いたのです。フレイの研究によると、女性は一カ月に平均五・三回、男性は一・四回泣いていました。

彼はまた、刺激による涙は九八パーセントが水分で、感情的な涙は刺激性のものより多く毒素を含んでいることを発見しました。これは泣くことによる機能の一つが体内から老廃物を排除することではないかと思わせるもので、なぜ泣いた後はリフレッシュした気がするのかを説明してくれるかもしれません。

「ほんの数十年の間に、私たちは泣くことが単に取り乱している弱さの徴候という見方から、感情の

ままに泣くことには何か価値があるらしいという共通の認識に変わってきた」とフレイは言っていま
す。[*16] ロサンゼルスのプライマル研究所長バリー・M・バーンフェルド博士も同じ意見です。「泣くの
は自然なこと、健康なこと、そして癒しである」。それでも、これが受け容れられるにはまだ前途多
難です。バーンフェルドに言わせると、「泣くというのは、苦痛やストレスや悲しみに対処するのに
いちばん自然で認められた方法であるべきなのに、精神医学の文献にはほとんどまったく取り上げら
れていない[*17]」のです。

✤助けを求めて泣く

幼児は母親に空腹や痛みや感情的な苦痛を訴える手段として泣き、泣くとよい結果が得られること
を学習します。この形のコミュニケーションは成人になってからも残ることがあります。大人にとっ
ても赤ん坊と同じで、泣くことは他人を自分の圏内に引き込むたいへん有効な方法なのです。私たち
は泣いている人を見ると、助けに行きたくなります。これは泣くことが「苦痛の合図だからである」
と言うのはスタンフォード大学の心理学教授ジェイムズ・グロスです。「これからすると、泣くこと
は、助けが必要だと効果的に合図し、涙と悲しみを終わらせる親切な行動を促す自然のやり方なのか
もしれない[*18][*19]」。

「助けを求めて泣く」という仮説はスペインの眼科医チームが行なった調査で裏付けられています。
このチームは四六五例について、泣くにいたった動機から共通の要素を探しました。[*20]「涙があふれ
たというすべての例について共通していた唯一の要素は、助けに関係している――助けを求めるか、

助けを与えるかのいずれかだった――ということである」と、彼らは報告しています。

しかし、助けを求めることがなぜ進化の過程で涙を流すことと組み合わされたのでしょうか。考えてみると妙なつながりです。さきの研究者たちは、涙が選ばれたのはそれが手近な手段だったからではないかと考えています。人類の過去には目に外傷や炎症が起きることが頻繁にあり、その身体的な痛みに対する反応として、涙を流すことはすでに存在し、確立されていました。言い換えれば、泣くことは助けが必要だと知らせる合図としてすでにできあがっていたので、利用されたということです。

✤泣くことによる癒し

慢性関節リウマチ患者に関する重要な研究によると、私たちは慢性の痛みや炎症を和らげる手段としても泣くようです。[*21] 東京にある日本医科大学の研究チームは、慢性関節リウマチの患者に深い感情的な刺激を経験させ、体内のさまざまな神経内分泌免疫反応（ＮＥＩＲ）と、どの程度簡単に涙を流したかの相関関係を調べました。対象とされた反応にはストレスホルモンであるコルチゾール、免疫タンパク質であるインターロイキン-6、ＣＤ4、ＣＤ8、そしてナチュラルキラー細胞の血中濃度が含まれています。この研究でわかったのは、感動して涙を流しやすい患者は泣かない患者に比べて一年間の臨床的経過がよいということでした。研究チームは、涙を流すことが患者のＮＥＩＲに対するストレスの影響を抑制し、慢性関節リウマチのコントロールをたやすくしたと結論しています。この研究は、苦痛や病気は不平を言ったり泣いたりせずに耐えるべきだとする「笑ってこらえる」派の主張と対立します。

二〇世紀で最も名高い病気の一つに、作家で出版人でもあったノーマン・カズンズの患っていたものがあります。生命にかかわる、痛みの強い炎症性の病気で、強直性脊椎炎と考えられていますが、彼はヒステリックな笑いを治療法(の一つ)にしていました。[*22*23] カズンズの笑いによる経験は、さきほどの涙もろいことに価値があるという発見と矛盾するのでしょうか。たぶん、そんなことはありません。笑いと涙は、「笑いすぎて涙が出た」と言うように、どうやら関係があるのです。炎症や痛みが改善する理由を説明するのは、特に泣くか笑うかではなく、一般的に強い感情だという可能性があります。身体は笑いと涙のちがいがわからないのかもしれません。そうだとしたら、カズンズが笑いを誘うコメディではなく、感動して涙を流すようなとても悲しい映画を見ても回復したかどうか知りたいところです。

泣くことが治療に有効だという証拠は歓迎すべき発見です。長年、笑いやひょうきんさをもてはやす人々は、それをほとんどあらゆるものの治療法として推奨してきました。ただ問題なのは、激しい痛みのある慢性症状に苦しんでいる人は容易に笑えないという点です。そういう人には泣くことの方を、より人間的で効果的な方法としてお勧めできるかもしれません。

人はそれぞれ一つひとつの治療に対する反応が異なります。一つのサイズが誰にもぴったりということはあり得ません。「ある人には笑いを、別の人には涙を」というのが最善のアプローチになる可能性が高いようです。

✤涙と医療現場

医療の専門家はふつう冷静だと考えられていますが、調査ではそうでもないらしいことが窺えます。一九九七年にオーストラリアで行なわれた研究では、医師、看護師、そして医学生について泣いたことがあるかどうかを調べ、病院での勤務中に医師の五七パーセント、看護師の七六パーセント、医学生の三一パーセントが少なくとも一回は泣いた経験があることがわかりました。泣いた理由でいちばん多かったのは三つのグループに共通で、「苦しんでいたり死にかけている患者やその家族との一体感や緊密なつながり」です。

医療の現場で泣くことには代償が伴いました。泣いたことによってからかわれたり叱られたりなどマイナスの結果を報告した割合は医学生でいちばん高く、また泣くことは後ろめたい気持ちを呼び起こしました。回答者の三分の一は泣いたことへの反応に悩み、涙を流すことに対する自分の感情的な反応をもっと知るために心理学的な支援に興味があるか、またはそれを得ようと考えていると言っています。

病院のスタッフが高い頻度で泣いていることから、研究者らは医師や看護師の教育で泣くことを取り上げるよう勧めています。[*24]

✤病的な涙

人はさまざまな理由で泣きますが、ときには泣くことが病の兆候である場合もあります。「笑い発作」はその一つで、これはふつう、笑う、叫ぶ、泣くといった形をとる短時間の感情爆発です。これらの症状には痙攣、姿勢の硬直、異常な眼球の動き、そして歯噛みまたは歯ぎしりがしばしば伴います。たいていの発作と同様、その直後はぼうっとしたり意識が混乱することがあります。

ときには涙を流しすぎる人がいます――いわゆるワニの涙、病的流涙です。ボツリヌス毒素の弱い形で、顔の皺とりに使われるボトックスが、こういう人を救ってくれます。いくつかの研究で、ボツリヌス毒素を目の上の涙腺とその周囲に注射すると、症状がなくなりました。[*25〜27]

（ボツリヌス毒素が止める「涙」はこれだけではありません。「原発性腋臭多汗症」という腋の下に汗をかきすぎる症状にも使われています。この症状をもつ人は最高でふつうの人の五倍も腋の下に汗をかき、通常の社会生活に大きな支障を来たすことがあります。あまりに困るので、しばしば汗腺を取り除く手術をしたり、発汗のメカニズムを止める目的で神経の切断が行なわれます。ところが、ボツリヌス毒素の簡単な注射一本を一年に一回か二回打つだけで、患者の状態は相当改善するのです。[*28][*29]ボツリヌス毒素の注射はもう一つ、珍しい形の過剰分泌も止めることができます。フライ症候群または味覚性発汗と呼ばれるこの症状は、食べ物を食べたり、思い出したり、話題にすると、頬骨のあたりに火照りや赤らみや発汗が起こります。）

理由なしに、あるいは感情的内容を伴わずに泣いたり笑ったりする場合、その背景に脳の異常の存在が疑われます。典型的な症例は四六歳の男性で、突発的で抑えられない笑いを伴う不適切な泣き方を経験するようになりました。感情の変わり方がふつうではないことを自覚したこの患者は精神科を受診します。その後、顔の左側に脱力が現れ、バランス感覚に問題が出てきました。神経科の検査で脳のＭＲＩスキャンを行なったところ、脳の後部にある小脳橋角部に腫瘍が見つかります。手術は成功し、動機のない落涙と笑いは術後すぐに姿を消しました。[*30]

病的に泣くことや笑うことは、ほかに多発性硬化症、外傷性脳損傷、殺虫剤による汚染、脳卒中などでも報告されています。このうちいくつかの症例は選択的セロトニン取り込み阻害薬——たとえばプロザック〔抗うつ剤の一種〕——を使った治療によって即座に永久的に回復しました。[*31]

✤タマネギの涙

世界中でいちばんありふれた涙の原因はタマネギを切ることでしょう。ベンジャミン・フランクリンも「タマネギは相続人や未亡人も泣かせる」[*32]という辛辣な言葉を残しています。タマネギの涙は、この野菜を切ったときに発散する硫黄を含んだいくつかの化合物が原因です。これらの化合物は眼球を覆っている水分の膜の表面に溶け、薄い硫酸の溶液となって、目を刺激して涙を出させます。これらの厄介な化合物はタマネギの下部に多く集まっているので、根っこの側を最後に切るようにすると、タマネギの涙を少しは減らせるかもしれません。

最近、日本の食品科学者は、タマネギに含まれ、涙の基になる刺激物を作り出す「催涙因子シンターゼ」と名付けた酵素を研究しており、[*33]世界各国の科学者の間に興奮を巻き起こしています。日本の発見は「タマネギの科学と栽培に新しい時代を切り開く」かもしれないと、ニューヨーク州立大学オールバニー校の有機化学者エリック・ブロックは熱っぽく語ります。しかし、単に料理人に涙を流させないためという理由でタマネギを改造するのは賢明なことでしょうか。違うような気がします。ブロックはこう警告しています。「母なる自然は何らかの保護を与えるために［催涙性の化学物質を］組み込んだと考えるのが妥当である。この防衛能力を奪われたタマネギは、昆虫や微生物から攻撃されやすくなるかもしれない[*34]」。母なる自然を馬鹿にしてはいけません。

昔からタマネギは健康や体力の元になると言われてきました。ギリシアの運動選手はオリンピック競技会に出場する前に、山ほどタマネギを食べ、タマネギジュースを飲んで、タマネギを体にすり込みました。ローマ人はタマネギを、犬の噛み傷から赤痢まで、驚くほど多様な病気の薬として重んじました。ポンペイが発掘されたときには、成長するタマネギが残した穴が地面に見つかっています。中世ヨーロッパでは、料理に使われる三大野菜はマメとキャベツとタマネギでした。アメリカ大陸に渡ったイギリスの清教徒たちはメイフラワー号にタマネギを積んでいきましたが、着いた先には野生でたくさん生えており、先住民が食べ物としても薬としてもすでに利用していたのです[*35]。

英語の「オニオン（onion）」は、「一つであること」や「まとまり」を意味するラテン語の unio から派生しています[*36]。先頭の文字を o から u に変えると「合一（union）」となり、聖なるものとの合一は何千年にもわたって精神的探究者たちの目標になっています。したがって、タマネギへの敬意が歴史の中にたくさん見られるのも驚くにはあたりません。タマネギと聖性とのつながりを肯定して、アメリカの作家チャールズ・ダッドリー・ワーナー（一八二九－一九〇〇）は「タマネギはものの本質を表わしている唯一の野菜だ。魂をもっと言っていい[*37]」と述べています。

古代のエジプト人も同じ意見でした。彼らはタマネギを永遠の象徴と考えて、ファラオのそばに埋葬しています。タマネギは、丸い中にいくつも円が入っているその構造が永遠の命を表わしていると考えられました。紀元前一一六〇年に死んだラムセス四世が眼窩《がんか》にタマネギを入れてミイラにされたのは、たぶんそのためなのでしょう。

予想どおりと言うべきか、ひねくれた西洋人は別の見方をしています。アメリカの美術評論家ジェイムズ・ギボンズ・ハネカー（一八六〇－一九二一）は「人生はタマネギのようなものだ。一枚いちまい剥《は》がしていって、中には何もないことがわかる」と言っているのがその例です。詩人のカール・サンドバーグも同じようにぼやいています。「人生はタマネギのようなものだ。一度に一枚ずつ剥がして、ときどき涙を流す[*38]」。

タマネギをいじって自然を改良しようと考える科学者は、タマネギの神様を怒らせないよう気をつけたほうがよいでしょう。この神様はずいぶん大勢いらっしゃるようですから。エジプトの墓の壁画では、神々の祭壇の上にタマネギが置かれています。神官は供え物のタマネギを手にもった姿で描かれています。

タマネギのまじめな歴史に鑑《かんが》みて、内部の働きにちょっかいを出すのはやめたほうがよさそうです。いつミイラの呪いが解き放たれるかわかりません。

というわけで、タマネギ科学者のみなさんに一言アドバイスを差し上げましょう。手を引きなさい。タマネギに少しは敬意を表することです。タマネギのゲノムをいじる必要はありません。切る前に冷蔵庫に三〇分間入れるか、あるいは冷凍庫に一〇分間入れるかして、根っこの方は最後まで残しておけばよいのです。

それでもうまくいかなかったら？　……少々涙が出たっていいじゃないですか。

第5章 不潔 *Dirt*

きれい好きは実際に神を敬うことに近い。
——ジョン・ウェスリー

きれい好きは神を敬うのと同じくらい悪い。
——H・L・メンケン

私はテキサス中部の小さな農場で育ちました。あの地方の農場に住む者はみなそうでしたが、飲み水は裏庭の深い井戸に頼っていました。水くみは私の担当で、いつも楽しい仕事でした——井戸に放り込んだ桶がレンガの壁に当たってガラガラ響き、そして三〇メートル下の冷たく透き通った水にぼちゃんと落ちた音を聞いて、ロープをたぐりながら引き上げるのです。

私が一二歳くらいだったある夏のこと、二つのできごとがありました。最初は無関係だと思われていたのですが、後になってみると二つは深く関わっていました。まず、水に少し変な味が感じられるようになりました。次に、家の猫が姿を消しました。家出してしまったのだろうと考えていたら、ある日私が引き上げた桶の水に何か毛皮っぽいものを見つけたのです。家の猫でした――少なくともその一部です。腐敗の状態から見て井戸に落ちたのはだいぶ前のことで、私たちが何日も猫がゆっくり溶けていく水を飲んでいたのは明らかでした。

いつもは何ごとにも動じない父が、これはすぐさま対処が必要な健康の危機と判断し、町へ出かけてファミリードクターのリグズ先生を連れて戻ってきました。リグズ先生は五十がらみ、人目を引くほどの好男子でしたが、いつもと同じようにワイシャツにネクタイ姿で腕まくりをして到着しました。医者の往診はなかなかの大事件で、たいていは家族の誕生か死亡にかかわることでした。このときも例外ではありません。父はリグズ先生を井戸へ案内し、私は後にくっついていきます。先生に調べてもらう水をくむよう命じられて、私は桶を井戸の底に十分沈ませ、慎重に引き上げました。はっきり猫とわかるようなかたまりが入っていれば、先生は私たち一家の深刻な状況にびっくりすることでしょう。くみ上げた水がきれいで毛皮のかけらもないのを見て、私はがっかりしました。リグズ先生はそれでも桶の上に身を屈め、まるで聖なる泉で神託をうかがうシャーマンのように、長い間じっと見つめています。とうとう立ち上がると、先生は自信たっぷりに、すべて申し分なさそうだと宣言しました――ただ、念のため水のサンプルをもち帰って「検査をする」のだそうです。一週間経っても知らせがなければ、井戸の水をまた飲み始めてよいということでした。あの辺りでは先生の言うことは聖書の言葉も同然で、わが家も当然のこととして先生を信頼していました。私たちは一週間、となりの農場から車で水を運び、先生から何の知らせもなかったので、何ごともなかったかのようにまた井戸水を飲み始めました。

数日後、状況が暗転します。くみ上げた水の中に猫の足の残骸が浮いていたのです。リグズ先生の言ったことはまったくのまちがいでした。明らかに水はまだ汚染されていて、私の家族は危険にさらされています。私はジレンマに陥りました。何を見つけたか家族に話せばリグズ先生は藪《やぶ》医者だと見なされてしまいます。でも、黙っていれば汚れた水を飲み続けることになり、誰かが病気になるかもしれません。翌日になると、私はリグズ先生のイメージを守るほうが家族の健康よりも大事だと決心していました。私たちは溺れた猫よりも厳しい状況を切り抜けてきています。ですから、私は猫の足についての情報を誰にも洩らしませんでした。結果的に、この決断は完璧でした。誰も病気にはならず、猫は結局忘れ去られ、そしてリグズ先生はこれまでどおり聡明に見えたのです。

溺れた猫は、私たちきょうだいが成長の過程で次々と無数に経験した黴菌《ばいきん》との遭遇の一つにすぎません。農場っ子はいたるところで微生物の攻撃にさらされています——庭や畑で働き、殺菌していない牛乳や汚染された水を飲み、水のよどんだ池で泳ぎ、すり傷や動物のひっかき傷は絶える間がありません。テキサス中部の農家は塩素消毒の水や屋内配管の恩恵を受けていませんでした。そういうものは、私たちが「街中」と呼ぶ遠い場所にあるものだったのです。ところが、農場っ子は知らず知らずのうちに目に見えない恩恵を受けているのでした。絶えず微生物にさらされていたおかげで、私たちの免疫系は必要なトレーニングを受けました。人類は数百万年の間、大地や動物や人間同士の近くで生きて微生物の攻撃に遭ってきましたが、私たち農場っ子はそれと同様の挑戦に毎日出会っていたのです。その結果、これから見るとおり、私たちは都会っ子にないもの、病気に対する鉄壁の抵抗力を得ていました。

✤不潔恐怖症

農家はどこでもそうですが、わが家も少々の汚れには無頓着でした。ですから、人がよく黴菌に対する強迫観念をもっているのを面白く感じます。

その一例が財界の大立て者ハワード・ヒューズで、一九七六年に死去した後、その常軌を逸した衛生習慣が明らかになりました。彼は友人や知人との接触を何年にもわたって断つと言ってきませんでしたが、それは相手の病気に感染することを恐れたからでした。一九五八年になると、黴菌への恐れがさらに高じて、ビヴァリーヒルズのホテルに引き籠もるようになります。億万長者はリビングルームの一部を「無菌ゾーン」と名付け、そこでは何をもつにもティッシュを使い、多くの時間を裸でここに座って過ごしました。『ニュー・サイエンティスト』誌の記者ガリー・ハミルトンによると、「あるときには側近に、最も衛生的に果物の缶詰を開ける方法を記した三ページのメモを渡している」[*1]そうです。

ヒューズはドアの取っ手に触ることを拒否しました。側近がものを渡すときには手袋をはめるよう要求し、何かを伝えるときには、話すと黴菌が飛び散る恐れがあるため、紙に書かせます。ドアという窓、窓という窓は、埃を締め出すためにテープで目張りがされました。彼はティッシュで電話機を拭くのに何時間も費やします。次にお見せするのは、しまってある引き出しから補聴器のコードを取り出すときのやり方として部下に与えた指示です。

まず、箱から一枚ずつ引き出したクリネックス六枚または八枚を重ね、それをバスルームのドアの取っ手にあてがってドアを開ける。出るときに何も触らなくてよいように、ドアは開け放しておくこと。蛇口を回して十分勢いのあるぬるま湯を出すが、そのときには先ほどのクリネックスをそのまま使ってよい。このクリネックスはここで廃棄する。最大の注意を払って両手を洗う。それまでの一生で洗ったよりもはるかに念を入れて洗い、その間、洗面器や蛇口やその他何物にも手が触れないよう十分気を遣うこと。*2

ヒューズは黴菌と汚れに対して命がけの戦いを挑み、結局は汚れが勝ちました。彼は便秘すると最高二六時間もバスルームで過ごし、ときには床やバスルームのドアに放尿します。部下が粗相の跡を片付けることを禁じ、その代わり床にタオルを敷かせました。病気を予防するため、ありとあらゆる薬を飲み始めます。そんな恐怖にもかかわらず、ビジネスを行なう能力はびっくりするほどありました。しかし、晩年になるとベッドで過ごす時間が増え、めったに風呂に入らず、手足の爪を長く伸ばすようになります。不十分な食事と薬の飲み過ぎでやつれて体調を乱したヒューズは、アカプルコからヒューストンへ治療を受けに行く機中で亡くなりました。*3

「こんな振る舞いは誰の基準に照らしても理性的ではないが、私たちはみな小さなハワード・ヒューズを抱えているのではないだろうか」とハミルトンは訊ねます。「今では抗菌まな板を抗菌スポンジで拭き取り、抗菌ソープでシャワーを浴びて、抗菌まくらと抗菌ふとんで寝ている。日本では抗菌通帳を使って銀行取引ができる上に、報道によるともうすぐ抗菌ハンドルの自動車で通勤できるようになるそうだ[*4]」。

✤ちょっと汚いヒーリング

拙著『癒しのことば *Healing Words: The Power of Prayer and the Practice of Medicine*』（邦訳、春秋社）が一九九三年に出版されたとき、マスコミは大きな興味を示しました[*5]。ある大手のテレビネットワークは、伝統医学における祈りの役割について私とのインタビューを収録するため、サンタフェまでロケ隊を派遣してきました。インタビューの場所として私たちが選んだのは、サンタフェから北東に約四〇キロにある日干しレンガ造りの古いカトリック教会――エル・サントゥアリオ・デ・チマヨです。

一八一〇年頃、チマヨで旅の修道士が丘の中腹に埋まっていた十字架のキリスト像を発見しました。地中から明るい光が射しているのに導かれて行って見つけたのです。地元の神父がキリスト像を三度別の場所に移しましたが、そのたびに元の穴に戻っているのが見つかり、まるでそこに居たいと言っているようでした。奇跡と思えるこのできごとに敬意を表して、その場所に小さなチャペルが建てられます。一八一六年頃にチャペルは現在ある日干しレンガの教会堂に拡張されました。スペイン植民地時代の典型的教会建築とされている建物です。

キリスト像が見つかった直後から、その場所で奇跡的なヒーリングが起きたという報告が現れ始めます。それが、キリスト像が出てきた場所とされる「エル・ポシート――神聖な砂場」と関連づけられるようになり、聖なる土の治療能力は伝説となっていきました。毎年何千という巡礼が世界中からこの場所へ来て、この土を少しずつもって帰ります。癒されるという期待をもった人々が、フランスのルルドまで聖なる泉の水をもらいに旅するのとよく似ています。そしてやはりルルドと同じように、聖具室の壁には要らなくなった松葉杖などの品物が、ここでは驚くべきことが起きるという証拠として掲げられています。

ロケ隊と私は午後遅くに到着しました。ところが重大な問題が一つ出てきます。番組のホストがのど風邪を引いていて治りきっておらず、冒頭でインタビューを紹介するナレーションに入って一分もすると咳き込んで、最初からやり直すことになってしまうのです。五、六回は試しましたが、毎回失敗でした。撮影隊は不安を募らせます。日没が迫っていて、まもなく今日中に仕事を終えられなくなってしまう時間でした。このままでは悲惨なことになります。

そのとき私は、せっかくならチマヨの聖なる土のヒーリングパワーを利用させてもらうことを思いつきました。失うものは何もありませんから、私はロケ隊に休憩をとってもらい、聖具室へひとっ走りして例の土を一握り採ってきました。それからインタビュアーに、これをのどに塗らせてもらえないか訊ねます。巡礼たちは二〇〇年前から、ヒーリングの必要な部分にそうやってこの土を塗っているのです。私の気が確かかどうか疑ったのはまちがいないでしょうが、彼はなかなか度量のある人で、私があごから胸骨まで土をすり込むのを許してくれました。それから、私は土を払い落とし、シャツを直してやり、ナレーションを再開するよう促しました。撮影隊は私が時間を無駄にしていると苛立ちはじめていました。ところが、次のテイクでホストは咳き込まずに解説をやり終えたのです――そしてそれがまぐれではないことを確かめるため、あと二つのテイクをやり、どちらも申し分ありませんでした。彼の声はどんどん力強くなり、とてもよいインタビューになりました。残念なことに私が彼の首に土を塗りつけているときにはカメラが回っていなかったので、土によるこのヒーリングはフィルムに記録されませんでした。もし撮影されていれば番組の主題についての絶好例になったはずです。

✤細菌過敏

細菌に対する私たちの恐怖はどこから来ているのでしょうか。

一〇〇年ちょっと前、アメリカの一般人にとって自分や家族をしばしば死に至らせる病気が微生物に関係しているとは思いもよらないことでした。「微生物病原説」という表現が英語の医学文献でふつうに使われるようになったのは一八七〇年前後のことだと、ニューヨーク州立大学ストーニーブルック校の歴史学教授ナンシー・トームズは『細菌の福音——*The Gospel of Germs: Men, Women, and the Microbe in American Life*』（未訳）で述べています。[*6] 細菌は邪悪なものという考え方は、一九世紀後半にダーウィン主義の後を追って近代的精神に定着しました。ダーウィンは自然における生死をかけた闘争や適者生存について語ったものの、そうした過程に道徳をもち込むことはしていません。ところが、同時代人の多くはそこまで注意深くありませんでした。トームズは、いかに多くの博物学者が、病気を起こす細菌を悪意をもった存在として見ているか述べています。そういう科学者は微生物を形容するのに「異質」「不純」「凶悪」「狡猾」などといった毒々しい言葉を使います。まるで細菌がわざと悪事をはたらいているようで、目に見えない殺人者という考えに人々は震え上がりました。こうして徐々に「細菌過敏」が人々の心に根を下ろしていったのです。[*7]

細菌が命を奪う例はいたるところにあり、安全な人はどこにもいません。チフスはエイブラハム・リンカーン大統領の愛息を死なせ、ヴィクトリア女王の夫君の命も奪いました。シオドア・ローズヴェルトの母親は、ローズヴェルトの妻が出産で命を落としたのと同じ日にこの病に屈しています。ローズヴェルトの母親が四八歳にしてニューヨーク市で死去し、その原因が当時言われ始めていた「不潔病」の一つだったというのは、人々が感じていた恐れと無力感を示す痛切な例です。[*8] 誰もはっきりした媒介物質は知らなかったものの、こういう病気が糞便の汚染によって広まることはわかっていました。つまり家の中を衛生的に保っていれば予防できると考えられていたのです。親しい人にはミティーと呼ばれていたマーサ・ブロック・ローズヴェルトは、誰の話からしても清潔にこだわる人で、友人たちからはほとんど異常だと思われていました。西五七番街にあったローズヴェルト家の邸宅は一八七〇年代にローズヴェルト大統領の父親のシオドア・シニアが建てたもので、当時一流の建築家が設計し、最先端の衛生設備を備えています。ミティーは一八五三年に結婚してジョージアの田舎からニューヨークに移り住み、急速に発展中だったこの街の汚さに仰天しました。それと戦うには特別な手段が必要です。そのため、毎日湯を二回入れ替えて入浴する、寝る前にお祈りをするときには床にシーツを敷く、冬にも白い衣服を着て少しの汚れも見落とさないようにする、といったことを行なっていました。使用人を小さな軍隊のように率いて、彼女は家の中を自分自身と同じくらい清潔に保ちます。拭き掃除、磨き掃除、掃き掃除、埃払いの厳格な計画をはじめとする長々とした家事の手順もまとめていました。たとえば、毎朝灰取り人が来ると、コックがバケツ一杯の熱湯を用意して出迎え、灰入れを消毒させてから初めて家に入れることになっています。

トームズはこう言っています。「これほど潔癖性の女性は、腸チフスで命を落とさなかったとしても、糞便から伝染する病気にかかったと知ったらまちがいなく恥ずかしさのあまり死んでしまったことだろう。マーサ・ローズヴェルトがチフスで病死したことは、金ぴか時代〔南北戦争後のにわか景気時代〕の最も良心的に清潔を守っている家庭さえも包囲していた不安を象徴している。誰一人、どんなに注意深い人も、目に見えない病気の媒体から安全ではないようだった」[*9]。

一九世紀、アメリカとヨーロッパの大都会では病気の罹患率と死亡率が急増し、住むには危険な場所になっていました。そうした状況で生き延びるには、マーサ・ローズヴェルトの例が示すように、清潔さだけでなく頑健な身体と幸運が必要です。人々を襲ったのは周期的なコレラと天然痘の流行だけではありませんでした。チフスや肺炎などの風土病も毎年一定の割合で人命を奪っています。一八八〇年代のニューヨーク市では、赤ん坊全体の五分の一が主に乳児下痢症で最初の誕生日を待たずに死に、成人になっても二〇歳から三〇歳の間に倒れる確率が四分の一もありました[*10]。死と細菌はすべての人に絶えずつきまとっていたのです。ほどなく「3Ｄ」――Dirt（汚れ）、Disease（病気）、Death（死）――の危険がアメリカ人の心に叩き込まれていきました[*11]。

✤セロファンとリステリン

一九世紀が幕を閉じる頃、細菌への意識はアメリカ人の心に深い根を下ろしていました。金儲けのチャンスです。

一九〇八年、スイスの化学者が柔軟性のあるセルロースの薄膜を発明します。これが一九二三年にデュポン社に買い取られてセロファンと名付けられました。デュポンはこの製品を湿気に強く安価なものに改良して、キャンディや焼き菓子や加工肉などの製造業者に売り込みます。一般大衆に対して、デュポンはセロファンが細菌防御に果たす役割を強調しました。「ハエと手と食品」という死を招くトリオの危険性をまがまがしく訴えるセロファンの広告が『サタデー・イブニング・ポスト』『グッド・ハウスキーピング』『レディーズ・ホーム・ジャーナル』といった新聞雑誌に掲載されます。「セロファン・ラジオ・ショー」は午前中、主婦が買い物に出かける直前の時間帯に放送されて、エチケットの権威エミリー・ポストを登場させていました。[*12]

一九二〇年代にはリステリン――外科手術に消毒法を導入したジョゼフ・リスターにちなんで命名――の広告に、口臭のせいで幸せな結婚の夢を棒に振った若くて可愛い女性が登場するようになりました。口臭は口内細菌による恐ろしい症状、という触れ込みです。リステリンを使えば、「花嫁の付き添いばかりで、花嫁にはなれない」なんて恥はかかずにすみますよ、というわけです。リステリンはまた、薄めず原液のまま手洗い用に使うことも宣伝されました。ある広告は読者に、「手が運ぶ病気は一七種類……その多くが危険な病気です」と訴えています。別の広告はお母さんたちに向けたものでした。「顕微鏡でご自分の手を見たら、リステリン原液で手を洗わずに赤ちゃんの食事を作って食べさせたり、入浴させる気にはなれないことでしょう」。こうしたアプローチで、ランバート製薬の売上は、一九二〇年の一〇万ドルが、わずか七年後には四〇〇〇万ドルに達しています。[*13]

✤使い捨て

細菌への関心は使い捨てという考え方にも道を開きました。一九一九年、トイレットペーパーが初めて独立した品目として記録され、同年には八万トンが製造されています。一九三五年には紙コップのメーカーが集まって「コップおよび容器協会」を設立し、旅行中や外食時の滅菌されていないグラスと「唾液の行き来」による危険を警告し、紙コップや紙皿を使えば回避できると宣伝しました。[*14]

✤細菌と聖餐

一九世紀の科学と宗教の戦争の中で、あまり知られていない小競り合いが、細菌に対する不安が高まった直接の結果として起きています。争点となったのはプロテスタント教会で使われていた聖餐《せいさん》杯でした。[*15] 医者はこの杯が、結核だけでなく、名前を挙げるのもはばかられる「おぞましい病気の数々」の伝染にかかわっているとして、使用をやめることを勧めました。この提案は信心深い人々から強固に反対されます。多くのプロテスタント信者は、聖餐杯がイエスと使徒たちにとって十分によいものだったのなら自分たちにとっても十分によい——そして十分に安全な——ものだと反論しました。議論は白熱します。しかし、フィラデルフィアのウォルナット・ストリート長老派教会が一八九八年に投票で個別の杯システムに移行すると、バプティスト派、会衆派、ルーテル派、メソジスト派、長老派、ユニヴァーサリスト派をはじめとする全米の教会が後に続きました。[*16]

✤衛生仮説

今日、細菌との戦いでは皮肉な展開が進行中です。ますます多くの研究者が、汚れや微生物から私たちがどんどん遠ざかっていることには重大な代償が伴い、もしかすると本当に私たちの命を奪うかもしれないと言っているのです。彼らの主張は「衛生仮説」と呼ばれています——基本的に、あまり清潔なのはよくない、私たちには細菌が必要だという考え方です。

人類進化史上ほとんどの間、私たちは生まれ落ちた瞬間から絶えず汚れや微生物の攻撃を受けていました。私たちの免疫系は複雑な化学的経路やさまざまに特化した免疫細胞を作り出して私たちを守ってきたのです。免疫系に対するこうした攻撃は近代になってその多くが取り去られましたが、それが逆効果をもたらしているのです。これを説明するのに、科学者たちは幼児期との対比を提案します。赤ちゃんが愛情と社会的接触なしに育てられると、脳細胞が適切な接続を行なえず、その子には成長してからも精神的または情緒的な障害が残ります。同様に、成人も適切な知的感情的刺激を受けられないと精神的退化に陥ります。同じようにして、私たちの免疫系は幼い間に必要とされる攻撃を与えられないと適切に発達できません。[*17]

ロンドンにあるユニヴァーシティ・カレッジの免疫学者グレアム・ルークは衛生仮説を熱心に支持しています。彼に言わせると、人工的に免疫を与えるよう作られているワクチンは、自然に獲得される免疫に比べるとお粗末なものだそうです。ワクチンは免疫系の一部だけを過度に刺激するため、その不均衡がアメリカ、西欧、日本、オーストラリアにおける喘息の異常な増加の根底にあるのでは、とルークは主張します。たとえば、イギリスとオーストラリアでは人口の二〇から三〇パーセントが喘息持ちですが、三〇年前にはあり得なかった事態です。どんどんよい薬ができているのに、アメリカでは毎年五〇〇〇人が喘息で死亡しており、花粉症とアトピー性皮膚炎も蔓延しています。

近代化と経済的繁栄は健康の増進につながるはずでした。そして、確かに多くの点でそのとおりであることは、前世紀に先進国で寿命が延びたことが証明しています。しかし、謎は山のようにあります。たとえば、最近私たちは喘息の原因を大気汚染だとしていますが、アメリカでは大気汚染が減っているにもかかわらず喘息の発症率は増えており、またスウェーデン南部の都市ではポーランドのいくつかの都市と比較して大気汚染は少ないのに喘息とアレルギーが多くなっています。喘息とアレルギーの発症率上昇を家ダニの増加で説明しようと試みた専門家もいますが、実際のところ家ダニの数は何年も前から横ばい状態なのです[*18]。

✤家族の人数

一九八九年、ロンドン衛生熱帯病大学院の疫学者デイヴィッド・ストローンが、たくさんのきょうだいに囲まれて育つ子どもは喘息、花粉症、小児湿疹の発症率が低いことに気づきました[*19]。ストローンは、年上の子どもがありとあらゆる感染症をもち込んでまき散らし、それが何らかの理由でほかのきょうだいに恩恵を与えているという仮説を立てます。「過去一〇〇年の間に起きた小家族化、家庭内設備の改善、および個人の清潔度の向上は、子どもをもつ世帯における相互感染の機会を減少させた」と、ストローンは『ブリティッシュ・メディカル・ジャーナル』誌に書いています。「これが

［アレルギー性］疾患のより広範な発現という結果を招いた可能性があり、富裕層ほど早く現れている……」[20]。一九八九年にストローンが提唱したとき、この考え方は異端でした。当時は感染がアレルギー関連疾患を防ぐのではなく、引き起こすのだと信じられていたのです。

しかし、昨日の異端は今日の正統になる傾向があり、ほかの研究者もストローンの基本的な考えに賛同し始めています。西アフリカのギニア・ビサウでの研究によると、一九七九年に流行した麻疹に感染した青少年は、感染を免れた人々に比べて現在アレルギーをもっている割合がたった半分です[21][22]。また、イタリア陸軍士官学校でA型肝炎の抗体をもっている学生を調べた別の研究では、過去にこの病気に感染して抗体をもっていると、もっていない人よりもアレルギーをもつ率が低く、また程度が軽いことがわかっています[23]。

信じられない人たちは、麻疹に打ち勝ち、A型肝炎の抗体を作り出した子どもは元々頑健な免疫系をもっていたのではないか、と疑っています。また、アメリカの都市中心部の多くでは子どもたちが密集した状態の中で暮らし、幼い時期に何度も感染を経験していますが、それでも高い比率で喘息をもっています[24]。したがって研究者の課題は、〝硝煙の立ち昇っている銃〟——人生の中のある特定の時点で感染すると実際にアレルギー反応のスイッチが切れる決定的証拠——を発見することです。

✤反隔離

私が子どもだった頃、テキサスの田舎では、よその家の子どもがおたふく風邪や麻疹《ましん》や水疱瘡《みずぼうそう》にかかると、親はわざと幼い子どもを接触させました。私たち兄弟にとって、これはみじめで一風変わったお仕置きでした——遠くの家まで連れて行かれて、変なぶつぶつや水ぶくれや腫れもののある子と遊んだりおしゃべりしたりさせられるのです。私たちがこういう感染症の一つにかかったら、友だちが来ることはまちがいありませんでした。この「反隔離」の目的は、こういう子どものウイルス感染を広めることにあり、これらの病気は小さいときにかかったほうが軽くすむと信じられていたのです。

衛生仮説が練り上げられるよりはるか昔から、農家ではその応用の一つを生活の知恵としてもっていました。子どもの病気は長期的な健康を促進すること、そしてときには病気と闘うのではなく協力する必要があることを理解していたのです。子どもを病気にしないためには親がほとんどできるかぎりのことをするという最近の育児と、なんというちがいでしょうか。

事実は庶民の知恵が正しかったことを示唆しています。オーストラリア国立大学のアン＝ルイーズ・ポンスンビーをはじめとする研究者は、生後六年までの間に二歳ちがいのきょうだいに触れていた子どもが、成長する過程で多発性硬化症にかかるリスクが少ないかどうか調べました。[*25] この病気はウイルスが原因ではないかと考えられていて、研究者は長年、幼少時の感染がこの病気にかかりにくくするのではないかと疑っているのです。[*26] ポンスンビーの研究チームは幼いきょうだいとの密な接触が、実際に後年になってから多発性硬化症だけでなく伝染性単球増加症の低リスクと相関関係があることを見つけています。

これは保育園に対して大きな意味をもっています。アメリカの未就学児童は五〇パーセント以上が保育園に入っているのです。保育園の環境は細菌のごった煮のようなものかもしれませんが、親の多くは幼い子をそういうものにさらすと考えただけでぞっとしてしまいます。けれど、先ほどの研究に示されているように、後々強靱な免疫系がその報酬として与えられるとしたら、保育園は子どもの長期的健康にとって申し分のない場といえるでしょう。両親が仕事をもっていると、保育園への協力はむずかしいことも多いのですが、潜在的に健康への恩恵があるとすれば、少しはその負担が軽く思えるようになるかもしれません。

✤不潔になる

ルークは同僚のジョン・L・スタンフォードとともに、人が成長過程で実は汚いものに含まれているある種のバクテリアに触れることが重要ではないかと示唆しています。二人が大いに注目しているのは抗酸菌類です。この微生物は土にも池や川の水にもたくさんいるのですが、人体の中には見られません。大規模に水を塩素消毒するようになったとき、私たちは抗酸菌との接触を根本的に変えてしまいました。塩素消毒を行なっていない発展途上国の水には、一リットルあたり最高で一〇億個の抗酸菌が入っていますが、塩素処理を施した西洋諸国の水ではその数は無視できる範囲です[27]。

ルークとワンがマイコバクテリアから作ったワクチンをマウスに注射したところ、血清免疫グロブリンE（IgE）という、人体のアレルギー反応を仲介することが知られている物質の産生が抑制されました[28]。さらに、この注射はすでに始まっていたアレルギー反応を止めたのです。現在、イギリスでこの方法を人間の喘息や花粉症の治療に使えるかどうかを調査する研究が進められています。

そこでルークは、私たちが十分に土と触れていないのではないか、つまり土や汚水に含まれている微生物との接触が足りないのではないかと示唆します。ただ、問題は「街中の連中には庭がない[29]」

ことだとルークは言います。スタンフォードはそれにこう付け加えています。「変化が始まったのは、はるか中世の昔である。人々は土間の家に住まなくなり、ほどほどの衣服や風呂や、その他私たちを環境から引き離すいろいろなものを手に入れ始めた。現在の私たちが従っている過度に衛生的なやり方は、免疫系が必要とする学習プロセスから私たちを遠ざける、さらなる一歩といえよう[30]」。

ルークたちは不潔をロマンティックに考えているわけではありませんし、予防注射をやめて、塩素消毒していない汚い水を飲もうと言っているわけでもありません。ただ、清潔への進歩には代償が伴うこと、そして過剰なきれい好きによって起こる問題の回避策を考える必要があることを提示しています。「もし日常生活の中で十分なバクテリアに出会えないとしたら、自分たちで注射する羽目になるだろう[31]」とルークは語っています。

「衛生仮説の支持者が正しいとすれば」と、ハミルトンも言います。「もちろん、新種のワクチン以上の意味がある。西洋諸国は異常なまでの細菌嫌いを考え直すことも必要だろう。そして、べつに腺ペスト大歓迎でないのは当然ながら、ちょっとした汚れはむしろ強壮剤なのだと考えたほうがよいのかもしれない[32]」。

✤土への回帰

汚い土への嫌悪を口にしながらも、私たち人間はその魅力を振り切れません。ときには土と一体になりたくなるようです。

放っておくと、子どもはまるで遠い祖先が促す声に耳を傾けるように、土を食べます。そしてきれい好きな両親に、よい子は汚さないものですよと教えられるより早く、泥だんごを作ります。土食という風習があって、大人もときおり子どもと同じように土を食べますし、目玉からつま先まで泥をこってり塗ってもらう泥風呂にわざわざ少なからぬ金額を払います。マッドレスリングという奇妙なイベントでは、男性や女性が礼儀正しさを一切かなぐり捨てて、怒り狂ったミミズのように泥んこの中でのたうち回ります。「何でもあり」だった一九六〇年代でいちばん象徴的な場面は、一九六九年ニューヨーク州ウッドストックで起きました。大雨でヤスガーズファームが一面、足首ほどの深さの泥海になり、大喜びした何千人というヒッピーがその中で浮かれ騒いだのです。今日では世間一般にお行儀よくなっているため、何百万という人々はチャールズ・シュルツの漫画「ピーナッツ」に登場するピッグペンなどのキャラクターを通して間接的に汚れの楽しさを経験しています。同様に、子どもたちはセサミストリートでゴミ缶に住んでいるオスカーに魅了されます。

これは何なのでしょう。泥がもつ永遠の魅力への手がかりは、たぶん語源に見つかります。英語の「泥 mud」はインド・ヨーロッパ祖語から来ていて、同じルーツから「母 mother」が派生しています。そういうわけで、辞書にある泥の定義は母性と子宮内を示唆するような「湿って、柔らかく、粘りけのある土[*33]」なのです。こうした養育や保護や母性を思わせる性質があるためか、世界各地の人々は住まいを作るとき、まるで子宮に回帰するという原始的な衝動を表わすかのように、泥を使います。

私はニューメキシコ州サンタフェという、元はすべて泥――アドビと呼ばれる、土に小枝や藁《わら》を混ぜたレンガ――でできていた小さな町に住んでいます[*34]。アメリカ先住民のプエブロ族が最初にこの地でこの方法を使ったときには、乾燥した土地で建材になるものがほとんどなかったので、それが道理にかなっていました。しかし現在でも、安くて優秀な建材が手に入るのに、人々はアドビを好みます。彼らはその理由を、アドビが魅力的で正統的、土地の歴史に忠実だからだと言いますが、私は彼らがツバメのように泥に包まれて暮らすのを好む本当の理由はもっと深いところにあるとにらんでいます。

✤マナー

礼儀正しい行動の進化は、生活のさらにもう一面をきれいにする試みと見ることができます。食事の汚い面を衛生的にする大きな一歩は、テーブルマナーの発達とともに起きました。一六七二年、アントワーヌ・ド・クールタンはマナーについての著書で、べとべとしたものやソース、シロップに指で触れることを不作法だと断言します。この不快な行為を目撃した人は吐き気を催すことが期待されました。ナプキンは決定的に重要で、これがないと指をパンで拭き取ったり、悪くするとなめてしまいかねません。[*35]

英語の「impolite 不作法」はラテン語の「impolitus 磨かれていない」に由来します。何かを磨くというのは、こすって泥や汚れをきれいに落とすことです。したがって、不作法でないテーブルマナーとは、なるべく食べ物に触らないことで食事という行為を磨き上げることなのです。フォークがナプキンと手を結んで食べ物へのバリアとなりました。こうなると、最近料理や食品を取り扱う場面でよく使われる使い捨て手袋が、食べ物をさらに遮断するためにテーブルに登場するのではないかと心配になります。食べ物に対するバリアは完全に近くなって、私たちは食べ物に触らないだけでなく、見なくてもよくなってきました。缶入りの飲料は、中身を見ないまま飲めてしまいます。

✤俗悪と猥褻

ユング派の精神分析家で作家のクラリッサ・ピンコラ・エステスは、猥褻《わいせつ》や低俗といった形による少々の汚さが、精神にはよいのではないかと言います。「猥褻な人は、まったく俗悪ではない」と、彼女はベストセラー『狼と駈ける女たち *Women Who Run with the Wolves*』（邦訳、新潮社）で主張しています。[*36]「obscene（猥褻）」という言葉は古代ヘブライ語で魔法使いや魔術師を意味する Ob から来ているのだそうです。「女性のセクシュアリティの中には、古代に聖なる猥褻と呼ばれた一面があって、これは今日私たちが言う猥褻とはちがい、機知に富んだやり方で性的に賢明であることを意味している。昔、女性のセクシュアリティに献身する女神信仰が存在した。これは軽蔑的なものではなく、無意識の中の、今日なお神秘的でほとんど解明されていない部分を描き出すことに関係がある[*37]」。

エステスはワークショップで「汚い女神の物語」を語るようになりました。「こうした古い猥褻の女神が重要なのは、それが厳しすぎるものを緩めるからだということがわかってきた。憂うつさを晴らし、体を知性ではなくそれ自身に属する気持ちに導き、そういう回路を開けておく……猥褻な女神は神経や内分泌の成分を活性化して体内全体に行き渡らせる[*38]」。

✤影

深層心理学者たちは、物理的な汚れに対する嫌悪が、粗野、暗さ、邪悪、つまり「汚い」と言われる気質の拒絶と心理的なレベルで並行するのではないかと言っています。こういう特性は無意識の中に封じ込められ、「影」を作りますが、意識の表舞台から追い出せても、物理的な汚れのように簡単に拭き落とすことはできません。これらの特性はすべての人の心の片隅に潜んでいて、強力な影響をおよぼします。

不快な特性を遠ざける一つの方法は、同じ特性を他人に投影することです。たとえば、憎しみを投影する場合、私たちは細菌を意識した語彙をよくもち出します――汚いユダヤ人、保守主義または自由主義の蔓延、道徳的腐敗の感染など、偏狭さの度合いによって何でもござれです。精歴史のいたるところで、この影の汚れを表出させ、中和する方法として儀式が発達しています。精神に対する一種の安全弁として機能するわけです。こうした儀式は卑猥で、比較的無害で、愉快なものでした。何世紀もの間、教会は信徒の行動を浄化しようと試みながら、大した前進をしていません。一四四四年、パリの神学教授団はフランス全土の司教に宛てて「愚者の祭り」として知られる祭りに怒りを爆発させた手紙を送りましたが、その三世紀後にもまだ祭りは続いていました。聖職者さえ参加したこの祝典では、信者がふざけて「愚者の教皇」を選ぶのですが、これは本物の教皇に対する意図的な侮辱です。祭りはなかなかの見物だったと思われます。「神聖な典礼の最中に、女性やライオンや道化のグロテスクな仮面を付けた人々が踊りを披露し、猥雑な歌を聖歌隊席で歌い、べたべたの食べ物を祭壇の隅、ミサを執り行なっている司祭のすぐ近くで食べ、サイコロのゲームをもち出し、古靴の革で作った悪臭のする香を燃やし、教会堂のいたるところを走り回ったり跳び回ったりする」[*39]。

今日ではこのようなことが教会の中で起きるとはなかなか想像できません。しかし、昔の衝動は残っているようで、その証拠に聖職者の不適切な振る舞い――不倫、子どもへのいたずら、などなど――が流行しています。聖職者が自分たちの汚染を認め、それを表現する方法を考えてもよさそうです。愚者の祭りを復活させるべきでしょうか。ユングは、無意識からわき上がってくる禁断の衝動から一斉攻撃を受けたくなければ、欠点も含めてありのままの自分を認めなくてはならないと警告しました。哲学者のケン・ウィルバーも言うように、自分の影を意識すること、もしくはそれに用心することです。「汚れも身の内」という考え方は、キリスト教で見事に示されています。イエスは粗末な馬小屋で、清潔ではない動物に囲まれて誕生し、粗野な漁師や娼婦など社会の辺縁の人々と交わっています。

✤トリックスター

汚染の重要性は、世界各地にあるトリックスター神話にもこだまのように響いています。トリックスターは特にアメリカ先住民の民話で高度に発達していて、コヨーテ、カラス、ウサギ、クモなどとして登場します。半獣半神のふざけ屋で、大食と淫蕩が大好きです。細菌説の裏切り者で、しばしば汚さや不潔さを楽しみます。トリックスター神話を数多く調べたユングは、中世ヨーロッパの教会に発生した先ほどの愚者の祭りのような無礼な習慣は、トリックスター神話と完璧に類似するものだと考えています。[*40]

ヒーリングの伝統の多くにも、トリックスターとヒーラーの類似が見られます。こういう伝統ではヒーラーが純粋で完璧すぎるのは不適切だとされました。そうなると、ヒーリングを与える相手と離れすぎてしまうのです。ハーバード大学のユージーン・テイラーが指摘します。「呪術医は神がかり儀式の最後にタバコを吸う。その目的は帰ってくること。皆のいる世界に戻れるように自分を汚すわけである」[41]。完璧すぎることへの警告はギリシア神話にも「傷ついた癒し人」という姿で現れます。不完全であることによってさらに強力なヒーラーになるのです。

✤病気――汚さを受け容れる

作家のキャット・ダフは、自らの慢性疲労免疫不全症候群との長い闘病を『病の錬金術 *The Alchemy of Illness*』(未訳)という力作にまとめています。何年もの間、彼女は発熱、無力感、筋肉痛、衰弱そして記憶不全に悩まされていました。ある時点では絶望に深く沈み込んで、抜け出せなくなり、命を憎み、友人にも意地悪く振る舞います。自分が「小さくて汚くて腐っている」気がしたそうです。とうとう最後に、「不平を言うのはやめにして、ただ自分の汚さを受け容れることに」しました。これが突破口になります。夢が彼女に指針を与えるようになり、たとえば信仰を実践すべきだという幻を見て、彼女は毎日祈るようになりました。ある夢は「ベッドの足下に……黒犬の群れ……絶望や嫉妬や憎しみ」のための場所を作るように命じます[42]。抗うつ剤も助けになりました。

汚さを受け容れることによって、ダフは錬金術の哲学の法則を実践していました――すべてのものはその対極にあるものと相関しており、癒しは経験のばらばらな要素の統合から生じるというものです。回復した後で、彼女はなぜこの法則が広く知られていないのだろうかと考えました。人は回復するとほどなく健康人の生活を再開して、病気の暗い面を取り込むことの価値を忘れてしまうか、押し殺してしまうのだろうと彼女は考えています。病気が治ると、私たちはこういう経験を置き去りにして、先へ進みたいと思います。それに、そもそも健康人の中にそんな話を聞きたがる人がいるでしょうか。こうして、病気のときに自分の汚さを受け容れるという教訓は伝えられず、常に再発見されなくてはならないのです[*43]。

しかし、ユングは「本当にどん底まで行ける人だけが人間的でいられる[*44]」と強調しました。どん底には澱《おり》がたまっていますから、そこまで行くというのはさらに汚れるということです。しかし、ダフが発見したように、そこにこそ救いがあるのです。いちばん底まで落ちて初めて、彼女の汚さが変化して回復が始まりました。

最近、こういうたぐいの話はあまり評価されないことに私は気がつきました。「自制」「自己責任」、「自分自身の現実を作る」といったことがいたるところで賞賛され、汚さを受け容れて病気の暗い面に立ち向かうことは評価されません。明るい面を見ていたいという欲望は私たちの文化全体に行き渡っています。作家のマーサ・ベイルズは次のように書いています。「アメリカ人は悲劇を好まない。問題がいかに複雑で重大でも、われわれは社会科学者に名前を付けさせ、いくつかの段階に分割させ、解決の方法を提案させる。それからメディアにその方法を宣伝させ、まもなくフリーダイヤルが絶望の代案として提供される[*45]」。

誰にも自分自身の汚さを拒絶するだけでなく、他人の汚さを非難する傾向があります。これは人間関係に重大な問題を引き起こしかねません。自分が汚いと思っている考え方や行動を他人がとることを許せないと、自分自身のもっている「清潔」の基準——倫理観、道徳観、宗教、はては個人的な健康法まで——を押しつけがちになります。

平和に共存したいのなら、私たちはお互いのもつ汚さを認めなくてはなりません。自分がよいと思わない汚さをもつ人と交わっても、よごれを伝染される心配はあまり必要ありません。皮肉で知られるキニク派のディオゲネスが紀元前四世紀にこう言っています。「太陽は便所の中も照らすが、それによって汚れはしない[*46]」。

私が病院の救急治療室の当番だったある日、救急車が自殺者を運んできました。糖尿病を患っていた人で、肘の内側にある太い静脈に大量のインスリンを注射したのです。救急隊員によると、倒れていた彼の腕のそばに、注射する箇所の消毒に使ったアルコールの瓶と脱脂綿があったそうです。これから死のうというときでさえ、彼は感染を恐れていたようです。このできごとは、不潔の恐怖がいかに私たちの墓場までつきまとってくるのかを示す例として、長年忘れられないものになっています。

医院や病院も私たちの心配を強めます。そういうところに私たちが抱くイメージは、ぴかぴかの台にぴかぴかのガラス器具、滅菌済みの透き通った点滴薬、曇り一つないステンレスの手術器具といったものでしょう。しかも病院はみな、いたるところ消毒薬の臭い、目に見えない感染対策の証拠が行き渡っています。しかし、消毒は治療の公式の一部でしかありません。ここまで見てきたように、不潔と不衛生の価値を示す証拠、とりわけ私たちの免疫系が成熟に向かって努力している幼い時期にそれらが重要であることを示す証拠は増え続けています。こうした発見を知るにつけ、健康は磁石のようなものに思えてきます。適切に機能するためにはプラスとマイナスの両極が必要なのです。

世界各地の都市には、感染病や不衛生に対する闘いを勝利に導いた人をたたえる銅像が見られます――パストゥール、ナイチンゲール、リスター、コッホ、フレミング、ソーク、ほかにもたくさんあるでしょう。けれど、細菌、真菌、ウイルス、土などが私たちの免疫系に対してなす貢献をたたえたものは、ささやかな銘板一枚ありません。この貢献がなければ私たちは誰一人生きていられないというのに。

私の母方の祖父は結婚して間もない頃、自宅のあったテキサス中部から農地を求めて南へ旅をしました。旅行の途中で祖父はメキシコにも立ち寄り、祖母に土産をもち帰ります——小さな透明のガラス瓶に入った、とても貴重なもの。二人ともその価値をよく知っているもの。それは祖父がメキシコの農場で採取した土でした。

子どもの頃、私は祖父がなぜそのような土産を選んだのか理解できませんでした。祖父は私が生まれる前に亡くなったので、理由を訊ねることもできません。しかし私はこの瓶に魅了され、際限なくひっくり返しては中の砂っぽい土が砂時計のように動くのを眺めたものです。そこには魔法が潜んでいました。土が私を虜《とりこ》にしたのです。

土は私の祖父母や両親にとって、作物を栽培する媒体以上の意味をもっていました。もっとも、彼らはそんな見方を大げさだと考え、私がそんなことを言ったら照れたことでしょう。彼らはまじめ一方の農民でしたが、彼らの血が、物質的、心理的、精神的にあらゆるニュアンスで土のもつ価値を教えたのです。このような知識はかつてはありふれたものでした。しかし、都会人の土と汚れに対する恐怖症の中で、私たちはその認識を失いました。そして世界中の抗生物質と消毒薬を合わせても、それに代えることはできません。

私たちは臆病を脇に押しやって土や汚れに休戦を宣言できるでしょうか。低級なもの、卑しいもの、不潔なものにも場所を与えることができるでしょうか。それができれば、恩恵を受けるのは私たちの免疫系だけではないかもしれません。「不潔なもの」の解釈を広げれば、世界中すべての国に例外なく存在する、社会の辺縁で苦しむ弱者へのもっと深い思いやりが導き出せるかもしれません。

重点をこのように変えるのに新しい知識は必要ありません。ただ忘れないようにすればよいのです。どこか深いところで、私たちは汚染の価値を知っています——アコヤ貝に真珠を作らせる一粒の砂、美しい夕焼けを見せてくれる空中の塵、そしてもしかするとあの井戸に落ちたいまいましい猫にいたるまで。

第6章 音楽 *Music*

鳥が歌うのは答えがあるからではない。歌があるからだ。
——中国のことわざ

セックスはインターネットでいちばん多いコンテンツです——最近「ググった（グーグルで検索した）」結果は一億八五〇〇万件——そして音楽はそれほど大きな差がなくそれに次いでいます。これはセックスと音楽の二つが、知られているかぎり人間の行動に最も大きな影響をおよぼすという事実を反映しています——あまりに強力なため、団体や政府は昔から規制しようと試みているのです。

プラトンは『国家』の中で、男子を理想的な社会を築く基礎となるような大人にするための教育に、二つの要素、体育と音楽を重視しました。しかし、彼は音楽には注意すべきであることに気づいています。「人は音楽に夢中になると、弱気になって溶け始める」。したがって、音楽なら何でもよいわけではなく、ドリア旋法とフリギア旋法できちんと演奏されるものに限ります。リディア旋法やイオニア旋法[*1]は「軟弱で眠気を誘い、酩酊状態にふさわしい」ため、それを聴くと男の子が骨抜きになりかねません。プラトンはまた、これらの音楽形式は「まっとうな人間に育てるなら女性にも無益」だと考えました。ソクラテスも同意見で、ほとんどの音楽旋法や音階の廃止に賛成でした。「なぜなら、何にもましてリズムとハーモニーは魂のいちばん奥へ入り込み、そこに確固たる根を下ろし、正しく訓練された者には優雅をもたらすが、そうではない者にはその逆となるからである[*2]」。

ギリシア人は音楽の国家に対する影響も心配していました。アテナイのダモンはこの不安を「音楽の旋法は、国家の重要な法律の変更なしに変化しない[*3]」と表現しています。ギリシア人が抱いた音楽がもたらす悪影響への懸念は長く尾を引きます。政治の指導者たちは、市民を惑わせて政府の円滑な機能を妨げる音楽の力に悩み続けています。

タリバン政権を考えてみましょう。ソ連が撤退した後アフガニスタンの政権を握ったタリバンは、元神学生の集まりですが、娯楽を憎み、その禁止を得意としています。アフガニスタンの女性、男性、そして子どもに喜びをもたらす娯楽の大部分が――映画、写真、舞踊、凧揚《たこ》げさえ――非合法と宣言されました。コツコツと音のする婦人靴も禁止されます。そのような音は誘惑になりかねないというのです。勧善懲悪省の手先がカブールの街をパトロールして違法行為に目を光らせ、違反者はむち打ちや、ことによっては死刑に処せられました。

音楽鑑賞はとりわけ悪いこととされます。タリバンは楽器やラジカセ掃討作戦に乗り出し、公開の場で焼却しました。警告として、検問所の木柱には押収されたテープやフィルムがぐるぐると巻きつけられ、風になびいていました。演奏しているところを見つかったミュージシャンは自分の楽器で打ちすえられ、最大で四〇日間投獄されます。タリバンは、ムハンマドが音楽を聴く人は最後の審判の日に溶けた鉛を耳に注ぎ込まれると警告したと主張しました。宗教的な歌や愛国的な歌は楽器で伴奏されないかぎり例外とされ、国営のラジオ・シャリアットで繰り返し放送されます。カブール・ラジオにあったアフガニスタン伝統民謡のコレクションは略奪されて破壊されました。

これは決してタリバン独自のことではありません。ジャーナリストのリチャード・タルスキンも、「音楽の敵はみな、タリバンと同じように、音楽が魂を支配するのではないかと恐れる。まさにそのとおりなのだ」[4]と言っています。そういうわけで、アヤトラ・ルホラ・ホメイニも一九七九年にイランのラジオとテレビから音楽を閉め出したとき──「それは聴く人を麻痺させ、その脳を不活発で軽薄にする」[5]と言って──音楽の影響をアヘンにたとえています。

音楽に対する弾圧は、抑圧的な政権が支配しているところ珍しくありません。ジャーナリストのナジャ・ラビが書いています。「スーダンでは日没後は音楽の演奏が禁止されている。イスラームの戒律が守られているナイジェリアのある州では、最近ミュージシャンが歌を歌ったかどで投獄された……［パキスタンでは］カセットが闇市場で売られており、ミュージシャンは後で取り出せるよう楽器を土に埋め、自動車をもっている人は人里離れた場所でカーステレオを鳴らしている」。

発展途上国の政府はなぜ音楽恐怖症なのでしょう。「第三世界の大部分では人々は読み書きできません」と、音楽の検閲を監視するデンマークの団体「フリーミューズ」のマリー・コルペは考察します。「人々はラジオを、歌を聴きます。人々の心や魂に届くのは音楽なのです」[6]。

西洋の宗教もまた、非常に長い間音楽には及び腰でした。[7]音楽は神学上の問題など、重要なものから人々の気をそらすことができます。英国の詩人アリグザンダー・ポープも一七一一年に「……ある者は教会の手直しにおもむく／教義ではなくその音楽を」と『批評論』に書いています。[*8]聖アウグスティヌスは四世紀に、教会で聴いた旋律のため「私は自分自身が手に負えなくなってしまった」と嘆きました。音楽とセックスのつながりにおびえたソールズベリーのヨアンネスは一二世紀に、パリのノートルダム大聖堂で朗々と歌われる音楽が「脳に信仰心を生じさせるよりも両足の間に刺激を与えがち」だといらついています。「教皇っぽい歌」を載せた本は、イギリスとスイスでプロテスタントの宗教改革者が熱狂的に燃やしました。後にはモスクワの正教会総主教が、異端に通じるとして楽器を燃やしています。ときには音楽への恐れが女性への恐れにつながっていると、タルスキンは書いています。[*9]ギリシア正教会の教父である聖ヨハネ・クリュソストモスは、結婚を祝うときの「踊り、そしてシンバルと笛、そして化粧した娘の唇から出る淫らな言葉や歌」は「すべて悪魔のゴミの大きな山」だと警告しました。

アメリカでは音楽と美術の検閲に関する世論は両極端の間で揺れています。ミュージシャンやアーティストに完全な自由を保証する「何でもあり」政策を支持する人もいますが、その一方で連邦や州が検閲して市民の道徳や分別を守るべきだと言う人もいます。その道徳や分別は、ほぼ常に正邪善悪についての宗教的解釈に基づいたものです。

音楽が精神を形作る力を疑うなら、右翼の過激派が最近それをいかに利用しているかチェックしてみてください。その例がレジスタンス・レコード。「ヘイトコア」ミュージックで世界最大手の発信元です。[*10]ここのレコーディング・アーティストにはロックバンドのRaHoWa――Racial Holy War（人種聖戦）を縮めた名前——がおり、彼らの歌 *When America Goes Down*（「アメリカが落ちるとき」）には「肌の色は、戦いに行く僕らの軍服」というくだりがあります。レジスタンスはセンチュリオンというバンドのレコーディングも出していて、その中には *Fourteen Words* という曲があります（CDジャケットの説明によると、一四の単語とは「We Must Secure the Existence of Our Race and a Future for White Children 我が人種の存在と白人の子どもたちの未来を確保すべきだ」だそうです）。ノーディック・サンダーの *Born to Hate*（憎むために生まれてきた）も人気を博しました。

レジスタンス・レコードのオーナーは六七歳のウィリアム・ピアス。アメリカでトップクラスのネオナチであり、白人優越主義者の団体「ナショナル・アライアンス」の会長です。その著書『ターナー日記 *The Turner Diaries*』（未訳）は、アメリカ生まれのテロリスト、ティモシー・マクヴェイに影響を与えたとされています。ピアスは、ある種の音楽にずっと触れていると、まったく従順な市民が自分たちの人生の善悪を決める政府や宗教的理念への疑問をもつようなることを熟知しています。そしてこれが音楽と美術について体制が常にいちばん恐れてきたこと——体制側の言うような道徳の堕落ではなく、音楽と美術があらゆる政府や宗教の権威を超越する現実を指摘できる能力なのです。

✤重症者のケアと、歌による治癒

音楽の力は超自然的になることもあります。ときには死者を、少なくとも死にかけている人をよみがえらせそうに見えます。

ジェリー・マグリンチーの例を見てください。一九九九年九月にキプロスでプールに飛び込んだときに脳出血を起こした六六歳の男性です。昏睡状態が五週間続いた後、彼は故郷ランカシャー州エイントリーの大学病院へ移送されましたが、質問に「イエス」と「ノー」で答えることしかできませんでした。状態が急変したのは一二月二一日、ボランティアの聖歌隊が病院を訪問してクリスマスキャロルを歌ったときです。『あめには栄え』が始まると、親族がびっくりして見守る中でマグリンチーは突然いっしょに歌いはじめました。それから、心底楽しそうに、はっきりした言葉で「世の人忘るな」「牧人ひつじを」そして「クリスマスおめでとう」を存分に歌ったのです。[*11]

同じ頃、二七歳の教師ショーン・カルは、髄膜炎のためエセックス州ティルブリーのバジルドン総合病院のベッドに意識不明で横たわっていました。そこへカルが教えていたセントメアリー小学校から一五人の子どもたちが来て、彼のためにクリスマスキャロルを歌います。子どもたちが歌い出したとたん、カルは体をぴくぴくと動かしたり足を蹴り上げたりし始め、気管内チューブを外そうとしました。看護師たちは泣き出しました。その後ほどなく生命維持装置が取り外されます。彼は二週間後に退院して、完全に快復しました。[*12]

ドイツのヴィッテンベルクにあるヴィッテン・ヘアデッケ大学で医療の質的研究を行なっているデイヴィッド・オールドリッジはこのほかにも、ICU（集中治療室）で昏睡状態だった患者が、音楽療法士がある種のメロディを小声で歌いかけることで意識が回復した例をいくつか報告しています。[*13]

✤子守唄

世界中の母親は赤ん坊に子守唄を歌いますが、研究によると、そのメリットはとりわけ未熟児に対して驚くほど大きくなることがあります[14〜19]。

妊娠三四週以前に生まれた赤ん坊は神経が未発達なため、「吸う、のみ込む、呼吸する」という乳を飲むのに必要なリズムをマスターできません。フロリダ州立大学タラハッシー校音楽研究センター所長のジェイン・M・スタンドリーは同僚とともに感圧式のおしゃぶりを開発しました。おしゃぶりはテープレコーダーに接続されていて、しっかり吸うとご褒美として女性シンガーによって録音された子守唄が流れます[20]。赤ん坊が吸うのをやめると、子守唄も止まります。乳児はしばしばほんの数分でこの技術をマスターしました。このPAL（おしゃぶり作動子守唄）によって訓練された赤ん坊は、音楽による補助を受けなかった赤ん坊に比べて二・四倍早くミルクを飲みました。ある未熟児はたった一五分の訓練で哺乳瓶をまるまる一本空けています。スタンドリーらは目を見張りました。「とても本当のことに思えませんでした――この反応はあまりに劇的だったのです」と、彼女は語っています。音楽付きおしゃぶりの市販品は、メリーランド州コロンビアのオーメド・メディカルが先頭に立って実用試験を行なっています。

✤ハミング

ハミングの好きな人にはこれも役に立ちそうです。ストックホルムの名高いカロリンスカ研究所の麻酔学者は、ハミングをすると振動する音波が鼻と目の周囲にある副鼻腔《びこう》に反響することを発見しました。この振動は分泌物を排出し空洞間に空気の流れを促すことによって空洞を洗浄する効果があります。この研究は、ハミングが風邪や副鼻腔炎による鼻づまりの予防や治療に役立つ可能性を示唆しています。[21]

副鼻腔は、一酸化窒素が多く作られる場所です。一酸化窒素はさまざまな動植物の細胞が作っている気体ですが、その分子は小さくて、反応しやすく、非常に溶けやすいので細胞膜をやすやすと通り抜け、生体信号として作用します。哺乳類では、一酸化窒素は血管を広げて血圧の維持を助け、免疫系を刺激して侵入者を殺し、ペニスの勃起の調節を助けます（バイアグラは一酸化窒素の代謝を行なう酵素を阻害することによって効果を上げます）。一酸化窒素はまた脳内のニューロン間の信号にも影響を与え、記憶の形成にも貢献していると考えられています。[22] カロリンスカの研究者が健康な人の副鼻腔内の一酸化窒素濃度を調べたところ、ハミングをしているときは静かに呼吸しているときの一五倍に増加することを発見しました。[23]

熱心にハミングする人はハミングしない人よりよい記憶力をもっているでしょうか。風邪や副鼻腔の感染症にかかることが少なく、かかっても早く治るでしょうか。ハミングする音の中で効果が特に高い音というのはあるのでしょうか。ハミングは硝酸〔一酸化窒素が原料〕を多く作り出すことによって男性のセックスライフを改善するのでしょうか。こうした疑問が今後の研究を待っています。一旗揚げて鼻歌を歌いたい若い研究者には、ぜひ考えていただきたいテーマです。

世界でいちばん多く詠唱されている音はたぶん「オーム」でしょう。インドの瞑想の伝統において全宇宙の象徴として神聖とされる音です。さらに、グレゴリオ聖歌をはじめとする聖歌がヨーロッパ各地に点在する修道院で何世紀も前から詠唱されています。こうした伝統における詠唱やハミングは、もちろん副鼻腔はもとより何ら身体的健康のためではなく、神聖なものへ近づくための霊的実践として行なわれたものです。[24]

とは言うものの、自分自身の音声の振動に浸ることには確かにヒーリング効果があります。UCLAの研究者は、統合失調症の入院患者が「ンー」というハミング音を出すと幻聴が六〇パーセント前後減少することを発見しています。[25][26] 怒りを抱いている人、ストレスのたまっている人、慢性的うつ状態の人が、ハミングや詠唱や決まった高さの音を出し続けるトーニングによって内面的なバランスや落ち着きを得たという臨床報告は枚挙にいとまがありません。[27] 身体的な症状さえ減少することがあります。カリフォルニア州サンタモニカのマリリン・ウーツは、ある日鼻づまりから来る頭痛で割れそうな頭を抱えて職場から帰宅しましたが、鎮痛剤を飲む前にトーニングを試してみようと思い立ちます。何度も「ウー」と長くのばした音を出していると、自分の声が頭全体を振動させているのが感じられました。さらに続けていると鼻腔が開いてきて、洟《はな》が流れ始めます。彼女はそのまま静かな瞑想に入り、ほどなく頭痛は解消しました。[28][29]

✤のどをゴロゴロ

子守唄やハミングの鎮静効果は、ほかの動物が穏やかな音に示す反応にその原型が見られるかもしれません。たとえば猫です。ノースカロライナにあるファウナ・コミュニケーション研究所の科学者は多くのネコ科動物――イエネコ、ピューマ、オセロット、サーバル、チーター、カラカル――がのどを鳴らす音は周波数が二〇から五〇ヘルツの範囲に入ることを発見しました。[30] 人間の骨はこの範囲の周波数にさらされていると成長し、強度と密度を増す傾向があることがわかっています。ここから、ファウナの科学者は猫がのどを鳴らすのは、それが骨や組織の快復と強化を助けるためで、「猫に九生あり」とされる理由の一つかもしれないと考えました。研究所長のエリザベス・フォン・ムッゲンターラー博士はこう言います。「私たちは猫がなぜのどを鳴らすのか、三〇〇〇年前からの謎を解きはじめています。次はこのプロセスの仕組みを解明する段階です」。

のどを鳴らすことが猫の怪我を治す役に立っているとは納得できない人もいます。彼らに言わせると、犬はのどを鳴らさないのに、やはり驚くほど早く、落下による外傷から快復します。アニマル・メディカル・センターによる別の調査では、最高で六階の高さから落ちた八一匹の犬のうち八〇匹が生き延びています。[*31] したがって、猫が九生をもつ理由はのどを鳴らすことだけではないはずです。

イギリスのハル大学の代謝性骨疾患専門家デイヴィッド・パーデュー医師は、もしのどを鳴らすことが確かに猫の骨からカルシウムが溶け出して弱くなるのを防ぐのなら、それを利用して老人の骨粗鬆症治療に役立てることが可能かもしれないと言います。[*32] この種の治療はすでにあるのでしょうか。よくのどを鳴らす猫をいつもひざに載せているのが好きな老人は、同い年の友人と比べて骨粗鬆症や股関節骨折を起こしにくいのでしょうか。

✤ディープな音楽

二〇〇〇年近く昔、ニュッサのグレゴリウスは、「全体の配置がある種の音楽的調和として……人間の本性の中にあるなら、全宇宙の音楽が見分けられる」[*33] という言葉を残しました。グレゴリウスが大宇宙の中に音楽を見たのに対して、今日、多くの科学者が小宇宙に――人間のＤＮＡの中にまで――音楽がある証拠を見出しています。医師で研究者のルイス・トマスは次のように言います。「われわれは華々しくも壮麗な生命の発現である。言葉をもっている。……愛情をもっている。実用のために遺伝子をもっている。……そして最後に、たぶんいちばん嬉しいことに、音楽をもっている」[*34]。科学のパイオニアが、私たちの遺伝子に本質的な音楽性が存在するという大昔の考えをいかに真剣に受け止めてきたか、調べてみましょう。

大野乾《すすむ》――「S・オオノは新たに遺伝子を解読した。この五八歳の遺伝学者が……遺伝子を音楽的に変換すると、何か奇妙で驚くべきことが起きるのである。実例を挙げてみよう。SARS腫瘍遺伝子は、最初ニワトリで発見された悪性の遺伝子で、人間にもがんを発病させる。オオノがこの遺伝子を音楽に変換したところ、ショパンの葬送行進曲に大変よく似ていた。ホスホグリセリン酸キナーゼという酵素は体内のブドウ糖を分解するものだが……オオノの前には子守唄の姿で現れた」[*35]。サイエンス・ライターのウィリアム・R・コーリスは、カリフォルニア州ドゥアーテのシティ・オブ・ホープ国立医療センターにあるベックマン研究所の優れた科学者だった故大野乾の業績をこのように書いています。

大野は、一九八〇年代から分子の重さに応じた音符を割り当てることによって、遺伝子構造の音楽性を探りはじめた最初の科学者です。彼の目標は、すべての生命を支配する基本的なパターン――メロディと言うべきか――を発見することでした。彼の研究に触発されて、さまざまな自然構造が本来もっている音楽性を探る同じような研究が続出しています。

一九九〇年代の初めに大野教授の「遺伝子音楽」の研究を初めて知った私は、研究への賞賛をこめた手紙を書きました。大野は親切に、プロの音楽家である翠《みどり》夫人が演奏したテープを送ってくれました。その音楽はもちろんのこと、実際に人間のDNAに暗号化されている音楽を聴いているのかもしれないと考えるのは、さらに魅力的なことでした。

その数週間後、私は多数のエイズ患者が出席する会議で講演することになりました。当時、エイズにはお粗末で不十分な治療しかなく、患者は自分自身の体について、汚染され、腐りかけ、衰えてゆく、治る見込みのない死の落とし穴というイメージをもっていました。私はエイズ患者に大野教授のDNA音楽を聴かせることにしました。彼らに自分の体についてちがったイメージをもってもらえればと考えたのです。聴衆が心を落ち着けて静かになったところで音楽が始まりました。あるパッセージは紛れもなくショパンのもの、別のところではバッハ、さらにはヘンデルが現れます。快活な部分もあり、朗々と響くところもありましたが、すべて美しいものでした。やがて聴衆にすすり泣きが広がります。音楽が終わると、もう一度かけてほしいという要求が出ました。このミニコンサートが終わる頃には聴衆の誰もが自分の体に対してちがったイメージをもつようになり、涙に濡れていない目はほとんどありませんでした。

リンダ・ロング――ほかの科学者も大野の先駆的な研究を基礎としてさらに先へ進めました。その中の一人がリンダ・ロング。生化学者、プロの音楽家、作曲家、そしてイギリスのエクセター大学では補完医療の研究員です。ロングは薬草医療、ホメオパシー、そして音楽療法にも精通しています。また、音楽と生物学を結びつける彼女の研究は全国科学技術および芸術基金から補助を受けています。X線結晶学を使って、ロングはあるタンパク質分子内におけるアミノ酸の位置を三次元で特定しました。このデータはフィルターにかけてから高さや強さなどの音楽的パラメーターにマッピングされます。このプロセスに恣意的な音符の指定はありません。タンパク質のらせんはアルペジオになって現れ、他の構造もそれぞれの音楽形式になりました。ロングの研究は、タンパク質の構造的な特徴を視覚化するだけでなく、聴覚化するものと言えます。

ほとんどの人は分子生物学者ではないので、科学者が人体のタンパク質分子を説明するのに使う複雑な視覚模型やデータには反応しません。けれど、人間は音楽のパターンには鋭い耳をもっていますし、音楽は言語や論理に縛られません。そういうわけで、ロングの仕事は神秘的な分子生物学の世界に、素人はもちろん子どもや視覚障害者も入っていける、耳の扉を開きました。よい曲を聞き分ける能力さえあればよいのです。

イギリスへ行く予定がおありなら、ブリストルの科学体験センター「エクスプロア・アット・ブリストル」を訪れてみてください。ロングの研究が「君の体を聴いてみよう」というタッチパネルの対話型展示で紹介されています。見学者は自分の体のタンパク質がもつ形をメロディラインに変換して、人体の中を音楽の小道でたどることができます。詳しくはwww.at-bristol.org.ukをご覧ください。

薬草医療にも関心をもっているロングは、さまざまな薬用植物のタンパク質も音楽に翻訳していますす。彼女のウェブサイト（www.molecularmusic.com）では植物や人間から作られた音楽のサンプルを聴いたり、そのCDを入手することができます。

スーザン・アレクジャンダー――私はずいぶん前からスーザン・アレクジャンダーの音楽作品のファンです。[36] カリフォルニア大学の細胞生物学者デイヴィッド・ディーマーとの共同作業で、彼女はヒトDNAの切片に赤外線を当てて、個々のDNA分子に特有の周波数を測定しました。アレクジャンダーとディーマーは次に光の周波数を音波の比率に変換します。その結果は、忘れられないような美しさをもつ、中東やインドの音楽を連想させるような、微分音的に高さの変わる音楽でした。

アレクジャンダーは彼女のDNA音楽がもつ意味について慎重です。なぜこの音楽は人にこれほど強い反応を起こさせるのでしょうか。「たぶん、とても深いところで体が、これは自分の姿だと認識するのでしょう――音楽の中に何かよく知っているものを聴き取っている、と。これは推測です。私にはわかりません」[37] と彼女は語ります。しかし、音楽と分子の交差点を探っているすべての研究者は芸術的な直感で知っているのです。彼らは自分たちの発見が新しい世界を顕現させたことを感じ取っています――古典的な科学があつかう物質的な死んだものではなく、ハーモニーがあり、メロディがあり、深みがあり、そして美を伴った世界です。

アレクジャンダーのDNA音楽はCDで発売されていて、Science and the Arts, P. O. Box 428, Aptos, CA 95010, U.S.A. または www.healingmusic.org/SusanA から入手することができます。

メアリー・アン・クラーク――テキサス・ウェスリアン大学フォートワース校で分子生物学を研究するメアリー・アン・クラーク教授もまた音楽と分子に魅了されています。[38] 彼女は自分の経験を次のように綴っています。[39]

私は……キャンパスで理学部のとなりにある音楽学部の校舎に入るのが大好きだ。練習室のドア越しに一〇〇〇年の間に記録された無数の音楽の断片を聴くことができる。……もし何とかして生きている細胞の中に入ることができれば、同じようなものが聞こえるのではないか。……生きているすべての有機体の細胞の各世代は、その種の遺伝子がもつ楽譜を演奏している。ただし、私たちが知っている音楽の歴史はたかだか一〇〇〇年なのに対して、遺伝子音楽は少なく見積もっても三八億年の歴史をもっているのである。

クラークの研究は http://mitpress2.mit.edu/e-journals/Leonardo/isast/articles/lifemusic.html でアクセスできます。

✤幾何の音楽

フラクタル――「壊す」を意味するラテン語「frangere」が語源――とは、どのレベルに拡大しても同じように見える幾何学図形です。フラクタルのパターンでは、それぞれの構造が別の構造の中に現れています。フラクタルの一部を調べると、それが全体のコピーになっています。フラクタルはどこにでもあり、日常生活で目にするものの大部分を含んでいます。山とそれを作っている岩はフラクタルです。樹木も、枝、梢、葉、葉脈、根、支根までがそうです。雲、蛇行する川や曲がりくねった海岸線、私たちの心拍のタイミング、雪片の落ち方、そして宇宙における銀河の分布もフラクタルです。フラクタルを数学的に変換してコンピュータ画面に映すと奇妙にサイケデリックな、しばしば息を呑むほど美しいパターンが現れます。ＢＢＣのサイエンス・エディター、デイヴィッド・ホワイトハウスはこんな風に言っています。「フラクタルは……数の奥深い神秘と、カオスから秩序が現れてくる不思議の象徴となっている[40]」。

フラクタルの中に音楽は隠れていないでしょうか。

イギリスの作曲家フィル・トンプソンはフラクタルを音楽に変換したとき、その結果を聴いて「ちょっと怖くなった」と言います。「スピーカーから聞こえてきたのはノイズではなく、ちゃんとわかる音楽だった[41]」。一方、ウォリック大学の数学教授で『カオスの崩壊 *The Collapse of Chaos: Discovering Simplicity in a Complex World*[42]』（未訳）の共著者イアン・スチュアートは別段驚きません。スチュアートによると、「音楽には、どうも私たちが好む構造があるように思われる。テーマがあり、変奏がある。偶然か、たぶん違うと思うが、フラクタルの数学はそれとそっくりなのだ[43]」。大衆は「ミュージマティシャン（音楽家兼数学者）」トンプソンの音楽に熱狂的な反応を見せています。彼のＣＤ「組織化されたカオス *organised chaos*」からの抜粋がＢＢＣラジオ４で一九九七年に放送されたときには、空前の電話が殺到しました。トンプソンのこのフラクタル音楽はインターネットで入手可能です。

ホワイトハウスは、私たちがフラクタル音楽に反応するのは人間という種の歴史のせいではないかと考えています。「進化の全体を通じて、われわれは滝の水音、下草の葉擦れ、われわれ自身の身体の音などの形でフラクタルに囲まれていた。……われわれがフラクタル音楽を聴いたときに覚える既知感は、それで説明がつくのではないだろうか[44]」。

フラクタル音楽の分野は盛況です。インターネットでフラクタル音楽をカテゴリー検索すると七万五〇〇〇以上のサイトがあることが表示されます。代替医療セラピストの、アライア・N・オライリー、ロバート・J・マッカーター、そしてスティーヴ・ダヌンツィオが制作した極上のビデオ作品「LightTones: A Journey of Color, Music, and Fractal Imagery」は、www.LittleHummingbird.com で入手できます。ミュージシャンのパトリシア・メイソンもインターネット上で自らのフラクタル作品を公開しています。

✤自然の中の音楽

私はよく旅行しますが、ときどきホテルで眠れなくなります。それで、もう何年も前から、山のせせらぎの音を録音したエンドレステープを聴ける装置をもち歩いています。音楽的な水音は、山の中をトレッキングしたとき、バックパッカーだった頃、バーバラや友人たちとフライフィッシングに行ったことなど、楽しく過ごした時間のイメージを思い起こさせてくれ、今まで見つけた中でいちばん効果的な睡眠薬です。

ジム・ノルマンは自然が作る音楽に魅せられたナチュラリストの作家です。[*45] 彼はあるとき、ネヴァダ山脈のキングズ川上流で会った男から、ある種の川は世の中のありとあらゆる歌を歌うと教えられました。ノルマンはこれを誇張だと考えていますが、それから川音の歌を調べはじめました。「川の幅と深さ、流量、そして下り勾配の角度が［川の］音楽的な可能性の大部分を決定します」と、彼は言います。「大きくて轟々と流れる川はうるさすぎて音楽的とは言えません。流れがゆるやかな川はおとなしすぎます。……いちばん音楽的な川は、幅が二フィートから六フィートの間で、高山の草原のすぐ上か下。小さな滝ができる程度に傾斜があります。岩の階段から深い淵へ落ちる、ちょろちょろと細い流れが一般的にいちばん心地よい響きを作り出します」。ノルマンの経験によると、心地よい音色がいちばんよく現れるのは夕暮れの直後、空気が冷えて水蒸気が谷の底にたまり、昼間は暑さのために聞こえなくなる低音が増幅される時間帯だということです。

ノルマンがこれまでに出会った最も音楽的な流れは、カリフォルニア州ホイットニー山の南西数キロのところにあるライト川です。そのほとりでキャンプした最初の夜、彼は川から深いバリトンの声が「カルメン」の「闘牛士の歌」を歌っているのを聴きました。すっかり魅せられたノルマンはもう一晩泊まることにします。二日目の夜、彼が聴いたのはエルヴィス・プレスリーによく似た声の歌手が聞いたことのないバラッドをささやくように歌う声でした（エルヴィスの物まねをする歌手は人間に限らずいたるところにいるものです）。

ノルマンは自分の経験についてこんな風に語ります。「私の結論では、人類最古の調べのいくつかは、音楽を奏でる川のほとりで私たちの遠い祖先がキャンプしたときに覚えたものです。流れる水音から聴こえた音楽は、妖精――水の精――が歌っていると彼らは考えました。昼間は岩の間に隠れていて、夕暮れになると現れ、一晩中続く歌の祭典を繰り広げる、と。たぶん、聴いていた中の一人が曲を覚えて、部族のみんなに教えたのでしょう。いくつかの川にはそれぞれの妖精にちなんだ名前を付けたかもしれません。そして彼らの子孫が一〇〇年後に同じ川にやって来たときには、部族の歌地図《ソングライン》が、すでによく知っている調べを歌う妖精に耳を傾けるよう指図したことでしょう*46」。

音楽的な音は地球上で最も乾燥した場所からも現れます。サハラ砂漠をはじめ、世界各地の少なくとも三〇カ所の砂漠です。[*47]「歌う砂漠」について、いちばん古い報告は九世紀中国の文献にあります。マルコ・ポーロは一三世紀にゴビ砂漠を横断したとき、この音に惹きつけられ、それを砂漠の精霊たちによるものと考えています。この音はさまざまで、歌っている、ハミングしている、轟いている、怒鳴っている、太鼓に似ている、ラッパに似ている、などと描写されます。研究によるとこういう音は砂の粒子が砂丘を崩れ落ちていくことで発生するようです。「ずり落ちていく音は、可聴域の音を作り出す周波数で振動するスピーカーの膜のように働く」と、パリ大学の研究者ブルーノ・アンドレオッティは言います。[*48] 砂丘内部の構造も関与します。表面のすぐ下にある固く引き締まった部分は楽器のサウンドボックスのように共鳴し、滑っていく砂が作った周波数を増幅するようです。

✤内なる外科医を静める

音楽は手術を受けている最中に患者の気持ちを静めることが、多くの研究でわかっていますが、その手術を執刀している外科医の方はどうでしょう。この疑問を初めて研究したのはニューヨーク州立大学バッファロー校のカレン・アレンとジム・ブラスコヴィッチという二人の心理学者です。[*49] 彼らの研究は一九九四年に『アメリカ医学会雑誌 *Journal of the American Medical Association*』に発表されました。この実験が対象としたのは、自発的に参加した三一歳から六〇歳（平均年齢五二歳）の男性外科医五〇人で、全員が音楽好きを自認していて、いつも手術中に音楽を聴いていました。実験は防音室を使い、自分が選んだ音楽を聴きながら、実験者が選んだ音楽（パッヘルベルのカノン）を聴きながら、そして何も音楽を聴かずに、という三つの条件下で行なわれます。それぞれの条件の下で、彼らは感情的にストレスが多いとされている頭脳的作業を求められました——五桁の数字から一三、一三、二七、四三、または四七ずつを声に出してできるだけ早く引き算していくというものです。毎回、脈拍数、収縮期および拡張期の血圧、皮膚伝導率という、すべて自律神経活動へのストレスレベルを示す指標が測定されました。作業のスピードと正確さも、三つの条件下で測定されています。その結果、医師たちが自分の選んだ音楽を聴いているときは、実験者の選んだ音楽を聴いているときや音楽を聴いていないときに比べて、心拍数と血圧が明らかに低く、スピードと正確さが明らかに上がっていました。五〇人の外科医が選んだ音楽作品は五〇種類、すべて器楽曲——クラシック(四六)、ジャズ(二)、アイリッシュ・フォーク(二)——です。音楽のタイプは関係なく、自己選択が鍵でした。

この研究は繰り返し発見される事実を指摘しています。音楽の身体に対する効果に絶対はないのです。ある人の神経を静める音楽が、別の人の気を散らすかもしれません。

この研究者たちは次のように結論しました。「一八八九年にニーチェは『音楽のない人生は誤りだ』と書いている。それから一世紀以上を経て、われわれのデータは、音楽のない手術は誤りではないか、と考えることを促している」。[*50]

✤病んだ脳が反応する

外科医の脳は、まあたぶん正常と考えてよいでしょうが、音楽が正常でない脳をもっている人を静めることはできるのでしょうか。

マイアミ大学医学校精神医学および行動科学部の助教授アルダシュ・クマール博士は、同僚とともにアルツハイマー病患者に対する音楽の影響を調べる初めての実験を行ないました。[*51] この病気と診断されてマイアミ退役軍人医療センターに入院している二〇人の男性患者に対して、一回三〇分から四〇分の音楽療法を週五回、四週間にわたって行なったのです。

音楽療法では療法士がキーボードやギターを弾いて歌の指導を行ないます。患者は歌うだけでなく、楽器を演奏したり手持ちの太鼓《ドラム》を手やばちで叩くよう促されました。歌は患者の好みを入れて選ばれましたが、実にさまざまでした。あるグループはブロードウェイやビッグバンドの曲だけを好み、別のグループはオペラが好き、宗教歌《スピリチュアル》が気に入っているグループもあれば、カントリー&ウェスタンを歌いたがるグループもあり、さらにはキューバの民族音楽というグループもあります。患者はまた、木琴で即興のメロディを作ったり、音楽的な音を出すよう勧められました。時間中は患者を音楽作りに参加させるためにあらゆる試みを行ないました。

プログラムが進行するにつれて、患者にめざましい行動の変化が現れ出します。患者が示す落ち着きと満足感が増加しました。知らない歌を歌ったり覚えること、リズムやテンポを合わせることの能力が改善しました。患者同士や療法士との相互作用も増えました。

音楽療法の開始前、四週間のプログラム終了直後、そしてプログラム終了から六週間後に血液検査が行なわれました。プログラム終了後、メラトニンの血中濃度が大幅に増加し、六週間を経てもさらに増加していることが判明します。ノルアドレナリンとアドレナリンのレベルも四週間の音楽療法プログラムの後、かなりの増加を見せましたが、中止から六週間後には治療前のレベルに戻りました。

プロラクチンとセロトニンのレベルは治療中と追跡期間を通じて基準値から変化しませんでした。「音楽療法は多くの向精神薬よりも安全で効果的な選択かもしれません」とクマール博士は言います。[*52]「それは瞑想やヨーガのように、私たちのホルモンや感情のバランスを保たせてくれます。ストレスを受けていたり病気のときでもです」。

研究者は、松果体のメッセンジャー分子とされているメラトニンが音楽療法でいちばん影響をうけるホルモンであることに興味をもちました。「古い昔にも松果体は『魂の座』と考えられていた。古代ギリシアから取り入れて、デカルトが練り上げた概念である。インドの神秘家やヨーガ行者は、ヨーガと瞑想から経験する精神的かつ有益な効果を、松果体の刺激によって媒介されるものと表現した。したがって、音楽療法は松果体の刺激を介してメラトニンの放出を高め、またわれわれの深い自己との感情的なつながりの表出を、健康なときであれ病気のときであれ、解き放って回復させる重要な手段の一つとして考えることができる」とクマールらは書いています。[*53]

✤女の子と男の子と音楽

私は子どもの頃ピアノを習っていました。今から思うと貴重な経験ですが、当時は音楽のレッスンがもっぱら「女の子のもの」のように思えて複雑な心境でした。女の子は、頭が鈍くて手先が不器用な私たち男の子より早く上達するように見えました。ですから、最近の研究でメスの小鳥がやはり早く音楽に上達することが証明されたのにも驚きません。

温帯に棲む鳥類ではほとんどの種でオスだけがさえずります。しかし、カージナル（ショウジョウコウカンチョウ）ではオスメス両方が歌手になります。イェール大学の生物学者山口綾子は二六羽の雛を別々の部屋で育て、成鳥のさえずりの少なくとも四〇例の録音を聞かせました。[*54] メスもオスも孵化後約三週間でさえずることを覚えはじめます。メスもオスも最終的にはだいたい同じ数の歌を覚えましたが、メスは三分の一の日数でそれをやり遂げました。メスがレパートリーの完成に要したのはわずか五〇日前後で、その後は学習感受期が終わってしまいましたが、オスの感受期は約一九〇日におよびました。

なぜオスは学習が遅いのでしょう。野生では、学習期が長く続くということは、オスが親の巣を離れて新しい縄張りに乗りこんだ後も新しい歌を学習し続けることを意味します。オスはこれによって新しい隣人たちの歌い方を覚え、縄張りを宣言して守る歌合戦で自分の歌い方を保っているのではないか、と山口は示唆しています。

ハーバードの精神科医グレッグ・D・ジェイコブズが『古代人の心 *The Ancestral Mind*』（未訳）に書いていますが、鳥の歌には人間の音楽と驚くほど似通った点が見られます。[*55] 鳥は私たちと同じリズムの変化や音程の組み合わせを使い、音楽のパターンを認識して記憶し、仲間で歌を共有し、一つの世代から次の世代に伝えます。中には楽器をマスターした鳥もいます。たとえば、オーストラリア北部のヤシオウムのオスは、求愛儀式の中で木の枝を選び、折り取って、太鼓のばちに形を整えます。それから、そのばちを足にもって空洞のある木を打ち鳴らすのです。[*56]

人間が小鳥の歌に惹かれるだけではなく、小鳥も人間の作る音楽に引き寄せられます。[*57][*58] ジェイコブズはモーツァルトと、歌を作ったり真似ることの上手なホシムクドリとのやりとりを描いています。[*59]

モーツァルトがト長調のピアノ協奏曲を作曲しているとき、あるホシムクドリがその一部を歌い出しました。ジェイコブズは次のように書いています。「あるノートにモーツァルトはこの作品の最終楽章のホシムクドリによる演奏を記録している。多くの旋律は作曲家のものと同じだったが、この小鳥は即興の変奏も加え、しかもそれがなかなか『見事』だったとモーツァルトは書き留めている」。

✤灰色の脳

クラシック音楽を聴かせると赤ん坊や幼児は頭がよくなるのでしょうか。一九九三年、カリフォルニア大学アーヴァイン校の物理学者ゴードン・ショーと認知発達の専門家で元コンサート・チェリストのフランシス・ローシャーは、モーツァルトが書いた「二台のピアノのためのソナタ、ニ長調K四四八」の冒頭一〇分間を大学生のグループに聴かせました。[*60] すると、時空間的推理力で測ったIQが八から九ポイント上昇したのです。時空間的推理力とは、折りたたんだ紙を広げたらどうなるか予測するなど、空間の中で時間とともに展開するものを視覚化する能力です。IQの上昇は一〇分前後しか保ちませんでしたが、「モーツァルト効果」が生まれました。メディアが飛びつき、あっという間にアメリカ中の親たちは子どもの知能をよくするためにモーツァルトなどのクラシック音楽を聴かせようかと考えることになったのです。

ところが、たちまち暗雲が漂いはじめます。ショー、ローシャー、およびカイは最初の発見と同じ結果を再現し、発展させることができたのに、[*61] 他の研究者は何の効果も見いだせなかったのです。[*62][*63]

モーツァルト効果支持者の最右翼は音楽家で教育家のドン・キャンベル。ベストセラー『モーツァ

ルトで癒す *The Mozart Effect*』（邦訳、日本文芸社）の著者です。[*64] キャンベルがモーツァルト音楽の効果に肩入れするのは、ショーとローシャーとカイの研究がもつ意味だけでなく、アルフレッド・トマティス医師の発見にも基づいています。[*65] トマティスは、音楽を使って耳と神経系の間にある豊富なつながりを刺激することで、人間的成長を促し、行動を活性化するテクニックを開発した最初の研究者です。

モーツァルト効果の有効性や意味について、音楽学者の間には一致した見解がないものの、大衆にはこれが広く受け容れられています。幼児期の発達に対するクラシック音楽やその他の音楽が与える影響を評価するにはまだたくさんの研究が必要なのは事実ですが、この分野を研究する学者には、補完医療や代替医療のあらゆる分野の研究者と同じように、声高に否定されることなく境界問題を探求するゆとりが必要です。

✤困難に立ち向かう音楽

私たちはなぜ音楽を作るのでしょう。たぶん、どれほど困難であろうと、そうせずにはいられないからです。フローベールが『ボヴァリー夫人』に書いたとおり、「私たちは星をも溶かす音楽を書きたいと願う[*66]」のです。

著名なヴァイオリニストのイツァーク・パールマンは子どもの頃にポリオを患い、松葉杖と足に着ける装具の助けを借りて歩きます。[*67] 舞台に上がってからも大変な努力が必要です――松葉杖を床に置き、装具をはずし、注意深く足の位置を整え、ヴァイオリンを取り上げてから、はじめて演奏を開始できるのです。

一九九五年一一月一八日のコンサートでは、パールマンの都合よく物事が運びませんでした。ほんの数小節演奏したところでヴァイオリンの弦が一本、号砲のような音を立てて切れてしまったのです。聴衆は、彼が一所懸命痛々しい装具を着けなおし、松葉杖を取り上げて、舞台裏まで歩き、弦を張り直すか別の楽器を見つけて来るまで、コンサートは中断を余儀なくされると思いました。ところが、パールマンは手を止め、目をつむってから指揮者に中断したところから続けるよう合図したのです。

このコンサートに居合わせたラビ・ジャック・ライマーはこう語っています。「そして、彼は［私たちが］今までに聴いたことがないほどの情熱と力強さと純粋さで演奏しました。もちろん、交響楽作品をたった三本の弦で演奏するのが不可能なことは誰でも知っています。私も知っているし、あなたも知っている。けれど、あの夜、イツァーク・パールマンはそれを知らないことにしていました。彼が曲を頭の中で変調し、変化させ、再構成しているのが見て取れました。あるところでは、弦の調音を変えて、それぞれの弦が出したことのない、新しい音を出させているように聞こえました[*68]」。

演奏が終わると、聴衆は圧倒され、立ち上がって拍手喝采を浴びせました。ライマーが続けます。「彼はにっこり笑って、額の汗をぬぐい、弓を上げて私たちを静かにさせてから語りました。けして得意げではなく、穏やかで考え深く丁寧な言葉つきでした。『ときには、残されたものだけでどれだけの音楽を作れるか、探ることも音楽家の務めなのです』」。

そしてライマーは次のように結論づけています。「ですから、現在の不安定で目まぐるしく変化する世界における私たちの務めとは、最初はもっているものすべてで音楽を作り、その後それが不可能になったら、残されているもので音楽を作ることなのではないでしょうか」。

✤暴力に立ち向かう

古代ギリシアでは、音楽はミューズの業《わざ》だと考えられていました。ミューズとは文芸、音楽、科学などをつかさどる九人の女神です。ギリシア人にとって、音楽は喜びを与え、うっとりさせてくれることもあるが、また呪いや魔法をかけることもあるものでした。現代人は音楽に二つの面があることを多分に忘れています——音楽は私たちを人間の思考や感性の荘厳な高みへ引き上げることもできれば、ナチスがワグナーの音楽を目標達成の道具に使ったときのように、地獄の縁へ押しやることもできるのです。

音楽に国家の運命を左右する力があることは、ギリシアなどで認められています。音楽学者のジル・パースは次のように書いています。「インド、ギリシア、そして中国では音楽が天地の秩序を表わしていた。中国の皇帝はみな音楽の調子を確かめてから即位した。なぜなら、音楽が乱れていると混乱や革命が起きることを知っていたからだ[*69]」。

私たちは音楽をどのように使うべきでしょうか。この質問は偉大な音楽を冒瀆《ぼうとく》するものではありません。しかも、この問いに答えておかないと、音楽が私たちを使います。ドイツ国家は第二次世界大戦の最中、手遅れになってからこれに気づきました。作曲家で指揮者のレナード・バーンスタインは、音楽が善のための力として使えることに気づきました。彼はこう言っています。「これが暴力に対する私たちの返答だ。今までになかったほど情熱的に、美しく、献身的に音楽を作るのだ[*70]」。

音楽は九・一一後の世界で暴力を和らげることができるのでしょうか。テロに対する現在の「衝撃と畏怖」戦略の中で、音楽は衝撃なしに畏怖を与える手段として使えるのでしょうか。こうした疑問は一考する価値があります。先に見たとおり、歴史を通じて音楽は政府や制度を震撼させることができたのです。音楽は文化の架け橋として、現在最も効果的なものの一つです。策謀が付き物の外交とちがって、音楽にはほとんどずるさがありません。一例がジャズ。一九世紀後半にニューオーリンズの黒人ミュージシャンの魂から芽生えた生粋のアメリカ音楽です。モダン・ジャズのベーシストとして有名なチャールズ・ミンガスは、偉大なジャズがもつ誠実さをわきまえていました。「私は音楽において、自分が何者なのか、その真実を演奏しようとしているんだ」[*71]。たぶん、ジャズのもつこのひたむきな誠実さが、最も大きな効果を上げた私たちの文化使節に、ルイ・アームストロングをはじめとしてジャズ・ミュージシャンが何人もいる理由なのでしょう。

しかし、文化の間に橋を架けるだけで十分とは言えません。私たちが絶滅せず、この惑星の上で繁栄していくつもりなら、これまで地球とそこに棲む動物たちに対してとってきた乱暴な態度もストップさせる必要があります。私たちとすべての生き物とを一つにできる要素に音楽があります。科学者は、ウイルスから人類まで非常に多様な生物のDNAや遺伝子に中に音楽を見つけています[*72~75]。エッセイストのヴァーリン・クリンケンボーグが音楽がいかにすべての生命を結びつけているか、次のように書いています。

科学者は幅広い種の中に音楽との類似性を［見つけ］出している。これは単にブウブウとか、キイキイとか、ピーチクパーチクという話ではない。……［こうした発見は］私たちが音楽を愛するのは動物に劣らず本能的なことであり、私たちが音楽作りに驚くべき才能をもっているからといって自惚れる根拠にはならない……ことを示唆している。……小さな水の惑星に同居し、同じ緊張の中で、同じ調和の中でともに進化し、共有する環境をともに作る者として見ると、私たちの類似は小さいはずがない。[*76]

地球が音楽で賑やかなのは別に驚くことではありません。宇宙にも音楽があふれているのですから。二〇〇三年、イギリスのケンブリッジ大学の天文学者グループは、地球から二億五〇〇〇万光年離れたペルセウス星雲集団から音波が出ていることを発見したと報告しています。[*77][*78] この星雲集団は私たちの太陽の一〇億倍の重さをもつ巨大なブラックホールによって加熱されています。この猛烈な熱が音波を発生させていると考えられていて、音の高さは変ロ（B♭）、コンサートピアノより五七オクターブ低く、人間に聞こえる範囲よりはるかに下です。

研究に加わった天文学者の一人アンドルー・フェビアンは、この種の音楽があちこちにあると考えています。「星雲集団すべてに独自の音があり、宇宙全体でたくさんの曲が演奏されていると私たちは予想している」[*79]と彼は言っています。

「天体の音楽」という考えはピュタゴラス以来流布していますが、科学者にはナンセンスだと片付けられてきました。今やそれが正式に認められたのです。

宇宙には想像も及ばないほど多数の銀河があることからすると、絶えず脈打つ鼓動のような交響曲があちらでは鳴り響いています。いつの日か、それぞれの音をすべて録音して増幅したら、その音楽はどんな風に聞こえるのでしょうか。
私はバッハだと思っています。

第7章 危険 *Risk*

港に停泊している船は安全だが、船はそのためにあるのではない。
——グレース・マレー・ホッパー、アメリカ海軍准将

あらゆる作家は創作力を枯らさないために儀式を行ないます。霊感を与えてくれるような音楽を聴くといった高尚なものもあり、ごく平凡なものもあります。私の創作儀式は後者に属しています。朝起きて執筆するとき、コンピュータに向かう前に私はハイキングシューズを履きます。アバークロンビー・アンド・フィッチのファッションカタログに載っているような高級品ではありません。本物の実用品——頑丈な革製、くるぶしの上まであって、すり減った傷だらけの代物です。その心は？ 物書きは危険を冒し、安全でない場所に立ち、何かに賭ける必要があるのです。私はこの靴から、こ

れを履いてロッキー山脈へハイキングやキャンプに出かけたときに、冒険したことや危なく助かったことを連想します。執筆中にこの靴を履いていれば、冒険心が物を書くプロセスにしみこんでいくような気がします。そして、これを身につけていることで物書きの永遠の務めである「悩める者を楽しませ、楽しめる者を悩ませる」ことに赴く身支度が調うように思えます。

それに加えて、プリンタには元気の出る言葉が山のように貼り付けてあります。その中の一つは俳優のロバート・ストラウスが言ったもので、「ゴリラとレスリングするようなもの。自分が疲れたらやめるんじゃない。ゴリラが疲れたらやめるんだ」。作者不明の格言は「人がどう考えるか心配するな。人間、そんなにいつも考えてはいないものだ」とアドバイスしてくれます。机の上にはトーテムやまじないの置物が並んでいますが、すべて大胆さと冒険の象徴です。アメリカ先住民のトマホークのミニチュアがコンピュータにぶら下がっていますが、これは戦士の心意気がよい文章に欠かせないことを思い出させてくれます。そのすぐそばにお気に入りのコンパスが鎮座しています（全部で六個もっているうちの一つです）が、これは針路を外さないようにと念を押してくれます。やはり机の上に、トルコ石でできた儀式用斧の文鎮が置いてありますが、これは人類学者で作家のライアル・ワトソンが近くの山で見つけてプレゼントしてくれたもの。彼によると、これは私の住んでいるサンタフェの南方にあった未開のアステカ社会の遺物だそうで、こういうものに詳しいワトソンは、これを机の上に置いておけば私の書くものに輝きが加わると請け合ってくれました。そして、一方の壁にはさまざまな伝統から来た魔よけの束がかけてあって、私がよい仕事をすれば必ず気を悪くするはずの人々から私に向けられてくる呪いや祟りを防いでくれています。

靴をはじめとして、私は冒険することを忘れないよう、自分の執筆環境を作り上げました。わかっています。これはみんな病的な行動として解釈できます——無意識の敵意と満たされない攻撃性、さもなくば大きな子どもがおもちゃをもてあそんでいる。でも、フロイトも言っているように、時には葉巻きもただの葉巻きなのです〔何かの象徴ではなく〕。

なぜこれほど冒険することにこだわっているのでしょう。私の考えでは、この衝動は先天的なもので、骨や血や遺伝子の中に書き込まれていて、私たちが危険を完全に避けてしまったら最大の潜在能力を損なうことになります。

私たちの文化がもつ神話もこの見解を支持しています。聖杯伝説は神話学者のジョーゼフ・キャンベルが西洋の神話で最大の影響力をもつと断じているものですが、すべて危険の話です。アーサー王と騎士たちがテーブルに着いて祝宴が始まろうとするのですが、アーサーは何かが起きるまで始めさせません。そこへ突然、聖杯がテーブルの上の中空に現れます。しかし、聖杯には布がかかっていてよく見えません。そして消えてしまいます。アーサーの甥ガウェインが、聖杯のすべてを見るために騎士全員で探しに出かけることを厳かに提案します。騎士たちは賛成します——しかし、集団で出かけるのは臆病だと考え、それぞれの騎士は一人で旅に出ることを決めて、森のいちばん奥、光も道も道しるべになるものもないところ——危険の縮図——へ入って行くのです。

聖杯探しは精神的な目覚めと啓発への象徴的な旅です。それは危険をよきものとして誉めたたえます。そして危険がないのは真の冒険ではなく、自分を甘やかしているだけだと教えてくれます。画家がまっさらのカンヴァスに向かうとき、作家が真っ白な紙か、さもなくば空白のコンピュータ画面を見つめるとき、彼らは安全策をとるか未知の世界に身を投じるかという大昔からの疑問に直面します。

私は自分の中にアーサー王伝説とのつながりを感じています。三年前、バーバラと私はイギリス南西部コーンウォールの海岸にあるティンタジェル岬へ旅行しました。伝説によればティンタジェルはアーサー王生誕の地です。岩だらけの険しい海岸線を雲と霧が厚く覆い、猛り狂う風が吠え、荒波が轟く地――危険のもつ変容の力を西洋世界に教えることになる人物が生まれるのにふさわしい場所でした。

アーサー王のイギリスはもう一つ教訓を与えてくれました。私が生まれたのは歴史が闇に包まれた時期――アメリカが参戦する前の第二次世界大戦初期、ヒトラーがロンドンを空襲してイギリスを打ち砕こうとしていた頃です。以前から、私は自分が生まれた日にロンドンで何が起きていたのか、興味がありました。そこで、最近訪れた折に大空襲の期間中、毎日の死亡統計を記録した資料を調べてみたのです。私の誕生日は血まみれ――数多くのロンドン子がナチスの爆弾で命を落とした日でした。

それまで、大空襲の心理的ショックは甚大なものだったろうと想像していました。驚いたことに、空襲があった時期、ロンドンの精神病院への入院者は自殺者の割合とともに減少していたのです。五〇人のイギリス人精神科医を対象とした調査では、空襲より前から精神的に障害のあった患者さえ大空襲の間には改善し、しかも改善の度合いが最も大きかったのは、消火や被災者の救助など最も危険な任務を与えられていた人々だったことが示されています。同様のパターンが別の場所や別の病気でも見つかっています。たとえば、心臓発作の発病率は、精神的ストレスが増加する戦争中には上昇すると予想されますが、フランスでは逆に減少しています。*1〜3

そうなると、あえて危険を冒すことは、作家や画家だけでなく、われわれ一般人の健康にもよいということになります。私たちが危険を病的だと考えていることからすると、これはまちがっていると思われるかもしれません。遠洋漁業など危険の高い職業の人は保険の掛け金が高いことになっています。バンジージャンプやハンググライダーなど、危険なスポーツに参加する人はちょっと頭がおかしいのではないかと考えられています。私たちは危険な行動をますます許せなくなっていて、人類学者のシュテファン・シュヴァルツに言わせると「男の子であることを病的だと考える」[*4]ような運動が徐々に教育現場に生まれてきています。こうして、私たちはやんちゃで冒険好きな男の子に当てはまる病気の診断カテゴリーを作り、男の子っぽい行動をリタリンで絶滅させようとしています。成人したらあらゆる形の危険な行動をきちんと怖がる、よくできた大人になるような、破壊的でない子どものほうがよいというわけです。

✤黒魔術

健康へのリスクという考え方は確率論と切り離すことができません。おそらく二〇世紀で最大の数学者であろうジョン・フォン・ノイマンは、この確率論を「黒魔術」と呼んでいます。確率はそのパラドックスのために、魔法のように見えます。大きな数のできごと全体の結果は信じられないほど正確に予測できるのに、個々のできごと自体は予測不能なのです。小説家のアーサー・ケストラーに言わせると、「[確率では]莫大な数の不確実さが確実さを作り出すことを突きつけられる」[*5]のです。

統計学者は、たとえば一年間にニューヨーク市で人が犬に噛まれる事故の総数を予想することができますが、セントラルパークでこちらへ向かってくる犬が私の足首に歯を立てるかどうか予測することはできません。物理学者は放射性物質の原子の半数が崩壊する時間である半減期を言い当てられますが、その物質の中である特定の原子がいつ崩壊するかは言えません。カジノのオーナーはゲームの台で勝つ人と負ける人の割合を予測できますが、あなたが次にサイコロを振って負けるのか胴元をつぶすのかはわかりません。

統計は計り知れないというか、不気味にさえ見えるため、大多数の人は日常生活の判断にはほとんど使えないと考えています。この姿勢は致命的な結果を招きかねません。二〇〇一年九月一一日のテロで四便のジェット旅客機が墜落した後、大勢の人が飛行機による旅行を嫌って自動車で移動することを選びました。この飛行機恐怖症が死者の数を増やす結果を招きました。アメリカの道路が混雑して自動車事故が増えたのです。二〇〇一年一〇月からの三カ月間には、一九九六年から二〇〇〇年までの同時期の平均に比べて自動車事故の死亡者数が三五三人多くなっています。増加した死者の数は、四機の呪われた旅客機の乗客数二六六を超えています。統計学者はこの数字に驚きませんが、大衆はまだこれを受け付けないようです。飛行機は今でもアメリカで最も安全な輸送手段なのに、飛行機旅行は低迷を続け、自動車旅行が相変わらず盛況です。[*6]

私たちは、慰めになるような確率論のメッセージをも無視します。合理的に対応すれば、アメリカ人はこれまで存在したどの国よりも安全なところに住んでいると考えて、これほど心配しないはずです。それなのに、私たちは心配事をわざわざ増やしています。ジャーナリストのジェイン・スペンサーとシンシア・クロッセンが考察しているように、私たちはどんなところにも危険が潜んでいるのを見てしまうのです。[*7] マクドナルドの熱いコーヒーでやけどをしなかったとしても、BSE、SARS、炭疽菌、さもなくば西ナイル熱にやられてしまうのではないか。国土安全保障局がテロ警戒の度合いを高めると、テロリストの攻撃にやられる可能性はほとんどないのに、臆病風を吹かせます。靴に爆弾を隠している人に空の上で吹き飛ばされるのではないかと心配しますが、そんな脅威は今まで一度しか発見されていません。親たちは子どもが危険なおもちゃで死ぬのではないか、ファストフードのサルモネラ菌で中毒するのではないかと恐れます——一九〇〇年に比べて現在の平均寿命は六〇パーセント増加しているというのに、こんなに心配だらけです。政治家たちが学んできたとおり、私たちは簡単に怖じ気づくのに、怖じ気を払うのは不可能なのです。まるで私たちはホラー映画に群れるティーンエイジャーのように怖がりたがっているようで、統計の信頼性さえも私たちを安心させてはくれないようです。

✤スカイダイビングとがん

医者というものはときに患者には聞かせられないことを言います。自分が病気になったらどういう選択をするか、というのもその例です。知り合いの腫瘍専門医は、末期がん患者にいつも化学療法や放射線療法を処方しているのに、自分が末期がんになったらそんなものは受けないと言い張ります。そのかわりに地上で最もお気に入りの場所、ハワイに行き、大好きなスコッチウイスキーと痛み止めのモルヒネをたっぷり仕入れるのだそうです。

あるとき、私はがん患者のカウンセリングをしている心理学者の友人に、自分ががんになったらどうするかと訊ねました。

「スカイダイビングを始めるね」と彼は即答します。

「どうして?」

「スカイダイビングって考えただけでビビるから、ぼくには最高のがん治療になるはずなんだ」

彼の説明によると、がんの自然寛解を経験する患者は、その直前に自分の気性とかけ離れた習慣を取り入れていることがよくあり、その多くがかなりの身体的リスクを伴うものなのだそうです。

事実は彼が正しいことを示唆しています。がんや感染症を撃退するには活発な免疫系が欠かせませんが、リスクの多い行動はそれを刺激できるのです。ペンシルヴェニア州立大学のダグラス・グレンジャーとアラン・ブース、そしてネブラスカ大学のデイヴィッド・R・ジョンソンという三人の研究者は、ほどほどに攻撃的な男性が完全に礼儀正しい男性よりも強い免疫系をもっていることを証明しました。[*8] 若者時代にせよ成人してからにせよ、ときたま喧嘩をしたり、法律を犯したことのある男性は、感染症やがんへの対応が早くて強力な免疫系をもっていたのです。これは筋の通る話だと研究者たちは言います。攻撃的でリスクの多い行動は、歴史を通して食料や資源や縄張りを獲得するだけでなく、敵と戦い、伴侶や子孫を守ることにつながりました。こういう行動はまた、怪我や傷への感染にもつながります。したがって、しっかりした免疫系をもっている者のほうがよく生き残り、免疫の強さ、攻撃的な性格、そしてあえて危険を冒すことが遺伝的に関連するようになって、子孫に受け継がれていきました。つまり、危険とそこから来るストレスは、常に悪いものではないのです。

二〇世紀後半、危険への挑戦に関する壮大な規模の実験が行なわれました。数百万という数の女性がアメリカの労働市場に加わり始めたのです。評論家の多く（ほぼ全員男性）は悲惨な結末を予想しました。主婦、妻、そして母という守られた役割から飛び出すことは、女性を大きなストレスにさらし、彼女たちの健康を危険にさらすというのです。事実から見ると、真実はその逆だったようです。[*9] サンアントニオで行なわれた調査では、四二二人のイギリス系アメリカ人と六二三人のメキシコ系アメリカ人女性が対象で、働いている人と専業主婦の両方でしたが、心臓血管の健康度を示す三つの指標で女性労働者のほうが好結果でした。高比重リポタンパク、すなわち善玉コレステロールのレベルが高く、低比重リポタンパク、すなわち悪玉コレステロールのレベルが低く、そしてトリグリセリド（中性脂肪）のレベルが低かったのです。[*10] 別の研究では、既婚の中年アメリカ人女性労働者が、仕事に対して積極的な意欲をもっている場合、専業主婦よりも健康であることがわかっています。[*11] また、ミシガン大学の調査では、三つ、四つ、または五つの役割をもっている女性は、一つか二つの役割しかもっていない女性と比べて、生活の中で葛藤やストレスを訴える割合が低いとのことです。[*12]

✤冒険好きなアメリカ人

冒険が人を健康にするなら、アメリカ人は世界一健康な国民だと思われるかもしれません。アメリカを切り拓いた清教徒や開拓者たちから現代の起業家やベンチャーキャピタルまで、私たちは冒険を好む国民として有名です。私たちはこのイメージが気に入っていて、文学や音楽や映画で絶えずそれを賞賛してきました。ところが、歴史的な事実はこれが誇張であることを示しています。たとえば、西部へ向かった幌馬車隊の死亡率は確かに高いものの、一時考えられていたほど高くはありませんでした。幌馬車隊の開拓者たちは、敵意をもつインディアンに殺されるより自分たちが携えていった銃で事故死する可能性のほうがはるかに高かったのです。[*13] 歴史学者はまた、開拓者らが目的地に着いてから直面したリスクについても疑いをかけました。ある研究は、ニューイングランドの町々やニューヨークから西部へ向かった移住民の七〇パーセントが、数年以内に元の家の快適な暮らしに戻っていることを発見しました。[*14] 彼らに帰還を促したのは大体においてフロンティアの危険ではなく、「みじめな孤独感と、生活にまったくと言ってよいほど刺激がなかったこと」[*15]でした。一言で言えば、退屈したのです。

そうはいうものの、現代のアメリカ人に比べれば、私たちの先輩は本物の冒険者でした。ラルフ・キースは、このテーマについて今までに書かれた最高峰の一つ、『一か八か――なぜ人は危険を選ぶのか *Chancing It: Why We Take Risks*』（未訳）の著者です。二〇世紀の間に、私たちは彼がアメリカ式リスクと呼ぶものが徐々に発達していくのを目撃しました。「刺激的でエキサイティング、心臓が高鳴りさえするのに、危険も、賭けも、いかなる種類のリスクもなく、ただ二五セント硬貨をいくつか失うだけの興奮」がゲームセンター、ヴァーチャル・リアリティ会場、テーマパーク、スポーツ競技場、ストックカー・レース場、そして映画で経験できるのです。[*16] 無害な楽しみだと思われますか？ キースはちがうと言います。たとえばコンピュータ・ゲームを考えましょう。子どもにとってこれが危険なのは、表現されている世界が偽物で現実的な危険がなく、したがって引き受けるべき結果もないことだというのです。ゲームをすると手に汗を握ることはあっても、汚れたり血まみれになることは絶対にありません。そして冒険も勇気も要求されないため、本物の感情的カタルシスもありません。コンピュータ・ゲームが退屈になって、半年か一年ごとに新しいものがほしくなるのも、アメリカのテーマパークが、目新しさとくすぐりとスリルをさらにたくさん約束する新しい乗り物を絶えず設置し続けるのも、そのためなのだとキースは主張しています。

それでも、アメリカ人は本物のリスクを渇望し、わざわざ努力して経験しに行きます。遊園地の乗り物で死亡事故が起きても、担当者はその乗り物が運転を再開すれば見たこともない行列ができるのを知っています。国立公園のどこかでクマに襲われたという報道があれば、公園の監視員はその場所に人気が出るのを知っています。映画『脱出』〔一九七二年、ジョン・ブアマン監督〕が公開された後、撮影が行なわれたジョージア州のチャトゥーガ川の激流には同じことを経験したがった人々が集まり、数十人におよぶ溺死者が出ました。[*17]

コンピュータ・ゲームやテーマパークや映画が本物の冒険の実態を矮小化すると、それは健康に脅威を与えかねません。青少年向けに野外活動を企画・実施している団体、「アウトワード・バウンド」のことを考えてみましょう。この団体では、自然環境の中での「探検学習」が子どもたちによいものとされています。キースによると、ここで予想されているのはアウトドア版のエンカウンター・グループだそうです。しかし、この数年間にこのコースでは一〇名以上の参加者が死亡しています。[*18]「アウトワード・バウンド」のオンライン案内情報（www.outwardbound.com）を調べてみましたが、死亡事故が起こる危険性について、明らかな記述はありませんでした。[*19] インストラクターが心肺機能蘇生の訓練を受けていることは認めていますが、なぜそれが必要なのかの説明はありません。また怪我をした場合の代金返却方針は明記されていますが、親たちに対して子どもがコースの参加中に死ぬ可能性があるという明確な注意はどこにも見つからないのです。

私は「アウトワード・バウンド」のファンで、都会っ子を自然に触れさせようというその努力は賞賛しますし、幸運にもこのプログラムに参加できたほとんどすべての子どもが豊かな経験と知恵を身につけて無事に帰ってくることを知っています。しかし、本物の危険をないがしろにするたびに、私たちは現実の世界を子どもたちや私たち自身に対して偽っているのです。その結果、世界がますます歪められます。そのうちにあらゆる形の傷害行為は、戦争さえ含めて、誰も実際には害を被らないヴァーチャル・リアリティでの実習とほとんど見分けがつかなくなりそうです。

✤好ましいリスク

内科医になりたての頃、私は「人生でいちばんよかったのは、がんにかかったことです」と言う患者に戸惑わされました。病気はさまざまでしたが、メッセージは同じ。何らかの病気、そして死との闘いが彼らの人生を豊かにし、また変容させたのです。当時、私はこういうコメントにいらだちました。私は病気をやっつけるよう訓練されたのです。敬意を表することはできません。人間というものは自分の窮状を合理化して、悪い状況をよく見せかけるためなら何でもするのだな、と私は考えました。何年も経って、私はちがう見方をするようになっています。誰にも重病にかかることを勧めはしませんが、この人たちは危険を経験したことによって人生の価値や意味を深いところで作り直し、危険にその価値があったと信じていたのです。

好ましい危険とはどんなものでしょうか。

それは自分が何者なのか——自分の体質、自分の人格、自分の気質——によって異なります。ある人にとっては危険と感じられることが、別の人には退屈に思えるかもしれません。危険に関して、すべての人にぴったりのサイズはないのです。

ラルフ・キースはその著書の中で冒険を二つに分類し、レベル1、レベル2と名付けています。[*20] レベル1はたいがいの人が危ないと思うもの——危険で高度に刺激的な活動で、ふつうはあまり長時間におよびません。レベル1の冒険をする人は、攻撃的、外向的で、落ち着きがない傾向があり、アクションと刺激を重視して退屈や決まり切った仕事が大嫌いです。

それとは対照的に、レベル2のリスクは劇的でもなく、肉体的に危険でもなく、どちらかというと長時間持続し、身体的よりも精神的に困難なのがふつうです。レベル2の冒険をする人は内向性、順応性、そして忍耐力をもつ傾向があります。冷静で物静かな人物で、細かなことへの注意、抑制、そして予測がつくことを重視します。

レベル1の冒険をする人は、自転車よりもオートバイ、スキーならばクロスカントリーよりも滑降、ゴルフよりも体の接触が多いスポーツを好むことが多く、職業としては戦闘軍人、政治家、警察官、芸能人、ジャーナリストなどを選ぶ傾向があります。レベル2の人は考古学、図書館学、コンピュータのプログラミング、小説家、歯科医、医師、薬剤師、学者などの仕事を好みます。

レベル1の典型が、ニューメキシコ州の前知事ゲイリー・ジョンソンでしょう。二期目の任期中に、彼はアメリカの対ドラッグ戦争を完全な失敗だと非難し、アメリカ国内でのドラッグ合法化を支持して、政治家としての体面を危うくすところでした。こういう態度は多くの人が政治家としての自殺行為だと考え、また地元のニューメキシコ州でも人気がありません。しかし知事は異論と論争を生きがいにしていました。任期中も、ジョンソンは過激なスポーツをやめません。あるときはリオグランデ川上流の早瀬をカヤックで下っていて、溺れかけたところを救助されました。ボストン・マラソンとハワイのアイアンマン・トライアスロンにも参加し、知事の職を離れた後、二〇〇三年にはエヴェレストに登頂しています。

しかし、レベル1とレベル2は一般論です。誰も純粋にレベル1とかレベル2の冒険をするわけではありません。私たちは両方の要素をもっていますし、好む冒険のタイプは人生のさまざまな時期で当然ながら変わることでしょう。そうは言うものの、レベルという観点は、危険の概念を区別し、ある人が危険について考えることがすべての人に当てはまるなどというまちがいを犯さない助けになるので貴重です。

純粋な危険とは、「それを冒す人にとって、確実で真に大胆不敵なものでなくてはならない」とキースは言います[*21]。しかし、だからといって冒険が恐ろしいことや身体的に危険なことである必要はありません。純粋な冒険は私たちを快適ゾーンから押し出すはずです。作家や画家にとって、前にも述べたとおり、これはなじみのない、失敗や恥辱や拒絶反応の潜む領域にあえて踏み込むことを意味しています。著述は典型的なレベル2の冒険です。レベル1の冒険をする人にとっては退屈で、こういう人はきっとほとんどどんなことも、何時間もキーボードを叩いているよりましだと思うことでしょう。

純粋なリスクは社会病質的だったり非合法であってはなりませんが、そういう行動の代わりになることがよくあります。キースは、知っていた窃盗犯、ドラッグ密売人、そしてドラッグ使用者が、別の形によるレベル1のリスクで興奮への渇望を満たされたことを報告しています。そうした活動には、登山、スキューバダイビング、そしてスカイダイビングがありました。[*22] 非行傾向の高いティーンエイジャーも、消防団や海兵隊に入ったり、場合によっては陸軍士官学校に入学することによって、うまく切り替えができています。ほかにも、大自然の中での経験や、フライフィッシング、ハンティングなどのアウトドアスポーツをするようになって人生が変わった子どもたちがいます。快適な故郷を離れて外国に住んで働く機会を若者に提供する平和部隊の活動は、何千人もの冒険欲を満足させています。一九九三年以来、国内で二〇万人以上の青年に「アメリカに奉仕する」機会を与えている団体、アメリコアも同様です。

内科医だった時代、私は何百人ものティーンエージャーが、「キャンディ・ストライパー」というボランティアの助手として、病院のあらゆる場所で働くのを目にしました。彼らの働きは欠かすことのできないもので、彼らなしに運営されている病院があるのが信じられないほどです。キャンディ・ストライパーは救急治療室の鮮血や血糊にさらされますが、それが刺激を求める彼らの心を十二分に満足させます。たとえば血液銀行から出血している患者のところへ血液を運ぶなどといった仕事は、彼らにしばしば一生涯残る強い印象を与えるのです。

病院というのは冒険を経験するのに素晴らしい場所です。そこではまったく予測できないことが起きるためですが、それを私は医学校一年生のときに経験しました。私が入学したのはダラスのサウスウェスタン医学校で、この学校が主な教育病院としていたパークランド記念病院で多くの時間を過ごしていました。一九六三年一一月のある退屈な日、昼食から戻ってきた私はパークランドが大混乱になっているのに目を見張りました。警官や武装護衛官がそこら中に立っています。守衛に何があったのか訊ねると、「大統領が狙撃されたんだ」と返ってきました。私は救急治療室の公衆電話のそばに立っていました。この電話を分捕っていたのはロバート・ピアポイント。全国的に有名なCBSニュースのコメンテーターで、ジョン・F・ケネディ大統領のダラス訪問に随行していたのです。私は医学校一年生を示す白の短い上着を着ていました。たぶん信用のできるやつに見えたのでしょう。ピアポイントは自己紹介すると、差し迫った口調で言いました。「手伝ってくれないか。この電話を命に代えても守るんだ」。そしてニューヨークのCBS本社につながっている受話器を手渡しました。それから一時間以上、ピアポイントと私はチームになって仕事をしました。彼が大統領の治療室に駆けつけている間、私は目にしたことをニューヨークのオフィスに伝えたのです。あの経験は私の記憶に焼き付いています。

体の一部、たとえば血液を他人のために提供することは、かなり社会的価値のある軽い形の冒険として、多くの人が魅力を感じます。[*23] ある精神科医は、[*24] 医学的に有益なスリル追求の形として臓器——骨髄、片方の腎臓、肝臓の一部など——提供を提案しています。これをとんでもない提案だと思われたら、あなたはたぶんレベル2の冒険者です。レベル1の人の多くはこのチャンスに勇み立つことでしょう。結局の話、彼らはスカイダイビングやバンジージャンプやスキーのジャンプをするたびに腎臓一つどころではないものを危険にさらしているのです。

最近、環境科学、海洋生物学、気候学など、知的な刺激と身体的な冒険が組み合わされることの多い学科に満足を得る若者が増えています。このような分野の研究では地の果ての、人間を寄せ付けないような場所に行くこともあります。彼らは地球温暖化や環境悪化に関する自分たちの研究成果が、地球全体の死活に関わる重要性をもっているかもしれないということに満足を見いだしているのです。

✤なぜ危険に挑むのか

私たちはなぜ危険に挑むのでしょう。仮説はいやというほどあります。フロイトは、危険に挑むのはタナトス、つまり死への願望の隠された表現だと考えました。一部の生物学者は、攻撃性とリスクを取ることは遺伝的に決定されていると考えています。刺激を求める人は、身体的に危険な経験をしているときに放出されて快感を作り出す脳内化学物質に病みつきになっているのだと言う学者もいます。テストステロンなどのホルモンが危険に挑むようにし向けているのであり、青年期の男子にはそれが顕著だと主張する科学者もいます。一方には、その逆に働くのだと言う学者もいます。テストステロンなどのホルモンは危険に挑んだり攻撃的になる原因ではなく、乱暴な行動の結果として増加する――ニワトリが先か卵が先かという問題です。脳のスキャンによる最近の発見は、ティーンエイジャーのほうが成人より多く危険に挑むのは、自分の行為の結果を予見できないためであることを示唆しています。一部の研究者は、これは若者の脳が未熟であることを示していて、それが一八歳以下の少年犯罪者に対する死刑を廃止すべきである理由だと考えています。[*25] 危険な行動を起こさせるのは主に文化的社会的および心理的圧力だと力説する心理学者もいますが、[*26] 大多数の研究者は賭けを分散して、遺伝とホルモンと心理と文化の組み合わせを選びます。[*27]

生物学者の多くは、男性が危険に挑むのは伴侶候補に自分をより魅力的に見せるための儀式だと考えています。[28] それ以外、パンプローナの牛追いなどといった男性の行動をどうしたら説明できるでしょうか。この牛追いでは、黄色い声を上げる数千人の女性の目前を、何百人という男性が雄牛といっしょに走り、爆走する雄牛の角すれすれに狭い道路を走る男たちは、突き刺されたり死ぬ危険を冒しているのです。

そうは言うものの、危険に挑むことについて完全に遺伝的な衝動とか神経伝達物質の高まりに依存する説明は、何か足りないところがある、と私は感じます。たとえば熱気球冒険家スティーヴ・フォセットを考えてください。表面的に見ると、フォセットはいくつも失敗や墜落を繰り返し、自滅に向かっているようでしたが、六回目の挑戦で二〇〇二年七月に地球一周飛行を成功させました。[29] これを達成する前には自動車レースに参加し、双胴船で航海し、山に登っています。一九八五年にはイギリス海峡をフランスからイギリスまで泳ぎ渡り、一九九二年にはアラスカのアイディタロッド犬ぞりレースを完走しました。海洋航海では、横浜–サンフランシスコ間をはじめ八つの公認記録を出しています。

レベル1の冒険者は、たがのはずれた、テストステロン過剰の、いい加減にしてほしい男だと思われがちです。谷底や海底に横たわる肉塊と成り果てたとしても自業自得。そうは言っても、フォセットは短気な阿呆ではありませんし、彼が今も健在だという事実はレベル1の冒険をして成功する人について多くを語っています。彼は非常に知的に計画を立てる人物で、細かいことにこだわり、何ごとも偶然に任せません。セントルイスのワシントン大学で理事を務め、王立地理学協会と世界探検家協会の会員で、自分の冒険をオンラインで子どもたちがアクセスできるよう、熱心に努力しています。

フォセットが尊敬する人物の一人がノルウェーの極地探検家フリチョフ・ナンセン（一八六一－一九三〇）です。ナンセンは完璧な計画を練り上げる人で、幾多の極地探検で隊員を一人も失っていません。科学者で人道主義者でもあり、ノーベル平和賞を授与され、また国際連盟のノルウェー代表を務めました。

もちろん、レベル1の冒険者が常に慎重なわけではありませんし、その一生が悲惨な結末を迎えることもよくあります。オートバイのヘルメットを被らなかったり、救命胴衣を着なかったり――フォセットやナンセンのような人は犯さないまちがいです。ほかに、たとえばクリスタ・マコーリフのような場合もあります。ニューハンプシャー州コンコードの熱血高校教師だったマコーリフは、一九八六年にスペースシャトル「チャレンジャー」――彼女にとって「究極の研究旅行」――の惨事で亡くなりましたが、自分ではなく、サポートチームの他人が手を抜いたために命を落としたのです。[*30]

なぜそうするのかにかかわらず、私たちはレベル1の冒険者に多くを負っています。私たちの生活は過去においても現在においても、高度な危険に挑む人たちによって計り知れないほど豊かになりました。ルイジアナ地方を探検したルイスとクラーク、その通訳を務めたサカジャウェア、ケンタッキーやミズーリ地方を探検したダニエル・ブーン、アメリカ初の女性宇宙飛行士サリー・ライド、エヴェレストに初登頂したサー・エドマンド・ヒラリー、ロッキー山脈などの地質調査とアメリカ先住民の民俗学調査を行なったジョン・ウェズリー・パウエル、マルコ・ポーロ、クリストファー・コロンブス、西部を探検したジェデダイア・スミス、犬ぞりレースで有名なスーザン・ブッチャー。彼らは人間の可能性の限界を示してくれました。こういう人たちがいなければ、人類は停滞してしまいます。彼らは冒険で得た洞察を行かなかった人々に伝え、その伝説は臆病な人たちが冒険者の身になって試練を追体験することを可能にしてくれるのです。

✤宗　教

歴史上最も人気のあるリスク削減事業は宗教でしょう。神、女神、アッラー、その他何らかの全能者を信じて、自分の人生を、健康も含めて、良いものにするのです。この考え方については言うべきことがたくさんあります。歴史上はじめて、実証的証拠が、宗教または精神的な道——それが何であるのかは関係ないらしい——を歩む人はそうでない人に比べて明確に長生きであり、ほとんどの重大な病気の発症率が低いことを示しているのです。[*31~33] その上、いくつかの比較研究によると、人のための祈りやヒーリングの意志は、それが向けられた相手の健康状態を改善することが可能で、しかも受ける側が知らない場合にも効果があります。[*34*35] さらに、祈りや瞑想に参加することは、それを行なう人にもメリットがあります。[*36~38] しかし、注意が必要です。宗教はときに健康への危険度を増加させます。何かが神聖だといって、それが健康的とは限りません。

人類の歴史の全体を通じて、今日もそうですが、宗教はしばしば戦争や大量殺戮の口実に使われてきました。被害者数は何百万という単位で、しかもほとんどの場合は非戦闘員です。中世には、宗教的権威から異端だと断罪されることは、何千という無実の人にとって命に関わることでした。

精神的な儀式が健康にリスクを与えたこともしばしばです。一八世紀から一九世紀にかけて、天然痘が北アメリカの先住民族を大幅に減らしました。この流行はスウェットロッジという儀式によって激化したと考えられています。スウェットロッジは参加者が裸で湯気の立ちこめる小屋にこもる、スチームバスの一種です。医療史学者のR・S・ブレイは次のように書いています。「これは天然痘を広めるのに申し分のない方法だと一般的に考えられていて……」[*39]。

古い宗教儀式である太陽凝視は、太陽性網膜症と回復不能な視力低下を起こしました[*40]。熱中症による死はメッカ巡礼に昔から付き物の問題です[*41]。スウェーデンでは一年の大部分で日照が不足していますが、頭から足下まで肌を覆っているイスラム教徒の女性は、日光を浴びることが少なすぎるため、ビタミンD欠乏症になる危険があります[*42]。断食月であるラマダンの間に工場で働くイスラム教徒は、脱水症や循環障害によって倒れています[*43]。

地球上の一二人に一人はインドのガンジス川およびその支流の流域に住んでいますが、その水は何百万というヒンドゥー教徒にとって神聖なものです。悲惨なことに、この川は未処理下水、糞尿、産業廃液、動物の死骸、そして中途半端に火葬された死体を運ぶ、延長二〇〇〇キロの排水路となっています。聖都ヴァーラーナシー付近のガンジス川の水には、許容量のなんと三四万倍という糞便性大腸菌が含まれていて、肝炎、コレラ、腸チフス、アメーバ赤痢といった飲料水による伝染病の大発生が流域全体でよく見られます。まぎれもなく病原体のスープに浸かっている状態なのに、ヴァーラーナシーだけで毎日約六万人の信者が斎戒沐浴を行ないます。元気の素になる清い水だと信じて川の水を飲む人もたくさんいます。「母なるガンジス」の水を飲むことと沐浴は、たぶん世界中の宗教儀式の中でいちばん大きな危険性を、いちばん多くの人々の健康に与えていると思われます[*44]。

デューク大学医療センターが行なった最近の研究で、病気にかかった人が宗教的な苦悩を経験すると死亡する危険性が高くなることがわかりました。神が自分を見捨てたのではないかとか、自分を罰しているのではないかと思い悩んだり、神の愛を疑ったり、悪魔が病気を起こしたと信じていた人で死亡率が最も高かったのです。[*45]

二〇〇一年のアイルランド子ども科学者コンテストでは、一四歳の女子生徒三名がキルデア県にある地方教会数カ所の聖水盤に入っていた聖なる水の純粋度を調べています。三人がこのテーマを思いついたのは、そのうちの一人が聖水を指につけて十字を切った後で額に湿疹ができたためでした。ある教会の聖水盤からは緑色の小さな虫が見つかり、ほかの聖水盤には相当な量の泥が入っていました。若い探偵がアイルランドの聖なる水が不潔なことを暴いたのはこれが初めてではありません。一九九八年にクレア県の学生が地元の教会の聖水盤から、大腸菌、ブドウ球菌、酵母菌、そして糸状菌を培養しています。また、一九九九年にはダブリンにある一部の教会が、ドラッグ常習者が注射器を洗うのに使っていることを知って、入り口の聖水盤をすべて撤去しました。[*46]

冒険は人を、事故、病気、そして死に至らしめることがあります。しかし、これまで見てきたように、私たちを健康にすることもできます。危険とはひとつのパラドックスです。つまりそれは、真実が私の注意を惹こうとして逆立ちしている状態なのです。

危険と安全は互いに矛盾するものでしょうか。古代の哲学者の多くはノーと言っています。彼らは正反対のものが実は互いに力を合わせていると主張しました。対抗関係は必須のもの、世界をまとめている一種の接着剤だと言うのです。古代ギリシアの賢人ヘルメス・トリスメギストスは次のように言ったと伝えられています。「相反するものの友好と、異なるものの混合によって、天上の火は光に変えられ、それが天下のすべてに降り注ぐ……」[*47]。また、ヘラクレイトスはこう言います。「世界の調和は正反対のものが緊張関係に保たれることから生まれる。ちょうど弓や竪琴のように」[*48]。先に見たグレンジャーとブースとジョンソンの行なったような研究は、危険に挑むことが逆説的に健康のためになっていることを明らかにしていて、近代科学がいかに数千年前の観点に追いつこうとしているかという屈辱的な例となっています。

いにしえの知恵は今も生きています。その知恵は、安全策を欲すると同時に、危険を冒したいという、せめぎ合う生物学的な衝動の中に存在しています。このパラドックスは私たちがもって生まれた権利であり、ゆりかごから墓場まで危険のない居場所を作ろうとする私たちの強迫観念が馬鹿げていることを思い出す手がかりなのです。

私はしばしば、私たちが危険と安全、健康と病気、それぞれ両方の価値を尊重したらどれほど健康的だろうかと考えます――ソローの言い方に従えば「ときには病むことが健康だ」[*49]と認めるのです。この認識のめざすものは、たとえば一〇年かそこら長生きするといった実用的なものではなく、心理的・精神的な平安が私たちの生命の中で花開くのに任せることです。自分は世界の木理《きめ》に沿っている、逆らってはいない、と知ることの安らぎです。

フランスの偉大な著述家で精神的な求道者だったシモーヌ・ヴェイユは、相反するものがいかにつながっているか、理解していました。彼女は次のように書いています。「隣り合った独房にいる囚人は、壁を叩いて連絡を取り合う。壁は二人を隔てるものでありながら、連絡の手段にもなっている。われわれと神の間も同じこと。隔てるものはすべてつなぐものである」[*50]。

最後の言葉は社会評論でも有名な歌手ドリー・パートンから借りましょう。ヴェイユより散文的ではありますが、彼女も同じことを言っています。「虹が見たかったら、雨は我慢しなくちゃね[*51]」。

第8章 植物 *Plants*

診察室の鉢植えが枯れている医者にかかってはいけない。
——アーマ・ボンベック

私たちの言葉の使い方を見ると、人間は植物なのかと思ってしまいそうです。子ども時代は「雑草」のように成長し、長じてから「花開き」、年をとると「薹《とう》が立ち」ます。新しい思いつきは私たちの頭に「植え付け」られ、そこで「芽生え」、「根を下ろし」、「開花」したり「しぼんだ」りします。悪い考えは「根絶やし」にして、善意を「培い」、「蒔いた種」を「収穫」します。「草の根」運動に参加し、組織を「枝分かれ」させます。「枝葉末節」にこだわり、「木」を見て「森」が見えなくなることもあります。医者は臓器「移植」を行ない、「幹」細胞を研究しています。政党は大統領にふさわしい人「材」を探し、アメリカは「茂み《ブッシュ》」という名の大統領を選ぶのです。私たちは人生の軌道すべてを植物になぞらえます。ハワイにあるアルケウス・プロジェクトのデニス・スティリングスはこう言っています。[*1]「私たちは子宮の中で植物のように成長する。子種から始まり、臍帯《さいたい》の『根』を通して直接栄養を吸収し、十分水を与えられ、そしていつの世にも大地を象徴する母（mater = mother = matter）の体内で。そして最後には、半狂乱でさんざん活動したあげく、ふたたび『土の中に埋められ』て草や木のなすがままになる」。

　こうした表現は私たちの「グリーン意識」――私たちが植物界との間にもっている根本的な心理精神的結合――を示しています。この絆は別に驚くようなものではありません。深いところで、私たちは植物がなければ生きられないことを知っているのです。

　内科の実習医だった頃のある日、私は数人の医者仲間とパーティーを開きました。教育期間の中でも大きな山場がもうすぐ終わるという時期でしたから、大いに盛り上がります。突然、医学校時代からの親友マットがうめき声を上げながら椅子に倒れ込みました。顔面蒼白で脂汗を浮かべ、左足の耐え難い痛みで立ち上がることもできません。マットは成人してからというものずっと悩まされている痛風の急性発作に襲われたのです。急性の痛風は人類が知るかぎり最も激しい痛みの一つです。マットの患部は典型的で、足の親指でした。古い木版画や絵画では痛風が、人の足に爪や牙をぐさりと刺している小さな竜や悪魔の形で描かれていることがよくあります。「救急治療室に連れてってくれ」と彼は懇願しました。私は抱きかかえるようにして彼を車に乗せ、私たちが勤務していた病院まで飛ばします。救急治療室に着いたときには痛みがものすごくなっていました。マットは痛さに顔を歪め、物も言えない状態です。過去の経験で、彼はどうすれば痛みがとれるのか知っていました。コルヒチンの静脈注射です。コルヒチンはイヌサフラン *Colchicum autumnale* という植物から抽出される化合物で、歴史上有数の植物由来薬——特定の問題に対する特定の治療薬——として何百年も前から使われています。マットの指図に従って私は注射器を透明な薬液で満たし、静注を開始しました。そこで魔法が起こります。薬が半分も入らないうちに、彼は笑顔になって勢いよく立ち上がり、「痛みはすっかりとれた。さあ、パーティに戻ろう」と言い放ったのです。このできごとは、平凡な事柄の非凡な治癒力を鮮やかに教えてくれた経験で、今も奇跡に近く思えます。

✤植物に耳を傾ける

アメリカで最も人気のあるハーブの一つにイチョウ *Ginkgo biloba* 葉のエキスがあります。[*2] これはもっぱら、認知力と記憶力を高めるために用いられています。[*3] イチョウは二億年前から存在していて、植物学者には生きた化石のようなものと考えられています。遺伝子の記憶が二〇〇万世紀もさかのぼる木が、私たちの記憶力のために使われているのは、単なる偶然でしょうか。なんだかイチョウの木が、「あのさあ、ぼくって物覚えばっちりなんだよね。ちょっと手を貸そうか？」と語りかけているようです。私が言いたいのは、植物と動物の間にある程度のコミュニケーションがあって、私たちがなぜ特定の植物をある種の疾患に使うのか、説明する助けになるかもしれないという点です。

その例として、マダガスカル島で民間療法のヒーラーと植物がどのように対話しているか、生物学者ライアル・ワトソンの報告で見てみましょう。マダガスカル島がアフリカ大陸から離れてインド洋を漂い、孤島となってから一億年以上が経っています。[*4] この離れ島は積み荷として豊富な動植物を載せていました。その多くは独自の進化を続け、ほかのどこにも見られないものになっています。ここでは人間はどちらかというと新顔で、二〇〇〇年ほど前から加わったにすぎません。アフリカやアジアからやってきたこの移民たちは、一万五〇〇〇種近い顕花植物に出会いました。その九〇パーセントは以前住んでいた土地ではまったくなじみのなかったものです。それにもかかわらず、たかだか一〇〇世代の間に、彼らは見知らぬ植物の膨大な在庫を分類しおおせ、現在ではどこの市場にも出荷できる、実用的な薬草療法の見事な品揃えをもっています。どうしてそんな離れ業ができたのでしょう。見知らぬ植物を一つずつ、どの季節に、どの植物の、どの部分がいちばんよく効くのか――しかも、それを丸呑みするのか、茹でるのか、乾燥させるのか、それとも生のままかまで――テストする時間はありませんでした。ワトソンが簡潔に指摘しているとおり、何らかの助けを得ていたはずです。

しかもその助けは植物自身からもらっているようなのです。現地で「ミルク状の血」と呼ばれている症状には、春に摘んだある植物の葉のエキスが使われていますが、なぜそれが効くとわかるのか、とワトソンが地元のヒーラーに訊ねると、返ってくる答はいつも同じでした。「簡単さ。植物に訊くんだよ」[*5]。

西洋人にはばかばかしく聞こえるかもしれませんが、ここのヒーラーたちはまさにそのとおりのことを行なっています。誰か特定の患者のことを考えながら森に入り、オープンな気持ちで歩き回るのです。そのうちにある植物がヒーラーの注意を引き、自分が適切な治療薬だと宣言します。ワトソンはこのプロセスについてあまり信用していませんでした。しかし、さきほどの「ミルク状の血」が白血病のことだと判明します。血液に白血球が増えすぎて、白っぽい色を呈するのでこう呼ばれている病気です。そして、ヒーラーたちがこの治療に選んだ植物は、かわいらしいピンクの花をつけるマダガスカルニチニチソウでした。この植物からは大手の製薬会社がビンクリスチンとビンブラスチンという薬物を抽出していて、それがあるタイプの白血病を治療するために使われているのです。

先住民のヒーラーはいろいろなやり方で薬用植物に耳を傾けています。植物学者で画家のキャット・ハリソンは、先住民ヒーラーと話をしながら世界中を放浪した人ですが、自分自身でもそうしたやり方を試しています。ある研究のためアマゾン上流、ペルーのイキートスの近くへ行き、インディオとスペイン両方の血を引くメスティソの人々と仕事をしたときのことです。「彼らのやり方で、ある植物について即席の生物検定をすることを提案されました」と彼女は語ります。「何枚か葉っぱを取って、すりつぶしたものを顔や額に塗りつけるのです。それからハンモックで横になるか、森の中に座り込んで目を閉じ、感受性を働かせ、判断は行なわず、意識を透明にして、何が起きるか待ちます。求めずに与えられた情報がいちばん高く評価されます。こちらが導き出したのでも指示したのでもない情報です[*6]」。

先住民はハリソンを植物との媒介役、代理リスナーにさえ使います。現地に到着したハリソンは、ラビオスデラシレナ、「海の精の唇」という名の植物に強く惹きつけられました。そのときからこの植物が彼女の伴侶ということにされ、寝るときにそれを少し枕の下に置くよう勧められます。翌朝目覚めると、彼女の見た夢を聞こうと六人が待ちかまえていました。「びっくりするような夢を見ました」と、彼女は語ります。「これまでの人生でいちばんきれいで、肯定的で、長くて、完全に記憶できる夢です。もともと良い夢を見ることが多いのですが……あんな夢なら毎晩でも見たいものです[*7]」。

先住民のヒーラーが薬用植物を見つけるときに使う方法は、現代の研究所が採用している産業的で職人的なスクリーニングのプロセスと明確な対比を示しています。たとえば、アメリカの国立がん研究所（ＮＣＩ）には毎年約四〇〇〇のサンプルが世界中から送られてきます。ほぼ二〇〇〇種の植物、薬草、微生物、海産物の試料です。[*8] 研究者はそれぞれの試料の有機抽出物と水抽出物を、エイズウイルスおよび六〇個のヒトのがん細胞系に対してテストします。ある試料が選択的に標的を殺すキラーであることがわかると、次に精製プロセスを経て原因となっている化学成分が分離されます。そこではじめて、一つの化合物が臨床試験から薬品としての承認へ至る旅路の出発点に立つのです。

一九八六年以来、ＮＣＩがスクリーニングを行なった七万におよぶ抽出物のうち、選択的なキラーだと判明したのはわずかに一パーセントから二パーセントのみで、しかもその多くが人体に使用するには毒性が強すぎました。実際のところ、一九六〇年から一九八〇年の間に効果があるとして生産された薬品はたった二種、どちらもがんに使われます――もともとはタイヘイヨウイチイ *Taxus brevifolia* から得られたタキソール、そして中国で喜樹と呼ばれるカンレンボク *Camptotheca acuminata* から作られたカンプトセシンに手を加えたものです。[*9]

こういう大量スクリーニング法は時間がかかり、死ぬほど退屈で、高くつきます。植物の言葉を聞くことのできる先住民のヒーラーに手伝ってもらえば、薬品のスクリーニング技術者はもっと迅速にものごとを片付けられるのではないかと思いたくなります――そして実際にそれが行なわれているのです。ケニー・オースーベルはその著書『地球を復活させる――ヴィジョン活用法をバイオニアから学ぶ *Restoring the Earth: Visionary Solutions from the Bioneers*』（未訳）で、アメリカの国立衛生研究所が新薬を発見するために植物を用いる各国のヒーラーと密接な協力をすでに始めていることや、製薬大手のブリストルマイヤーズスクイブがアジアの民間ヒーラーと地元の植物を探すための協定を交わしたことを報告しています。[*10]

よく耳を傾けるのが私たちにとって身のためというものです。ハーバードの著名な生物学者E・O・ウィルソンも指摘しています。「私たちがすでにどれだけの薬品を野生生物に頼っているか、わかっている人はほとんどいない。アメリカでは薬局で調剤される処方全体の四分の一が植物からの抽出物である。さらに一三パーセントは微生物、そして三パーセントを動物から得ていて、合計すると四〇パーセント以上が生物に由来している」。[*11]

✤医者への期待

先住民のヒーラーは、どのようにして植物が語りかけている内容を理解するのでしょうか。そのコツは、批判したり邪魔をせずに聴けるようになることです。この条件は私たち西洋の医者をたいへん不利な立場に立たせます。私たちは植物どころか人間の言うことさえろくに聞いていません。一九九九年に『アメリカ医学会雑誌』に発表された調査によると、患者が心配事を話すとき、医者にさえぎられるまでの平均時間はわずか二三秒なのです。[*12]

しかし、私たち医者も植物に耳を傾けることを覚えられると、私は信じています。医学校に入る前、学部で薬学の学位を取るときに、聴くとはどういうプロセスなのか、そのヒントをつかみました。私が好きだった課目は生薬学。薬用植物の学問です。生薬学の実験室は博物館を彷彿とさせ、壁には世界中から来た薬用植物の乾燥標本が並んでいました。イチョウが棚に載っていましたし、コルヒチンもあり、そして大きなガラス瓶には乾燥させたマリファナ（大麻）*Cannabis sativa* の葉が入っていました。マリファナは無防備に置かれていましたが、誰も盗みません。私はよく、なぜ盗まれないのか不思議に思いました。その理由は、植物が私たちに語りかけていたためなのだと確信しています。実験室に入るときは、中世の薬草医の作業場に忍び込むような気がしました。薬草の標本はすべて、マリファナさえも神聖なオーラを放っていて、ときおり――周りが静まりかえっていると――誓って言いますが、古い植物が話しているのが聞こえました。マリファナにせよ、その他の標本にせよ、盗むことは聖遺物を盗み出すにも等しい行為で、思いも寄りませんでした。

✤人間から植物への通信

英語では植物に関して特別な才能をもっていると誰もが認める人のことを「緑色の指」をしていると表現します。その逆の人もいます――「黒い指」の人です。基本的な考え方は、周囲の生き物に健康的な影響を与える人がいる一方、有害な影響を与える人もいるということです。医者を選ぶときにはこれを見分けることが肝心です。最近亡くなったユーモア作家のアーマ・ボンベックがこの章の題辞で言っているとおり、「診察室の鉢植えが枯れている医者にかかってはいけない」[*13]のです。

現在、医学校に入学するのは生物、化学、数学など理系科目の優等生と相場が決まっています。しかし、才能の指標がほかにもあったとしたらどうでしょう。たとえばその人が植物などの生き物に与える影響はどうでしょうか。植物の反応を使って、天性のヒーラー、その人がいると生き物が元気になるような人を見つけることはできないでしょうか。ここ数年の間に、実験室ではまさにそれに近いことが研究されています。

ある研究では、カナダのマギル大学の心理学者バーナード・グラードが、うつ状態の心が植物の生長にマイナスの効果を与えるかどうか調査しました。[*14] グラードが立てた仮説は、うつの人がもっていた水を与えられた植物は、陽気な気持ちの人がもっていた水を与えられた植物より生長が遅くなるというものです。「緑色の指」をもっていると評判の男性と精神病院の入院患者二人（抑うつ神経症の女性と心因性うつ病の男性）を使った対照実験が工夫されました。

三人はそれぞれ封をした水の瓶を三〇分間両手でもち、その水が大麦の種に与えられます。「緑の指」をもった男性は水を手にしたとき、自信にあふれ、肯定的な気分でした。彼の水を与えられた種はほかの人の種や対照群よりも早く生長します。思いがけないことに、普段はふさぎ込んでいる神経症の女性がこの実験には明るい気分で応じ、関連する質問をして、大きな興味を示します。彼女は水の入った瓶を、母親が子どもを抱くようにひざに載せて揺すりました。彼女の種も対照群より早い生長を見せます。うつ病の男性は水をもったとき、動揺して沈んだ気持ちでした。そして彼の種の生長は対照群より遅かったのです。グラードの研究は、⑴人間の考えや感情は生物系にプラスまたはマイナスの影響を与えることがある、⑵物体がその影響を仲介することがある、という二つのことを示唆しています。

グラードは同様の実験を、こんどは精神科の患者の代わりにヒーラーを使って三回行ないました。結果は三回ともはっきりした差を示します。ヒーラーがその手でパワーをこめた水を与えられた種子は、対照群よりよく発芽し、生長したのです。

グラードはこの実験を動物にも広げ、傷の回復と腫瘍の成長について同様の効果を発見しています。彼の業績に触発されて、世界各国の研究者がさらに研究を重ね、人の精神状態や意志がさまざまな生物系に与える影響――バクテリア、植物、細胞の生長率、主要な生化学反応の活性度、そして細胞内での突然変異率――を記録しています。[*15][*16]

これらの実験は、生き物に対してヒーリング作用を及ぼす人とそうでない人がいることを明確に示しています。また、人は両方の方向へ働きかけられること、つまり意図によって生物の健康を増進またはは減衰させられることも示しています。

こうした研究が、治癒に対して、また医者候補の選定に対してもつ意味は非常に大きなものと言えるでしょう。ヒーリングの才能――そしてその反対――が存在することは明らかで、あらゆる先住民文化はそれを認めています。私たちの目標は、生まれつきそういう才能をもっている人物を選ぶことのはずです。ちょうど、数学や音楽や体育や、その他ほとんどの分野で天分に恵まれた学生を選ぶのと同じこと。そして、それを見極める方法の一つは、植物に訊くことなのです。

人類史の黎明期から人々は植物が神聖であることを感じ取っていました。新聞記者のロバート・リー・ホッツも言っています。「人類の精神的なあこがれを示す最も古い物証は、古代のヒヤシンスとタチアオイの花粉の痕跡だろう――多くの学者はこれが四万四〇〇〇年以上前、ネアンデルタール人の墓に哀悼者が供えた花輪の遺物だと考えている[*17]」。

近くにいる者の健康を増進させるという能力が植物にあるのは、私たちが植物に神聖さを感じていることが理由なのかもしれません。一九七六年に心理学者のエレン・ランガーとジュディス・ローディンが行なった有名な実験があります。[*18] 老人ホームの入居者の中で二つのグループを作り、第一グループには鉢植えの植物を渡し、すべてを職員任せにせず、自分で世話をするよう提案しました。最初のグループと健康状態や障害の度合いが同じになるよう選択された第二グループの人たちには、通常の老人ホームでのケアが与えられ、職員がすべての判断や責任を行なうと保証されます。三週間後には鉢植えを与えられたグループが、健康面でも参加した活動の量でも、はっきりした改善を見せました。一年半後の結果はさらに劇的なものでした。鉢植えグループの死亡率は、もう一方のグループの五〇パーセントだったのです。

この古典的な研究は、任務を引き受け、責任を負うことが健康を増進する効果を発揮する例として、常に解釈されています。しかし、そういう要素を引き出して作動させたのは何だったでしょうか。もしかすると鉢植えの植物が、ただそこに存在しているだけで、老人ホーム入居者が看護職員の忠告をそれまでとはちがった風に聞くことを可能にしたのかもしれません。あるいは、高齢の入居者たちは職員の言うことはまったく聞かず、植物に耳を傾けていたのかもしれません。

✤アスピリンを二錠

植物と人間はどのくらい似ているものでしょう。

花屋はよく、花瓶にアスピリンを一錠入れておくと切り花のもちがよくなると教えてくれます。生化学者のラルフ・A・バックハウスは、テンピにあるアリゾナ州立大学の同僚とともに、花屋のアドバイスを支持する証拠を提出しています。[19] アスピリンが、人間と植物の両方に同じ――切り傷や擦り傷や打撲傷を与えられた――状況で効くことを発見したのです。

動物に対して、アスピリンはプロスタグランジンという、炎症反応の引き金となって血管を収縮させる脂肪酸の生成を阻止します。植物に対して、アスピリンはジャスモン酸という、葉食性昆虫に消化不良を起こす原因となる化学物質を作らせる物質の生成を阻止します。アスピリンによって阻害される生化学的反応は、植物と動物で驚くほど似ています。

ジャスモン酸は植物が害虫を撃退する助けになるだけでなく、植物の老化も早めます。植物学者は、傷つけられた植物が早期老化を起こすのは、枯れる前に種子を作ろうとしているのではないかと考えています。ある研究では、四枚のうち一枚の葉を毛虫に食われてしまった野ダイコンの苗は、食われなかった対照群と比較して、種子が六〇パーセント多くつきました。[20] ですから、花屋は的を射ています。確かにアスピリンは老化を進めるジャスモン酸を抑制して、切ったばかりの花が「若さを保つ」ように働くのです。

この研究に携わった科学者は誰も、アスピリンが植物の痛みを実際に和らげるとは言っていません。植物が痛みを感じると考えていないためです。しかし、人間の痛みをたぶんどの物質よりも多く和らげたアスピリンに対する傷ついた植物の反応は、植物がある程度痛みを感じているかもしれないことへの手がかりではないでしょうか。これがとんでもないと思えたら、一九世紀には大部分の科学者が動物は痛みを感じないと信じていたことを思い起こしてください。今ではそんな考えをもつ人はいません。私たちは植物についてもまちがっていないでしょうか。ええ、確かに。意識をもたないものが人間の感情をもつと考えるのは哲学的に無謀なことです。哲学の専門家はこういう論理上のまちがいに名前を付けています。「感傷的虚偽」というのですが、感覚が人間の領域以外にも広がっていると考えるのがなぜ感傷的で虚偽なのか、まともな説明はありません。

植物の感覚についてどのような答を出すかは、私たちの生き方に現実的な影響を与えます。人がベジタリアンになる理由としてよく言われるものの一つが、植物は感じないが動物は感じると信じていて、自分たちの食べるもので痛みを与えたくないというものです。私たちの自己イメージもこの選択に結びついています。ジョン・ヘンリー・ニューマン枢機卿（一八〇一－一八九〇）に言わせれば、「自分は絶対に痛みを与えないと言明するのが、紳士の定義に近くなっている」[*21]のです。しかし、ここに述べた考察に鑑みると、このベジタリアン擁護論は見直したほうがいいかもしれません。菜食主義が良さそうに見えるのは、私たちが単に植物に耳を傾けていないためではないでしょうか。植物の中で起きている生化学プロセスは、痛みを和らげるためのように見えましたが、その意味を真剣に受け止めたら、偉そうに植物を食べられるでしょうか。私たちはこれからもキャベツの首を切り、アスパラガスを切断し、麦を叩き、タマネギを茹で、リンゴの皮をむき、ナッツを割り、ニンジンを刻み、マメを（水に漬けて）溺れさせ、オレンジを搾り、ジャガイモを焼き、バナナを皮剥ぎにして火葬（フランベに）し、あらゆる果物や野菜をみじん切りにし続けるのでしょうか。

菜食主義をやめようと言っているのではありません。しかし、植物が痛みを感じる可能性を真剣に考えたら、たぶんもっとありがたい気持ちで、またいずれ私たちが土に埋められたら、植物のほうが私たちを食べる番になるという理解をもって、食べることができるのではないでしょうか。

✤植物から動物への移植

生物学的に類似していることを判断する基準の一つに、一方の生き物の組織を他方に移植して成功するかどうかというのがあります。移植したものが根付いたら、提供側と受取側には「適合性」があると言います。これまで植物と動物はあまりに異なるため、相互の移植は不可能だとされてきました。しかし、一九九五年にメキシコの国立医療センターのハビエル・ロソヤが率いる研究チームは、史上初めて植物の組織を動物に移植することに成功しました。[*22] 彼らはこの研究を「界間」実験――植物界と動物界をまたぐもの――と呼んでいます。

ロソヤらのチームはミモザの植物組織をラットの皮下に移植し、三〇日、六〇日、および一二〇日後に移植箇所の顕微鏡観察を行ないました。旧来の予想に反して、移植した植物は生き延びます。最初に炎症反応があった後、線維性被膜が移植した組織の周囲に形成され、四カ月目には毛細血管ももう少し太い血管が徐々に移植部分の内部にできていきました。この結果は研究者に、何か未知のメカニズムが植物細胞に栄養を与えているらしいこと、また移植された植物組織が作り出した代謝物が宿主動物の血流に渡されているらしいことを示唆しました。その後、植物組織はラットから除去されてもう一度培養され、この間ずっと生きていたことが証明されました。こうした発見は、植物の移植が薬として役立つ化合物を作り出す可能性がある、と研究者は言っています。ロソヤの実験は「自分で育てる」ことにまったく新しい観点を与えます。

✤自然は何をするか――サルの猿まね

モンタナ州にある壮麗な大自然ビタールート峡谷の森に住んでいるジャニン・ベニュスは、彼女に言わせると「生命の特質を意識的に模倣すること」であるバイオミミクリーを研究しています。[*23][*24] 何か問題を解決しようとする際、「自然ならここで何をするか」と考えることを彼女は提案します。

もう一度、熱帯雨林で薬用植物を探すという問題に戻ってみましょう。ベニュスの質問をしてみるのが一つの方法です。自然ならここで何をするだろう。

その答は京都大学のマイケル・ハフマンにとって新しい意味をもちました。タンザニア西部のマハレ山塊で、寄生虫にとりつかれて元気をなくしたチャウシクという名のチンパンジーを観察していたときのことです。[*25] ハフマンは、チャウシクがふつうはチンパンジーが食べない木の新芽を取って皮をむき、苦い芯を食べるのを目にしました。それから二四時間以内にチャウシクの症状はすべて消えてしまいます。病気のチンパンジーが、人間には薬効があると知られている不味い植物を選び、食べて、その後に回復するところを科学者が観察したのは、これが初めてのことです。ハフマンは、これが人間の使う植物性薬品の起源かもしれないことに気づいて、畏敬の念をもって眺めました。それ以来、動物が自己治療を行なった例がいくつも記録され、動物薬学という成長分野の基礎作りに貢献しています。

ボルネオでは、痛そうに頭を抱えていたオランウータンがある植物の花を摘んで食べるのを熱帯林の専門家ウィリー・スミッツが発見します。しばらくするとオランウータンは気持ちよさそうに立ち去りました。その後、森の中で頭痛に襲われたとき、スミッツは同じ花を取って食べ、同じ結果を得たそうです。

ハフマンをはじめ、有名なチンパンジー専門家ジェーン・グドールの研究に触発された多数の研究者は、チンパンジーが木の葉をまるごと呑み込むのを発見しています。選ばれる木は三四種のどれか一つでした。丸呑みされた葉は消化されず、原形をとどめたまま、きれいにアコーディオンのような蛇腹となって糞に排出されます。チンパンジーが葉を丸呑みする行動は雨期が始まって二カ月経ったころに最も盛んになりますが、この時期は主な腸内寄生虫による病害もピークを迎えます。ハフマンは病気のチンパンジーだけが葉を呑み込むことを発見しました。彼はそういう葉がすべて裏側に剛毛の生えたものであることにも気づきます。よく調べると、生きている虫が排出された葉の剛毛や蛇腹に捕らえられているのが見つかりました。ハフマンの「ベルクロ〔マジックテープ〕仮説」は、葉が腸を通るときに虫を絡《から》め取って体外へ運び出すというものです。

しかし、野生の霊長類に見られる自己治療の大部分は物理的プロセスではなく、化学的プロセスを利用します。たとえば、ウガンダのマウンテンゴリラはドンベヤという木の皮を食料にしていますが、これには大腸菌をはじめとする病原体を殺す自然の抗生物質が付着しています。チャウシクが食べるのをハフマンが見た苦い新芽はクワガタソウ属の *Veronica amygdalina* という植物のもので、マラリア、赤痢、住血吸虫症を起こす多くの微生物に有効な化合物を含むことが判明しています。現地のトングェ族は、チンパンジーと同じ症状に対して同じ植物を摂取し、同じ程度の時間で回復しています。

ハフマンの発見の中でも重要なものの一つが、チンパンジーの食べる植物の芯には腸内寄生虫に対してさまざまなレベルの働きをもち、それぞれ異なる影響を与える化合物が二〇種前後含まれているという事実です。「生物活性が最も高い化合物は虫を麻痺させ、動きを抑え、産卵を妨げる。それほど活性の高くない化合物も［寄生虫に対して］有毒である」と、彼は書いています。

近代医学において私たちは特効薬というアプローチを採用しました――一つの薬品が一つの作用で病原体を根絶やしにするというやり方です。作用が一種類しかないと病原体が対抗戦略を発達させるように刺激するため、これは薬への耐性を助長します。ジャーナリストのアイリング・アーウィンによれば、「それに引き替え、森の治療薬はめったに病気を根絶しない。抑えるだけなのだ。植物の葉を呑み込むチンパンジーはその後も寄生虫をもっている。ただ、その数は少なく、安全な範囲で、雨期が終わる頃、感染は自然に消えてしまう[*26]」。

薬草医療に反対する人たちはこのアプローチに賛成しませんが、ときにはそれにも正当な理由があります。エイズなど一部の病気では保菌状態も危険で、病原体を完全に取り除く必要があります。しかし、その他の点で薬草反対者はかなりの見当ちがいをしていそうです。薬草医療の原則は複数の化合物が穏やかに相乗的に作用することですが、彼らはそれを理解しません。薬草にはただ一つの決定的な化合物が含まれていて、それを分離し、合成して純粋な形で使うことができると考えます。ところが、動物薬学は薬草が効くのは実に多様な成分を含んでいるためで、何か一つの化合物のためではないことを示しています。

薬草医療はたくさんのハエ叩きでハエを殺しているようなものです。強力な兵器一つで壊滅させようというのではありません。ハエの中にはハエ叩きから逃れて生き延びるものもいるでしょうが、患者の方も生き延びることができるのです。

ハフマンが観察したチンパンジーはどのようにして正しい植物を知ったのでしょうか。医者にアドバイスをもらったわけではありません。本能的に効き目のある植物を知ったのか、さもなくば別のチンパンジーから教わったのです。しかし、「本能」とは何を意味しているのでしょうか。また、別のチンパンジーから教わったのだとしたら、その別のチンパンジーはどうやってこの知識を得たのでしょう。試行錯誤でしょうか。そうかもしれません。しかし、私には何かもっと深いことが起きているように思えます。手当たり次第の実験を超越するもの——たぶん、マダガスカルの先住民薬草医が植物の助けを必要としたときに今も起きているのと同じたぐいのものなのでしょう。薬草自身が関わって、反応し、語り返してくるのです。

✤批判者

薬草《ハーブ》の人気ぶりは私たちのグリーン意識を考慮しないと理解できません。動物薬学からすると、この意識は非常に長い間発達し続けてきたようです。

薬草医療に批判的な人の多くは、私たちを植物の世界と結びつける精神内部の力を信用せず、闘おうとします。自分がどの薬を使うかという選択は、厳密な対照試験のみに基づいて行なうべきだと信じ、薬草好きは危険な反科学的傾向だと考えます。たとえば詐欺的医療対策全米協議会（National Council Against Health Fraud）のウィリアム・ジャーヴィス[*27]は、自然薬草医療という考え方を、科学的な裏付けのない「イデオロギー的子どもだまし」と呼んでいます。薬草医療の支持者は「自然を愛するあまり、相手は恵み深いか善意をもっているとしか考えず、危険な面を見ていない」とジャーヴィスは非難します。薬草医療の最も頑固な敵は、薬草――人手の加えられていない自然――など信用できないと思い込んでいるようです。有効な化学成分を分離し、合成し、処方箋が必要な薬品として販売することによって飼い慣らす必要があるというわけです。この考え方からすると、二〇世紀半ばに対照臨床試験が現れるまで、薬物について信頼できる知識はなかったことになります。

　薬草医療を批判する人々は、人類が何千年何万年にわたって絶え間なく世界中で薬品の実験に携わってきたことに気づいていません。この巨大な実験は、薬草の使い方について地球上すべての文化における莫大な数の単独事例研究で行なわれてきました。地元のヒーラーが病気の人に薬草を投与するたびに、経験が獲得され、知識が広まりました。今も地球規模で続くこの実験は、アメリカの国立衛生研究所や製薬会社が想像もつかないほど大きなものです。それにもかかわらず、そこから獲得した知恵があまりにも頻繁に無視されているのは、人類全体の損失です。

　薬草を批判する人々は、しかしながら一点について正鵠《せいこく》を射ています。グリーンな薬には危険があるのです。薬草調剤の中には有毒なものもあって、それを無視するのは愚かなことです[*28]。しかし、薬草の危険に関する現在の論争は過熱気味で、アンバランスなものになりがちです。毎年アメリカの入院患者一〇万人前後の死因が薬の副作用であり[*29]、入院治療そのものが心臓病とがんに続いてアメリカの死亡原因の第三位を占めている[*30]という事実を考えると、その感が強くなります。もちろん、通常医療の欠点が薬草の使用やその他の治療がもっている短所を正当化するわけではありませんが、批判者は薬草のことになるとしばしばダブルスタンダードをもち出すことがわかります。

✤少しは尊敬を

私の家系は代々農家でした。たぶん、植物が人間の幸福に果たしている貢献に敬意を払うのが当然と考え、分別あるはずの専門家が薬草をぞんざいにあつかっているのを見ると身の縮む思いがするのは、それが一因なのでしょう。

タキソールを考えてみましょう。最近アメリカの国立がん研究所ががん治療における過去二〇年で最大の前進だと持ち上げた抗がん剤です。[*31] タキソールが最初タイヘイヨウイチイ *Taxus brevifolia* から得られたのは、前にお話ししたとおりです。この化合物が発見された当初は、樹齢一〇〇年の木を六本犠牲にしないと患者一人分の薬物がとれませんでした。この割合ではアメリカの太平洋側北西部のイチイは急速に絶滅してしまいます。環境保護団体の抗議を受けて、製薬業界は野生のイチイを切り倒すのではなく、自前で栽培する方法や、有効な成分をイチイの葉から抽出する方法を見つけ出しました。その結果は製薬業界の巨大企業ブリストルマイヤーズスクイブにとって華々しいものでした。一九九六年だけでタキソールの売上は全世界で八億ドルを超え、「グリーン」な薬品に新しい意味合いを加えたのです。[*32]

この製薬会社は、由緒ある医師用便覧（ＰＤＲ）でタキソールについて次のように解説しています。[*33]

> パクリタキセル［タキソールの一般名］は抗腫瘍活性をもつ天然物である。パクリタキセルの化学名は 5*β*, 20-Epoxy-1,2*α*, 4,7*β*, 10*β*, 13*α* -hexahydroxytax-11-en-9-one 4, 10-diacetate

2-benzoate 13-ester with (2 R, 3S)-N-benzoyl-3-phenylisoserine。……パクリタキセルは白色から微黄白色の粉末で、分子式はC$_{47}$H$_{51}$NO$_{14}$、分子量は八五三・九である。脂肪親和性が高く、水には溶けず、摂氏二二六〜二二七度で溶解する。

これはまるでモナリザを、ダヴィンチが使った顔料の化学的組成で説明しているようなものです。タキソールが「天然物」であると書いてあるのを別にすれば、四ページに及ぶ説明書きにタイヘイヨウイチイの木は言及されていません。この木がなければこの薬は存在しないというのに。貴重な薬をもたらした後、イチイの木は捨てられました。感謝の言葉が脚注にあるわけでも、栄誉をたたえて一言触れるでもなく、一瞥もされていません。年間一〇億ドル近くを一つの植物から収穫する企業なら、印刷物の中で少しは敬意を表するものだと考えるのがふつうでしょう。タキソールがひどい副作用——二ページ以上に及ぶ「警告」や「拒絶反応」——を起こすのも無理ありません。まるでこれが侮辱に対するイチイなりの抗議だと思いたくなります。

✤ 絶滅させてもいいほど薬草が好き

世界保健機関（WHO）によると、全世界の人口の約八〇パーセントが伝統的な植物薬に頼っています。*34 何百年という間、こうした薬物を自然の中や小規模な家庭菜園から収穫するのは何の問題も起こしませんでした。人々は必要な分しか採集や栽培を行なわなかったからです。しかし、薬草への関心が世界中で増すにつれて、多くの薬草で需要が自然な産出量を上回り、植物が危機に瀕しています。

私たちは愛するあまり、いくつかの植物を死滅させようとしています。
同じことは前にも起きています。紀元前七世紀、ギリシアのテラから出発した開拓者の一団が、現在のリビアにキュレネという町を作りました。土地は乾ききっていて、先住民は敵意をもっていましたから、ここに定住するようにという神託には耳を疑ったことでしょう。しかし、やがてキュレネにたった一つの財産が発見されます――シルフィウムという大きなフェンネルの一種で、これが後にこの植民地を潤しました。シルフィウムは香辛料や咳止めとしても使われましたが、避妊薬としての効き目はほかに類を見ないものでした。二世紀のギリシア人医師ソラヌスはヒヨコマメほどの大きさの実を絞った汁を月に一回飲めば妊娠を防ぐのに十分だと書いています。しかし、シルフィウムはとんでもなく希少な植物で、北アフリカの一部、この町に近い、幅五〇キロの地帯にしか見られませんでした。気むずかしい植物でもありました。シリアやギリシアへの移植は失敗に終わり、キュレネ人を喜ばせます。値段はどんどん上がりました。紀元後一世紀になると、シルフィウムは重さで銀よりも高価になり、貴族の避妊薬になっています。三〇〇年後、この植物は絶滅しました。[*35]
現代の薬草も、シルフィウムと同じように問題を抱えています。たとえばヒドラスチス。感染症の治療に使われ、世界で最もよく売れている薬草の一つです。この小さな森の植物は世界各地の湿度が高い広葉樹林に多く育ちますが、大規模に採集されたことと森林の伐採が盛んになったことが相まって、以前はたくさん見られた森でも見つけるのがますますむずかしくなっています。ヒドラスチスの回復には数十年が必要で、現在の需要はこの種を大幅に減少させる勢いです。[*36]
ヤクヨウニンジンは、最近需要が高まっている薬草の中でもいちばんの打撃を受けているものでしょう。ヤクヨウニンジンの根は非常に成長が遅く、成熟に最低でも六年かかります。しかも、完全に成熟したものだけが薬効をもっているのです。アメリカから輸出されるヤクヨウニンジンの九〇パーセント以上は栽培されたものですが、野生のニンジンの盗掘は急増しています。一キロあたり一〇〇〇ドル、栽培品の三倍以上するのです。[*37] 現状を懸念する薬草研究者や自然保護活動家の集まりで、ヴァーモント州に本部を置く植物保護連盟は、最近絶滅危惧植物のリストをまとめましたが、アメリカのヤクヨウニンジンはその筆頭に挙げられています。ヒドラスチスと、老化防止ホルモンのDHEAが抽出されるヤマノイモ（*Dioscorea villosa*）がそれぞれ二位と三位を占めています。ワシントン条約も、保護を必要とする希少な薬用植物のリストをまとめ始めました。[*38] ジャーナリストのナサニエル・ミードは、多くの薬草に脅威を与えた市場の力が、結果的には救済になるのではないかと言っています。「野生から収穫する薬草が不足するにつれて、品質は悪化しがちになり、その一方で価格は上昇する。……このため栽培がますますもうけの多い事業になる。そして、適切な栽培技術を用いれば、有機栽培の薬草は野生の品質に並び、それを超えることさえ可能になる。その結果、薬用植物の栽培は花形産業になるかもしれない」[*39]。そうは言うものの、植物の救済に先立ってそれを絶滅に近いところまで追いつめるというのですから、これは薄情なアプローチです。

✤植物からのクリスマスカード

私たちが植物の気持ちを本当に感じ取っているなら、貴重な薬草を絶滅に追いやるようなことはしないでしょう。とはいえ、植物が伝えてくるものなど何もないと信じていたら、植物の気持ちを感じ取ることはむずかしいように思えます。しかし、植物の中には私たちがなかなか聞き取れないことを理解するものもあるようです。そういう植物は途中まで手を伸ばしてくれ、また場合によってはさらに努力してメッセージを伝えてくれます。ときには植物と人間の親しいつながりが、本当に必要になったとき——まるでいつでも役に立てるよう付き添っているかのように——突然姿を現します。

ある厳寒の冬、哲学の研究家マイケル・グロッソに起きたことを見てください。彼はこの話を刺激的な著書『ソウルメイキング *Soulmaking*』（未訳）に書いています。[*40] グロッソがニュージャージー州エッジウォーターの、ハドソン川を臨む小さなレンガ造りの家に住んでいた、あるクリスマスイヴのこと、その日は寒さがひとしおで強風が吹いていました。[*41] 寒暖計は零下二〇度近くを示し、道路は氷に覆われていましたが、ガールフレンドのフランチェスカは真夜中のミサに行くと言ってききません。そこで二人は極寒の中を教会へ向かいました。

グロッソはミサにがっかりしました——会衆は上の空で敬虔な態度とはほど遠く、神父にも感心しません。家に帰ったグロッソとフランチェスカは、冷え切った部屋でコートを着たまま熱いお茶を飲みました。プレゼントを交換しましたが、そのことにどちらも喜びを感じていませんでした。その夜、二人の関係は天気と同じくらい冷え切ってしまったのです。グロッソはコートにくるまってソファで眠りにつきました。あまりの寒さと無感覚で、怒りも感じません。「クリスマスの喜びは私の中から消えはてていた」と、彼は述懐しています。そしてグロッソは「夢も見ない眠りに落ち」ていきました。[*42]

朝になって、彼はフランチェスカの優しい声に起こされました。ソファで眠い目をこすりながらくるまったコートのすき間から見ると、彼女が窓際の鉢植えを見つめています。

「見て！　見て！　一晩で花が咲いたのよ！」

「何だって？」まだ眠いままで、彼はつぶやきました。

「あなたの木よ！　あなたの木に花が咲いたの！」

グロッソは起き上がり、窓のところへ歩み寄って、鉢植えをぐるりと一周しました。フランチェスカの言うとおりです。白いつぼみがいくつかふくらんでいました。彼はつぼみに触れ、かぐわしい香りを嬉しそうに吸い込みました。やおら合理的精神で我に返った彼は、信じられない思いで花の咲いた鉢植えを見つめます。小さな白いつぼみは、あまりに場違いで、時季外れに思えました。一体なぜ、凍ってしまいそうなときに出てきたのだろう。フランチェスカは苦もなくすべてを受け容れてしまいます。彼女は鉢植えのつやつやした大きな葉を撫《な》でながら花びらの甘い香りを嗅ぎました。「天からのクリスマスカードだわ」。

グロッソは戸惑いました。このような鉢植えが、一年でいちばん寒い時期、冬至を過ぎたばかりの、しかもクリスマスの朝に咲くというのは、どう考えてもふつうではありません。彼の疑いをよそに、いまやつぼみはすっかり開いて、部屋中を圧倒するほどの香気で満たします。花びらが散ると、彼はそれを箱に入れて取っておきました。

グロッソはこの木の過去を思い起こしました。この熱帯植物は一〇年以上前、チャイナタウンの屋根裏部屋に住んでいたときに買ったもので、よく世話したおかげで大きく成長しました。ある年の夏、世話を任せた学生たちが水やりを忘れ、木は枯れてしまったように見えました。しかし、グロッソはそれを捨てずに介抱して生き返らせ、今では一五〇センチほどにもなっています。彼は頻繁に引っ越しましたが、鉢植えの世話は怠りなく、葉に霧を吹いてやり、土の手入れをしてやりました。あの凍りつきそうなクリスマスの朝に花を咲かせたとき、この木はまるでこう言っているようでした。「この人は前に優しくしてくれた。さあ、今度は私が花を咲かせて、春を思い出させてあげよう！」

しかし、常に合理主義者のグロッソは、この植物の奇妙なふるまいに対する科学的な説明を求め続けました。さらに調べていくと、この植物ドラセナ（*Dracaena fragrans*）は熱帯産の低木でめったに花をつけず、通常は熱帯性の気候を必要とすることが判明します。花屋にも二軒相談しました。一人目は、「ドラセナが咲くのは見たことがない」の一言――寒い冬、夜に咲くかどうかは言うまでもありません。

もう一人の話はグロッソを不安にさせました。あるお得意の老婦人が、お気に入りだったサボテンをその花屋に譲りました。老齢で体が弱くなり、自分で世話ができなくなったのです。約一年が経ち、花屋は婦人のことを忘れていました。そんなある日、サボテンがきれいな赤い花を咲かせます――同じ朝、彼にそのサボテンを譲った婦人が亡くなったのでした。

落ち着かない気分で、グロッソはその話をオペラ好きの友人に語ります。すると、その友人は同じくらい不思議な話で応じました。あるオペラスターが亡くなったときのことです。冬の日で、夜の間に雪が積もっていました――そして彼の家の玄関近くに翌朝、すなわち彼が死んだ日の朝、赤いバラが咲きました。そしてバラのそばには、空から落ちて死んだ小鳥が横たわっていたのです。

「私が聞きたかったのはこんな話ではなかった」。グロッソは不満でした。そこで、彼は科学的に解説してくれそうな専門家を探します。生物学の教授の言うことは、このできごと全体が異様に思えるとコメントした以外、花屋と大差ありませんでした。。最後に、グロッソは世界的に有名なニューヨーク植物園に行って植物学者や経験豊かな園芸家の意見を仰ぎます。全員が、暗さと厳しい寒さは熱帯植物の敵だという点で一致しました。その上、誰もドラセナの花が咲くのは見たことがありません。ある植物学者は、これを「奇跡」だと断言しました。

「通常の説明ができないとなると、私たち自身が花を咲かせた魔術の技師だった可能性がある」と、グロッソは推測します。もしかすると、沈み込んだ心を埋め合わせるために、何らかの方法で彼が開花の引き金を引いたのかもしれません。もしかすると、それをフランチェスカといっしょに、知らず知らずやっていたのかもしれません。「それが正しい理由なら、人間に何ができるのか、奇妙な状況が見えてくる。それは人間の魂がもつ未知の能力、影響力を伝える未知の手段やルートについて、何かを語っていた」。さもなくば、フランチェスカとグロッソが困っていることをこの木が知って、それに応じたのかもしれません。

そこにグロッソはもう一つの可能性を付け加えています。もしかすると、「祭りのとき……聖なる日々と癒しの季節にまつわる何かが関係しているのかもしれない。鉢植えの異常なふるまいは、あるいは個人や民族や人類としての意識を超えた何かによって引き起こされたのかもしれない。人によっては神と呼ぶものによって。もしかすると、フランチェスカの言うように、あれは本当に天からのクリスマスカードだったのだろうか」。

✤グリーン医療の前途は？

どこへ行っても、「グリーン医療」、つまり植物や薬草の使用をこれからも引き続き増加させるにはどうすればよいかと訊ねる人々がいます。いちばん逆効果になるアプローチは、グリーン医療をまったく実利的に考え、薬草を単に医者の黒い鞄に加わった最新の道具としてあつかうことでしょう。エキナセアは新しいペニシリン、イチョウは最新の頭脳活性剤というわけです。グリーン医療は必ずしも何かのためにあるものではありません。それは敬意をもって世界の中で生きること、そしてその世界では植物界が生きていて神聖なものだと考えることにつながります。あらゆる生き物に対して敬意を払うことなのです。ですから、私たちが勧めたいのは何か特定の療法というよりむしろグリーン意識です。こういうやり方で世界に接すると、植物は私たちを出迎えてくれます。植物自らが名乗り出て、どのように私たちを助けられるか教えてくれるのです。

地面が容赦なくアスファルト化される中で、ますますグリーンな世界から遠ざけられている現代人の最大の課題は、私たちの祖先にとって生きいきした現実だった植物とのつながりをどのように復活させるかということです。それには、いつものことながら、敬意をもってグリーンな力が私たちの生活に現れてくれるよう謙虚に招くこと、そして植物が語るときには、その声が聞こえる場所に自分たちを置いておくことが必要です。それができるようにならなければ、グリーンな世界はふたたび私たちの医療文化から退き、機械論的な医療だけが、私たちの改革の努力もむなしく、残ることになりかねません。

このプロセスを促すには、グリーンなイメージを私たちの中でふくらませる方法を工夫するのも一つのやり方です。最近、私はこれで楽しんでいて、草木の声にもっと耳を傾けようと努めています。キャット・ハリソンの例にならい、私も摘んだばかりの葉を枕の下に置き、新しい葉っぱの上で寝返りを打ちながら、グリーンなものが夢に現れるのを待っています。スコットランドのフィンドホーンでは人々が植物の精にやせた土地の祝福を願った後、二〇キロ近いキャベツができたそうですが、これまでのところ我が家の菜園ではそのような収穫はありません。私の菜園にはこれまでにない数の虫がいるのではないかと思います。けれど、私にとってグリーンであるということは、作っている野菜の大きさとか、私が食べるもののことでさえなくなってきています。グリーンとは色のことではなく、魂の姿勢なのです。

第9章　虫　*Bugs*

皆様、どうぞ蛇《ワーム》をたっぷりお楽しみください。
――シェイクスピア『アントニーとクレオパトラ』

終わると羽が生えて飛び立ち、癒しを残していくような治療を想像してみてください。

ルイジアナ州マリオンのグラディ・ドゥーガス医師が担当していた八〇歳の寝たきり患者に起きたのは、まさにそのとおりのことでした。この高齢の男性は踵《かかと》と腰と尻に床ずれができてひどく化膿しており、中には深さが三センチ近いものもありました。*1　抗生物質と創面切除では改善が見られず、ドゥーガス医師は両足首の切断が必要だと考えます。そのとき、彼は糖尿病を患っていた自分の祖母が、一九三〇年代に足の潰瘍を珍しい治療法で治してもらったことを思い出しました。ハエの幼虫、すなわちウジ虫を使ったのです。失うものは何もないと考えたドゥーガスは、ルイジアナ州立大学の昆虫学者ジェフリー・ウェルズに連絡します。一週間後、ウェルズはクロバエの卵八〇〇〇個をもってマリオンを訪れました。ドゥーガスは祖母のときの記憶どおり、卵を患者の床ずれに塗りつけます。卵は幼虫に孵化し、膿んだ組織を食べ、ハエになって飛び去りました。ドゥーガスはさらに卵を塗りつけ、同じことが繰り返されました。四週間後、患者の褥瘡《じょくそう》はきれいになり、健康な組織が盛り上がってきます。両足首を切断する代わりに、ドゥーガスは患者を近所の病院へ送って皮膚移植を受けさせました。

ケヴィン・シェファー大尉もウジ虫を信奉しています。二〇〇一年九月一一日、アメリカン・エアラインズ七七便が国防総省《ペンタゴン》の海軍司令部にあった彼の職場を直撃して、シェファーは体表の五〇パーセントを超える火傷を負いました。瀕死の状態で人工呼吸器に頼っていた彼に、火傷専門医はウジ虫を使って、損傷を受けた皮膚を除去し、感染の危険を減らすことができました。[*2]

こういうことが可能なのは、ウジ虫を快く感じているときです。しかし、この動物はしばしば人の心を恐怖に陥れます。二〇〇一年六月一九日、ミシガン州デトロイトに住む一一歳のヴィンセント・イングラムが近所のマクドナルドで買ったチーズバーガーを家に持ち帰って食べたときがそうでした。[*3]ヴィンセントの言い分によると、彼がかぶりついたバーガーはウジ虫だらけでした。マクドナルドに対して一〇〇万ドルを要求する訴訟でヴィンセントの代理を務めている弁護士は、呪われた食事の直後にイングラム家を襲った恐怖を次のように述べています。「そばにいた姉が悲鳴を上げてパニックになった。これが彼の口の周りを這い回り……口の中からも出てきたためである」。

ヴィンセントの経験は、ウジ虫やヒルやミミズといった這い回る虫に対して大部分の人が感じる本能的な嫌悪感を示しています。しかし、いつの世にもそうだったわけではありません。たとえばヒルを意味する英語のleechはゴート語で魔術師や治療者を意味するlekesisから来ていて、この動物が昔は尊敬されていたことをうかがわせます。

しかし、神話は変化するもので、私たちの祖先がこの動物に対して抱いていた畏怖の念はほとんど消えてしまいました。現在ではその名前が非難や侮辱に使われています。誰かがヒルのような奴だと言えば、おべっか使いの吸血鬼で、自分が望むものを手に入れるために他人にくっついて行く自分本位の人だと非難していることになります。ミミズのような人と言えば、つまらない、注目に値しない人という意味です。多くの人にとってミミズやウジ虫は言葉にならないほど低級な動物——死体の侵略者、滅亡と死の象徴、腐敗と腐食の媒介者なのです。

人々がウジ虫やヒルに対してこれだけ嫌悪感をもっていることからすると、もうこういう虫は医療の現場から姿を消していると思われるかもしれません。しかし、『アメリカ看護雑誌 *American Journal of Nursing*』のシニア・エディター、ダリア・ソーファーも言うように、「怖がりの人はご用心。……医用ヒル *Hirudo medicinalis* が帰ってきました」[*4]。ヒルが帰ってきた先はアメリカの病院や医院だけではありません。ソーファーはヒルが「おしゃれになった」と書いています。ヒルの入った化粧品がヨーロッパではすでに売られていて、ダラスの会社がアメリカで年間二〇〇万個のクリームを販売する予定だそうです。化粧品への使用に加えて、ヒルの成分を歯磨きに添加する計画もあります。こうした商品は医用ヒルのもつ、抗炎症性、血液サラサラ効果、血管拡張、鎮痛といったさまざまな薬理作用を利用しています。

実際の話、二〇〇五年の八月にはアメリカの医療顧問委員会がウジ虫やヒルを安全に飼育、運搬、販売するための規制案を作っています。[*5]

✤ウジ虫の小史

人間の傷にウジ虫が侵入した状態は、蠅蛆《ようそ》症と呼ばれます。記録に残る最も古い症例は旧約聖書で「肉は蛆虫……に覆われ、皮膚は割れ、うみが出ている」（ヨブ記第七章五節、新共同訳）と嘆いたヨブの物語でしょう。

ある種のハエの幼虫は古来、化膿性の傷の死んだ組織を取り除くために使われてきました。中央アメリカの古代マヤ族は、数日でウジ虫が湧くよう、包帯をまずウシの血に浸し、日光に当ててから使っていました。オーストラリアのニューサウスウェールズ州に住むゲンバ族の人々もウジ虫を使って化膿した傷をきれいにしていましたし、ミャンマーの山地に住む孤立した部族の中にも同じことをしている人々がいます。[*6]

西洋がウジ虫の価値について知った事情は戦争と密接に関係しています。[*7] フランスのシャルル九世とアンリ三世の軍医長だったアンブロアーズ・パレ（一五〇九－一五九〇）は一五五七年、サンカンタンの戦いの後で自らの経験を「負傷した者たちの傷は大いに悪臭を放ち、壊疽《えそ》と腐敗にウジ虫がたくさん湧いている」と報告しました。パレはこのウジ虫が腐った肉から自然に発生したと考えています。ハエが関係していることには気づいていません。パレはウジのたかった戦傷の一つが「あらゆる予想を超えて回復」したと述べていて、医療におけるウジ虫の価値を認めた最初のヨーロッパ人の栄誉を与えられています。

ナポレオンの陸軍医務局長だったドミニク・ジャン・ラレー男爵はエジプト遠征の際に化膿した傷の大部分にウジ虫がわいたと報告しています。彼の目から見ると兵士たちは、「このウジ虫――実はこの風土に特有のアオバエの幼虫――を非常に嫌がって」いました。ラレーとその部下はウジ虫の価値に気づき、兵士にこれが「自然の働きの近道」で、壊死した組織を取り除いて回復を早めてくれるのだと説得を試みます。それでもやはり、フランスの軍医たちは包帯を取り替えるとき、傷口からウジ虫を一掃するのにやっきでした。*8

✤近代の展開

傷の看護にウジ虫を初めて意図的に使った功績は、アメリカ南北戦争で南軍の軍医だったフォニー・ザカライアスに帰《き》されています。「従軍当時……ヴァージニア州ダンヴィルで、私は初めて病院壊疽の腐敗した組織をウジ虫で除去し、多大な満足を得た。わずか一日で、ウジ虫は我々の掌中にあるいかなる薬剤よりもはるかによく傷を掃除することができる。その後、私はさまざまな場所でこれを使ってきた。これを使ったことによって多数の生命を救い、敗血症を避け、迅速な回復を得たことを確信している」*9と、彼は書いています。

二〇世紀にウジ虫治療への関心が復活したのは、ボルティモアの外科医で第一次世界大戦で陸軍に従軍したウィリアム・S・ベアに大きな功績があります。ベアは戦場に一週間放置されていた重傷者を二人担当しました。病院に運び込まれたとき、二人の傷口にはウジ虫がうごめいていましたが、壊疽も、化膿も、発熱もありません。ベアがウジ虫をこそげ取ってみると、「想像できるかぎりで最も美しいピンク色の肉芽組織」が現れました。彼はこの経験に深い感銘を受けます。戦後、ジョンズ・ホプキンズ大学の医学校に整形外科の臨床教授として戻ったベアは、骨髄炎を専門としました。抗生物質がまだなかった当時、慢性の骨髄炎はやっかいな問題で、積極的な外科治療を行なっても一〇年以上長引くことが珍しくなく、死亡率も高い病気でした。

戦場で自分の目を釘付けにした二つの症例を思い起こしたベアは、実験を決意します。慢性の骨髄炎患者二一人を選び、手術で壊死した組織を取れるかぎり除去し、止血した上で、地元のクロバエが生んだウジ虫を傷に入るだけ詰め込みました。ウジ虫は四日ごとに交換し、六週間から七週間これを続けます。この間、すでに死んだり、死にかけている組織は幼虫に食べられ、健康なピンク色の組織がそれに置き換わりました。二カ月後、二一の症例はすべて完治します。これは当時の医学が知るかぎり、骨感染症に対して最も有効な治療法でした。[*10]

政府の昆虫学者は、ハエの培養法を改良したり、見かけの似ているさまざまな種類の見分け方を開発してこうした取り組みを助けます。正しい種類を使うことは決定的に重要でした。ある診療所はまちがってラセンウジバエを培養してしまいましたが、これの幼虫は健康な生きている組織を損なうのです。

ベアは一九三一年に亡くなりましたが、そのころにはますます多くの同僚にウジ虫治療の価値を納得させていました。一九三〇年から一九四〇年の間に約一〇〇本の論文がこのテーマで書かれています。生きたウジ虫はアメリカとカナダの三〇〇を超える病院で使われていました。製薬最大手のレダリー・ラボラトリーズは無菌ウジの大量生産を開始し、その製品を『アメリカ医学会雑誌』で宣伝します。当時の相場は一〇〇〇匹あたり五ドルでした（およそ現在の一〇〇ドルに相当しますが、それでも大部分の薬の費用に比べれば安価でした）。権威筋は、主に骨感染症、膿瘍、癰《よう》、足の潰瘍といった症状について、ウジ虫治療が優れていることをおおむね好意的に認めています。

一九三〇年代、数人の研究者が「ウジ虫の作用素」を、ウジ虫の抽出液から分離しようと試みました。今日、薬草から有効成分を見つけようとしているのと同じやり方です。注射用のウジ虫エキス「ワクチン」が試作されましたが、有毒な反応があったため放棄されました。[*11]

その後、一九三〇年代半ばにサルファ剤が登場し、一九四〇年代にはペニシリン、さらに外科技術の向上もあって、ウジ虫治療はほとんど絶滅状態になります。四〇年以上の間、この分野には何の動きもありませんでした。[*12] ウジ虫を葬り去ることに満足を感じる人もいます。「……幸いにもウジ虫治療は歴史の彼方へ追いやられ、医学の進歩への影響よりもその異様さに関心が移った……この治療が廃れることを悲しむ者はいないだろう……」[*13]。こういう反応は理解できます。抗生物質が手近にあるのに、ウジ虫をほしがる人はいないでしょう。

✤ウジ虫の復権

ウジ虫がよみがえった理由は明白。微生物の抗生物質に対する耐性が高まったこと、さまざまな病気による免疫系の衰え、そして慢性病の増加です。

今日のウジ虫治療でいちばん有名な専門家は、カリフォルニア大学アーヴァイン校医学部のロナルド・A・シャーマン助教授でしょう。ベアと同じで、シャーマンがウジ虫治療に興味をもったのは偶然のことでした。一九八〇年代、UCLA医療センターに勤務していたシャーマンは、足の傷にウジ虫の湧いた患者に出会いました。シャーマンは同僚のエドワード・ペクター医師と二人でこの患者を担当します。最初、二人は嫌悪感を覚えましたが、やがて、健康で化膿していない組織が傷の内部に成長しているのに気づきます。ペクターは興味を失いましたが、シャーマンの方は興味をそそられました。その後シャーマンはウジ虫治療について決定版とも言うべき論文をいくつも書き、今やこの分野の第一人者です。[*14][*15]

シャーマンがウジ虫に興味をもつのはある意味で当然のことでした。子ども時代は熱心な昆虫少年で、医学のほかに昆虫学の学位ももっているのです。彼は治療における昆虫の使用に常に関心を抱いており、今日ではこの分野での情報センターのような存在として、世界中の医師から寄せられる質問に答えています。

シャーマンによると、他の治療法がことごとく失敗した後でないと、誰もウジ虫治療を考えようとしないそうで、彼はこれを不合理だと言います。なぜウジ虫治療を後回しにするのですか。安価で、麻酔は要らないし、副作用はほとんどありません。しかもウジ虫で治療した傷跡は最小限の瘢痕《はんこん》しか残さないのです。

ウジ虫治療を開始するのは比較的簡単です。必要なのは肉の塊と数匹のハエだけ。シャーマンを訪ねて病院中ついて回ったライターのドーン・ブラロックは、彼の仕事について『ウォール・ストリート・ジャーナル』に書いた記事にウジ虫治療の現場を描写しています。[*16]

二重扉を開けて……入った「昆虫室」は、病院の奥まったところの小さな給湯室を改造した、いわばウジ虫牧場。三つの小さなケージには数千匹のクロバエが羽音も高く群れていて、中に腐ったレバーが置いてある。悪臭がものすごい――しかし、ウジ虫は新鮮なものを食べるくらいなら飢え死にしたほうがましらしい。

ハエはレバーの中に卵を産む。放っておくと、卵は孵化し、食べるだけ食べて、ハエに変身してしまう。シャーマン博士はそこに割って入り、レバーから卵を取り去って、殺さずに消毒だけできる溶液に漬ける。孵化した後、患者の傷に埋め込み、糊とガーゼを混ぜたもので傷口をふさぐ。こうすると小さな隙間ができるので、ウジ虫の呼吸を妨げないし、シャーマン博士はウジ虫の仕事ぶりを観察できる。

傷に入れたときは長さが一ミリに満たないようなウジ虫が、二、三日後には五倍から一〇倍になって出てくる。ウジ虫を取り除くのは簡単だ。たらふく食べたウジ虫は半ば眠ったようになり、冬眠に似た状態になってしまう。

シャーマンは、ウジ虫のたかった傷との出会い以来、数百人の患者を治療してきました。その中の一人はテイラーという五九歳になるカーペットのセールスマンで、カリフォルニア州ロングビーチの退役軍人局医療センターに入院していました。テイラーは糖尿病で、右脚に動脈の血流障害による壊疽性の潰瘍が起きています。壊疽を起こす潰瘍はどうしても治らず、担当医は脚を切断するかどうかの決断を迫られていました。シャーマンが集中的なウジ虫治療を数カ月にわたって施した結果、壊疽性の潰瘍は治癒し、テイラーは脚を失わずに済んだのです。[*17]

シャーマンがウジ虫治療にいちばんよく使うのは、クロバエ科に属する *Lucilia* 種で、たいていはキンバエ *Lucilia sericata* です。このハエの幼虫はこの仕事には理想的で、健康な組織の上では餓死しますが、壊死性の組織の上では太って育ちます。使った幼虫は適切なタイミングで傷から除去しなくてはなりません。放っておくとハエになって飛んでいってしまいます——病院では歓迎されない光景です。傷から取り去ったウジ虫は、包帯などほかの医療廃棄物と同じように処分されています。

✤薄れていく抵抗感

ウジ虫治療を行なっている医師の大部分はその結果に満足しています——イギリスの調査では九五パーセントでした。[*18] 患者の容認度もまた、高くなっています。[*19] ウジ虫など近代的な病院にまったくそぐわないと考える健康人はこのことに驚くかもしれません。けれど、通常の治療が失敗に終わって切断に直面している患者には、どのような選択もありがたく思えます。壊疽性の潰瘍で片脚を失いかけた五九歳の糖尿病患者テイラーは、「正直な話、脚をなくすぐらいなら何でもやってみようと思ったんです[*20]」と語っています。また、元砲兵大尉で自動車セールスマンだった七三歳のエドワード・ウィックスは、糖尿病による足の潰瘍をウジ虫で治療することに抵抗し、妻に説得されてやっと応じたのですが、「あれは気色の悪いもんだが、病気にはちゃんと効くね。あれをやってもらったら治ったんだ[*21]」と言っています。

✤ウジ虫治療はどこへ

二〇〇三年六月、アメリカの食品医薬品局（ＦＤＡ）はウジ虫とヒルの両方について、医療用品として販売することを承認しました。どちらもこれまで特に禁止されていたわけではありませんが、ＦＤＡのお墨付きはこれらの生物体の臨床的使用を増加させ、研究を促すことになりそうです。しかし皮肉にも、ウジ虫治療が抱えている問題の一つは、あまりにも費用がかからないこと――シャーマンによれば、安すぎて、臨床試験でよい結果が出ても、大した利益が見込めないため、大手の製薬会社がさらなる研究に出資しそうにないことなのです。[*22]

それでも、未来は明るいものになりそうです。二〇〇〇年現在、北アメリカで五〇カ所前後の医療センターがウジ虫を使って床ずれ、足の糖尿病性潰瘍、化膿した外科創傷、抗生物質に耐性をもつ（「肉食」）細菌に感染した創傷、火傷、そして外傷を治療しています。イギリスでは、サウスウェールズのブリッジエンドにあるバイオサージカル・リサーチ・ユニットが多数の患者を治療し、五〇〇〇回分の医療用ウジを四〇〇カ所を超える医療センターや一般開業医に配布しています。ウジ虫治療はまた、オーストラリア、イスラエル、ベルギー、ドイツ、スウェーデン、ウクライナをはじめとする国々の医療機関でも行なわれています。[*23]

世界保健機関は二〇二五年までに発展途上国で二億二八〇〇万人が糖尿病にかかると予測していますが[*24]、その結果生じる無数の潰瘍が安価なウジ虫治療の恩恵を受けられることでしょう。さらに新しい徴候も続々と出てきており、その一例が戦争で荒廃した途上国で増加している地雷による負傷です。

こういう地域では通常の医療や外科的なアプローチが不足しています。[25] また、途上国の熱帯地方や農山村地域もウジ虫治療で恩恵を受けられる可能性があります。これらの地域では熟練した外科医や薬剤の選択肢がほとんどなかったり、距離的に遠すぎることが多いのです。[26]

ウジ虫治療が抱える大きな問題の一つは、一般的なイメージをどのように改善するかということです。たぶん最善の戦略は、単純に良質の研究を続け、その結果を専門雑誌だけでなく大衆メディアにも発表していくことなのでしょう。そして良質の研究は行なわれています。たとえば二〇〇三年にスウェーデンで行なわれた実験では、糖尿病その他が原因となっている慢性の潰瘍患者七四人が治療を受け、八六パーセントの成功率で重大な副作用は皆無でした。医師たちはこの治療法を使いやすいと感じ、患者からの評判も上々です。[27]

効果的で、やりやすく、安価で、医師と患者の両方に不満がない――これ以上の治療法があるでしょうか。

✤ヒルの復権

ヒルの一般的なイメージは、ウジ虫と同じように、近代になってひどく傷つけられています。ハンフリー・ボガートが『アフリカの女王』（一九五一年、ジョン・ヒューストン監督）で「汚い小悪魔」と罵ってからはことさらです。[28] しかし、悪い宣伝があるにもかかわらず、ヒルはカムバックを果たそうとしています。腫れが治癒の邪魔になる、皮膚移植、乳房再建、切断された指の再付着といった状況で血液を除去するのに使われているのです。ヒルの唾液に含まれている物質も役立つことがわかっていて、一例が血液の抗凝結薬として使われるヒルジンです。[*29] さらに、巨大なアマゾンのヒル *Haementeria* の抽出物が転移性肺がんの抑制剤としてテスト中です。[*30]

ヒルを用いた瀉血《しゃけつ》（病人の血の一部を抜く治療法）の歴史は、石器時代にまでさかのぼることができます。その治療法の背後には、不健全な血液や体液などがさまざまな疾病の原因であり、体から不純な血液を取り除けば健康を回復できるという考えがあります。[*31] コロポーンのニカンドロス（紀元前二〇〇 - 紀元前一三〇）やラオディケアのテミソーン（紀元前一二三 - 紀元前四三）などが歴史上最も古くヒルを使った医者とされています。

体から血を抜く手段として、ナイフ、とげ、とがった石、あげくの果てには歯までが人気を得たり失ったりしました。イギリスの医学雑誌『ランセット』は、その昔瀉血に使われた器具の名前を借りています。ヒルが結局ランセットなど鋭利な器具に取って代わったのは、痛みが少ないと考えられていたことと、切開した場合より除去する血液の量を調節しやすかったためです。

瀉血というと、体から少量の血を流す繊細なものだと思われがちですが、そうでないことがしばしばでした。一八世紀後半にアメリカをなめつくした黄熱病の流行時、除去する血液の適切な量について、活発な議論が医師たちの間で起きています。「失神するまでの放血」を提唱する者もあり、横になった状態で失神するまでなのか、立ったままの状態なのかが白熱した議論の的でした。[*32]

かつてのヨーロッパとアメリカでヒルがどれほど人気を得ていたか、理解するのは困難です。一八二九年から一八三六年の間にパリ市内の病院では年間五〇〇万から六〇〇万匹のヒルが使われて、パリ市民の血を一年にざっと二万リットルほど吸い取っています。ある時には最も人気のあるヒ

ル *Hirudo medicinalis* が三〇〇〇万匹ハンブルクからアメリカへ輸出され、ドイツはこの「かけがえのない医療器具」の枯渇に瀕しました。[*33] 供給があまりに不足したため、一八三五年にはヨーロッパのヒルをアメリカで養殖できた人に五〇〇ドルの賞金が提供されています。熱心なヒル医者はあらゆるものに瀉血の適応症を見いだしました。その中には鬱血性心不全、心臓麻痺、髄膜炎、てんかん、塞栓症などの重病も含まれています。ある権威はポリオの治療として炎症を起こした頸静脈にヒルをつけることを推奨さえしています。[*34]

ヒルにはやっかいなところがありました。手の届かない隙間に入り込むと問題を起こすことがあるので、しっかり見張っておく必要があるのです。[*35] 膣の中に使うと子宮に移動する恐れがあり、痔に使えば直腸へ、頭頸部なら咽頭にくっつき、血を吸って太ると気道をふさぐことがあります。ひどいアレルギー反応は常に心配の種でした。[*36]

医者は大胆にヒルに仕事をさせます。咽頭についたヒルは、塩水や酢でうがいをすると吸着力が弱まり引き離しやすくなります。扁桃炎の治療にヒルを使う場合、医師はしばしばヒルに糸を結びつけ、その糸のもう一端を自分の指に結んでヒルの位置を調節しました。うっかりヒルを呑み込んでしまった場合は、ワインが最善の対応策とされましたが、一部の専門家はヒルが胃液の中で生き延びられるか疑問視しています。[*37] ヒルの噛み跡からの血液滲出《しんしゅつ》がいちばんよく起こる合併症でした。出血は二四時間に及ぶことがあり、どうしても止まらない場合もあります。止血には、噛み跡を圧迫したり、クモの巣、焦げた布、リント布、硝酸銀などをあてがったり、真っ赤に熱した編み針の先などが使われました。それでもだめな場合は、噛み跡を切り取って縫合します。血友病など出血障害をもつ人には、ヒル治療が致命的になる場合があります。同じヒルを二人以上の治療に使った場合には、梅毒などの病気を伝染させる恐れがありました。非衛生的なヒルの噛み跡からも感染が起きます。

ヒルには好みのうるさいところがあり、仕事をさせるのは必ずしも容易ではありませんでした。まず最初に、患者にくっつくよう誘導する必要があります。その気にさせるため、患部を湯で洗って血流を表面に呼び出すことが行なわれました。同時に毛を剃っておくことを勧める専門家もいます。これでうまく行かないときには、生肉で肌をこすったり、砂糖水や牛乳で湿らせます。それでもヒルが反応しない場合、ヒル医者は患者の肌か、ことによると自分の肌を針で刺し、血を患部に塗りつけました。ヒルが正しい場所に噛みつくよう、カップに入れてその場所に伏せたり、穴を空けた吸い取り紙を置いて意図する場所だけを露出させた上にあてがったりします。鼻孔や咽喉など、体の中で入り組んだ場所にヒルをつけるのは困難なことが多く、そういう場合にはヒル管——両端が開いたガラスの管——が使われました。

ときによると一五分か二〇分でヒルが満腹し、思ったほどの血が除去されないうちに吸うのをやめてしまうことがあります。そんなヒルを仕事に戻らせるのに、ギリシアの医師ガレノスは針を刺したり尾を切り取ることを勧めました。そうすれば血を失ったヒルはふたたび吸い始めます。さもなくば、尾から頭の方へ圧迫して口から血を吐かせることもありました。こうした方法が効かなかった場合、ヒルを薄い塩水または酢水に漬けると吸った血を吐き出します。まだ吸い続けているヒルを外すときは、食塩か酢がその役目を果たしました。強引に引きはがすのはお勧めできません。口の一部がその場に残って「食跡性潰瘍」になる危険性があるからです。*38

しかし、一九世紀末になるとヒルの使用はすたれ始めます。医学はどんどん変化し、科学技術が勢力を強めていきました。二〇〇〇年の間広く普及していたものの、人間の病気に対する当てずっぽうな対処法として瀉血に価値があるとする考え方は影が薄くなり、ヒル療法はかつてもっていた名声を失っていきます。とはいえ、それまでの実績は華々しいものでした。

ヒルが医療の脇道へ這い出して、ヒル療法は消滅寸前に見えました。卑しいヒルが一〇〇年後、世界が見たこともないような最先端のハイテク医療のど真ん中に再登場するとは誰にも予測できなかったことでしょう[*39]。

現在、ヒルがいちばんよく使われているのは静脈性鬱血、たとえば皮膚移植などの手術部位における血流停滞の治療です。ヒルは血を吸い取ることによって腫れを抑え、その唾液に含まれる抗凝血成分は手術部位で流れにくくなっている血液が固まるのを防ぎます。ヒルは基本的に本物の血管が回復して機能し始めるまで、静脈の代わりとして働くのです。血流をよくすることによって、ヒルは手術部位の酸素供給を増やし、回復を早めます。

ヒルは吸い込んだ血液の消化を助けるエロモナス菌を腸管にもっています。時としてこの細菌はヒルから逃げ出し、傷に入り込んで感染を起こします。この問題に後押しされて、ウィスコンシン大学マディソン校の外科医ナディーヌ・コナーらは機械仕掛けのヒルを設計しました。コップと同じくらいの大きさのこの装置は、傷の上にかぶさり、絶えず抗凝血剤の溶液で患部を浸し、傷から血液がにじみ続けるよう、穏やかに吸引します[*40]。

ヒルの唾液中には局所麻酔成分も含まれており、噛まれても気づかないのはこのためです。ドイツの研究者はこの痛みを緩和する性質を利用して、痛みの強いひざの関節炎の治療にヒルを使っています。その結果は、一回のヒル治療がその後一週間にわたって、毎日標準的な抗炎症剤のジェルを塗っているよりも鎮痛効果が高いことを示しています。[*41]

✤「吐き気要因」を乗り越えて

ウジ虫やヒルは長いこと私を魅了してきました。友人の精神分析医は、こういう肉食生物や吸血生物への好奇心を屈折していると言います。私の興味に何かと病的な隠れた意味を発見する人物なのです。彼によると、人はいずれウジ虫に食われる身なのだから、私がウジ虫に興味をもつのは死への願望を表わしているのだそうです。私はお返しに、彼が想像力過多だと非難してやります。ウジ虫をただのウジ虫だと考えられないものかね、と。

私にとって、ウジ虫やヒルを使う治療には何か、薬剤や外科的処置にはまったく感じられない、特別なものがあります。ウジ虫やヒルが私たちの治療にとりかかると、みんなの利益になります。私たちはよくなり、虫たちは食べ物をもらう。ここにはすてきな対称性があります。協力を通じてお互いが得をする。こういうものにはもっと注目するべきでしょう。

私たちはウジ虫やヒルに対する嫌悪感——いわゆる「吐き気要因」——から脱出する必要があります。顔を背けるのは理不尽です。安価で、ほとんど副作用がなく、通常の治療が失敗したときに有効な場合の多い治療法を拒否するのは筋が通りません。

幼い子どもは虫の世界を大人とはちがった目で見ます。本能的にカエル、ガマ、カタツムリ、カメ、ミミズ、昆虫、果てはヘビやクモまで友だちにしてしまいます。そんな友だちと遊び、話しかけ、名前を付け、家に連れて帰り、住み家を作ってやり、食べ物を与えます。「小さかった頃、まる一年の間、赤いコーヒー缶とそこに入れた砂とたくさんのアリジゴクが私にとって世界のすべてでした」と、著作権代理人のキティ・ファーマーは語ります。「次の年はホタルを入れたジャムの瓶に夢中だったけど」。子どもはほとんどどんな生き物とも友だちになってペットにします。親を困らせることもしばしばです。ペットショップで子どもたちが目を輝かせていろいろな生き物に見入っている様子は一見の価値があります。これらすべては、私たちが遠い祖先から野生の世界とのつながりを受け継いでいて、「吐き気要因」が先天的なものではないことを示しています。

ある種のものに対する不快感を、私たちは学習して身につけます。環境問題研究家で教育者のジョアン・エリザベス・ラウクはその著書『無限なものの声 *The Voice of the Infinite: Revisioning the Insect-Human Connection*』（未訳）の中で次のように述べています。「嫌悪感は、つまるところ学習された反応である。あらゆる文化はその構成員に何が嫌なもので何がそうでないかを教える。子どもは親や教師の表情や反応を観察して自分たちの嫌悪反応を発達させる。さらに、ある文化で嫌悪すべきものが別の文化でもそうだとは限らない。たとえば、我々がエビやエスカルゴを食べ、ウジ虫やイモムシを拒否するのは、欧米文化独自の偏向である[*42]」。

ウジ虫への嫌悪感は全世界に共通ではありません。ウジ虫は歴史を通じて傷の治癒を助けてきただけでなく、食べ物として先住民族から高く評価されてもいるのです。カナダ東部に住むアサパスカ族系のドグリブ族は数種類のハエのウジ虫を珍味と考えていますし、ほかにも世界各地の先住社会が同じ考えをもっています。理由の一つにはウジ虫の栄養価が挙げられます。イエバエの幼虫は六三パーセントのタンパク質と一五パーセントの脂肪を含んでいます。非常に栄養豊富なので、昆虫学者のロナルド・テイラーはウジ虫をはじめとする昆虫を世界的飢餓の緩和に役立てることを提唱しているほどです。大多数のウジ虫はタンパク質を多く含む死んだ物質――動物の死体、生ゴミ、糞など――を食べることから、テイラーは大量にウジ虫を飼育すれば、こうした廃棄物を品質の高い家畜用の補助食品に変換させることができて、世界各地で発生している有機ゴミ問題を解決する助けになると提案しています。*43*44

ウジ虫やヒルを嫌う大きな理由は、私たちが自然や野生の世界からますます遠ざかっていることにあります。「自然」とは、目に見えない病原体が絶えず襲ってくるもので、常に警戒が必要なものだと考える人がどんどん増えています。これが「要塞医学」につながりました――私たちを自然の脅威から保護しようというのですが、その脅威の多くは想像の産物で、しかもこうした問題への攻撃的な対応を発達させています。

ウジ虫やヒルを使った治療には、自然に対して別の――敵ではなく味方として自然に接する――態度をとること、また簡素で地味なもの、平凡でありふれたものを尊敬することが必要です。

これはこれからの時代のアプローチです。さまざまな原始的生物が私たちの役に立ってくれる証拠が続々と出てきており、医学の新たな分野――プロバイオティクス――はこの前提に基づいています。ときに「生きている薬」とも呼ばれるプロバイオティクスは、単独または組み合わせて使うことによって人間の体内の微生物のバランスを改善する、生きた微生物です。*45 たとえば、酵母菌の株の中には、臨床試験で抗生物質使用後の下痢を予防する効果を示すものがあります。乳酸菌は尿路感染の治療手段として有望視されています。また、ある種の口内細菌は連鎖球菌性咽頭炎や肺炎を抑制します。前に「衛生仮説」(二〇三〜一〇四頁)で見たとおり、一定の状況で多くの細菌に触れることは免疫にとって大切なことです。[*46]

テロとの戦いにもさまざまな虫が起用されています。リッチモンドにあるヴァージニア・コモンウェルス大学の生物学者カレン・ケスターが先頭に立って、蛾、コオロギ、ハチ、そしてウジ虫を、環境に放出された有毒な化学物質や生物兵器をいち早く検知するバイオの歩哨として使う研究を進めています。「炭坑のカナリア」的なアプローチです。一〇〇万ドルをかけたケスターの研究には、ペンタゴンが資金を出しています。[*47]

タランチュラにも需要があります。バッファロー大学単一分子生物物理学センターの生物物理学教授フレッド・サックス率いる研究チームが、チリアン・ローズ・タランチュラの毒液中に発見した化合物は、不整脈、尿失禁、筋ジストロフィーという多様な症状を抑えるのに役立つ可能性があります。チリアン・ローズ・タランチュラは一五センチ近い大きさで、危険そうに見えますが無害で、アメリカではペットとして販売されています。[*48]

微細な虫やその卵の入った食事が、クローン病や潰瘍性大腸炎を代表とする炎症性腸疾患の最も効果的な治療法の一つであることが証明されてきています。二〇〇四年に発表されたある臨床試験では、豚の鞭虫《べんちゅう》の卵を調合した飲み物を月に二回飲んでもらったところ、潰瘍性大腸炎とクローン病にそれぞれ五〇パーセントと七〇パーセントの寛解率が示されました。これらの病気には現在治療法がなく、重大な障害や死に至ることもあるため、これは画期的な進歩につながるかもしれません。
なぜ虫の摂取が効果を上げるのでしょうか。一九三〇年代まで、アメリカの子どもの四〇パーセントは腸に鞭虫や回虫をもっていました。その後の年月で子どもの駆虫が進むにつれて炎症性腸疾患の症例が増え、研究者に何らかのつながりがあるのではないかと疑いを抱かせています。アイオワ大学でこの治療法を開拓している研究者のジョエル・ワインストックは、何千年もかかってできあがっていた免疫系と寄生虫のバランスを私たちが崩したのだと推論しています。「私たちは箱の中で、無菌の空気を呼吸し、無菌の水を飲んで生きている」と彼は言います。そして、私たちはその代償を払っています。免疫系は寄生虫の代わりに私たち自身の消化管を攻撃して、それが炎症性腸疾患を起こしているのです。[*49][*50]
ウジ虫やヒルは野生世界に対する私たちの無意識の態度を暴き、自然の秩序の中における私たちの役割についての偏見をあらわにします。そういう偏見の一つが食物連鎖についての考え方で、私たちはふつう人間が頂点に立ち、気に入れば下にあるものは何でも食べる、垂直な階層を想像します。それよりも、どの動物が頂点でもなく生き物がお互いを食べ合うという円環的連鎖のほうが適切でしょう。このプロセスをアメリカのユーモア作家で諷刺家のアンブローズ・ビアスは『悪魔の辞典』の「食用」という項に、循環する定義として捉えています。[*51]

食用——食べるのに適し、健康に消化されること。たとえばミミズは蛙の、蛙は蛇の、蛇は豚の、豚は人間の、そして人間はミミズの食用になる。

ウジ虫やヒルを治療に採用する場合、私たちは食物連鎖を逆行して、自分が下等な生き物の食物となることを認めます。原始的な動物がしばらくは私たちをしゃぶるに任せる——食べる側が食べ物にされる——にはかなりの謙虚さと、いくらかの慣れが必要です。それでも、従来の治療法が失敗に終わったときには、エゴを傷つけられてもその価値があると納得する人が増えています。

第10章 不幸 *Unhappiness*

ユングが後になって、完全なバランスと調和の中で生きる人生よりひどい運命は想像できなかった、死ぬより悪い運命だと思ったと、笑いながら教えてくれたのも無理はない。

――サー・ローレンス・ヴァン・デル・ポスト

人は十分に不満をもっていないと生きがいを感じないものだ。

――ジョージ・バーナード・ショー

幸福は私たちにとって常によいものでしょうか。今日、多くの治療が身体と心と魂にポジティヴな影響――「めでたしめでたし」効果とでも言うべきもの――をもたらすと称揚されています。医学的治療は人を幸福にする義務があるのでしょうか。幸福は常に望ましいものでしょうか。

ロチェスター大学医学校の内科および精神医学の教授ジョージ・L・エンゲルは、幸福が必ずしも健康と両立しないというギョッとさせられる証拠を提出しています。エンゲルは六年間にわたる一七〇例の突然死を収集し、死亡前の心理状態を分析しました。大部分の絶命には強度の恐れや抑うつなど、否定的な感情が伴っていましたが、六パーセントは直前によい知らせを受け取ったなど、突然の幸福が訪れています[*1]。

幸福は明らかに人を死に至らしめることがあり、常によいものとは限りません。幸福と不幸が見かけとは異なる結果をもたらすような、何か隠れたメカニズムがあるのでしょうか。

✤「これもまた過ぎ去るものなり」

国際的なジャーナリストで写真家、かつドキュメンタリー・ビデオ・プロデューサーのデブラ・デンカーはソ連のアフガニスタン侵攻を記録した人物ですが、ムジャーヒディーンの自由戦士たちを取材した折に魅力的な物語と出会いました。

昔、ある王様が家来の賢者たちに、悲しいときには幸福に、幸福なときには悲しくさせるような指輪を作るよう命じた。賢者たちは考えに考えた末、その指輪に次のような言葉を刻むことにした。

「これもまた過ぎ去るものなり[*2]」

この教訓は明白です。幸福と不幸は必ず交互にやって来る。それは昼の後に夜が来るのと同じように確実なことです。どちらか一つだけを取るというわけにはいきません。

不幸はなぜ私たちの精神生活にこれほど入り込んでくるのでしょうか。まったく予期しないときに、ものごとがうまく運んでいるときにさえ、しばしば憂うつに襲われるのはなぜなのでしょう。不幸な考えがやすやすと優勢になるように見えるのはどうしてでしょう。古来、世界の大宗教はこうした疑問に取り組んできており、答が供給不足に陥ったことはありません。

✤人間は不幸が好き

私たち人間には、否定的なものを好む傾向が生物学的レベルであるのではないかと思いたくなります。シカゴ大学心理学科の元学科長ミハイ・チクセントミハイ教授はその著書、『進化する自己 *The Evolving Self*』（未訳）の中で、[*3] 心がどうしても不幸に向かってしまうように見える理由をいくつか挙げています。たとえば、とりとめもなくぼんやり考え事をしているとしましょう。そういうときには幸福なことと不幸なことにたどり着く確率は半々だと思いがちですが、実はさにあらず。考える可能性のあるものを見渡すと、否定的で気の滅入る可能性が常に肯定的なものを上回るらしいのです。たとえば、健康について考えた場合、肯定的な筋書きが一つ――良好な健康状態――あるのに対して、否定的な筋書きは私たちがかかるかもしれないさまざまな病気という形で何百とあります。引っ越しを考えた場合、新しい家に問題がない可能性は一つですが、何かがおかしい可能性――屋根の雨漏り、水道管の水漏れ、ひびの入った土台、シロアリ、電線の絶縁不良や摩耗などなど――は数えきれません。就職の面接について考えれば、面接官に気に入られるという――たった一つの――可能性を想像することもできますが、服装、髪型、言葉遣い、職歴など、気に入られない可能性の数々に押しつぶされてしまいます。まるで私たちの考えを選ぶルーレット盤には肯定的な赤のスロットがたった一つ、何千という否定的な黒のスロットの間にあるだけのようです。[*4]

哲学者のアラン・ワッツは、私たちが生来不幸を好む傾向が、偉大な美術や文学に反映されていると言います。私たちは人生の気高い面よりも暗い面を想像する方に発達した能力をもっているため、ルネサンス名画の中でも地獄を描いたものは、天国を描いたものよりほとんど常に魅惑的で、天国の方はそれに比べると概して退屈だと、ワッツは述べています。システィナ礼拝堂の神々しい天井画で神が人に触れている図を見て、一瞬は目を奪われるかもしれませんが、私たちを魅了するのはロダンの『地獄の門』やヒエロニムス・ボスの描いた悪魔的な細部です。偉大な文学作品の多くでも同じことが言えます。人間の欠点や悲劇をあつかう作品は、ユートピアを描いたものよりはるかに私たちを夢中にさせるのです。[*5]

いや、地獄的なものより天国的なもののほうが好きですよ、と人は言いますが、これは偽善です。エンタテインメント産業の暴力の扱い方に関する最近の議論を考えてみましょう。不幸が足りないとでもいうかのように、私たちは映画やテレビや音楽業界が絶え間なく提供する悲劇の映像を眺めます。少しでも人の歓心を買いたい政治家は、どの陣営であれ、こうした画像を激しく非難して、私たちの純真さを保護する法案を可決するよう訴えます。このレトリックにだまされる人はいるのでしょうか。暴力や傷害行為には反対するくせに、私たちは不平も言わずにそういう映画に行列し、二重殺人事件公判のテレビ中継に熱中し、最新の流血ホラー小説がペーパーバックで出版されるのを待ちこがれます。実のところ、私たちは否定的なメッセージに飽きることがないのです。

✤不幸とサバイバル

哲学者のバートランド・ラッセルは人間の悲観的な傾向に興味をもっていました。「亡くなったF・W・H・マイヤーズ〔心霊科学研究家〕に聞いた話だが、晩餐会の席である男に、死んだらどうなると思うか訊ねたそうだ。相手は質問を無視しようとしたが、しいて答を求めると、『まあ、永遠の至福を授かるんでしょうが、そんな不愉快なことを話すのはやめていただきたい』と答えたらしい」[*6]。

私たちが陰気な考え方を偏愛するのはどういう理由からなのでしょう。チクセントミハイは、長い進化の過程で悲観的な偏向が私たちの思考に染みこんだのではないかと言っています。進化論によれば、生物体が生き延びて繁殖することを助ける特性や習性は生物学的に組み込まれて後続の世代に固定される傾向があります。幸福感よりも不幸感のほうが、厳しい環境で生物体が生き延びる際、助けになりそうだと、チクセントミハイは主張します。否定的な可能性ばかり考えていると、いつ起こるともしれない危険をよりよく警戒し、対応に身構えておくことができます。「面白くない可能性をくよくよ考えることによって、私たちは予期しないものへの備えがよくなる」と、チクセントミハイは述べています。この仮説が正しければ、私たちの思考は人類の長い歴史の中で、ちょうど磁石の針が北を指すように、否定的な考えに向くよう訓練されたことになります[*7]。

否定的な考えを好む傾向は、チクセントミハイが明らかにしているとおり、いたるところに見られます。街中での喧嘩には人だかりができ、交通事故には見物渋滞が起き、救急車の追っかけは生命の危険を冒して悲劇に近づこうとします。「意識は暴力や危険に惹きつけられるが、平凡で平穏で満足しているものは素通りする」[*8]のです。

そういうわけで、新聞やテレビは悲劇や流血事件を追いかけ、常に私たちの好みに合わせようとしています。「その結果、平均的な子どもは大人になるまでの間に七万回を越える殺人をテレビで見ていると推定される」[*9]と、チクセントミハイは言います。

私たちの体の仕組みと、人生のマイナス面に魅了されることとの間につながりがありそうだということは、宗教について興味深い疑問を提起します。西洋の宗教的見解の多くがもっている特徴の一つに、人間が生まれながらに抱えている堕落と、人はあがない、もしくは何らかの意味での「救済」を必要としていることの重視があります。私たちの宗教が全体的に人間の本性の暗い面に魅力を感じるのは、生物としての遠い過去のなごりなのでしょうか。私たちは不幸への偏向をもって生まれているために、人は本来的に堕落しているという考えのほうが、神性が内在するという考えよりも魅力的に映るのでしょうか。私たちはＤＮＡによって自分たちの素晴らしさよりも弱さに魅了されるよう運命づけられているのでしょうか。

私たちは人生の不幸で否定的な側面に自然に目を向けてしまうだけではなく、ときには否定的なできごとが超自然的に私たちを見つけ出すこともあるようです。チクセントミハイが「数年前のこと」と語っている話があります。

カナダ人のある大学教授……が奥さんと隠居することにした。神経質で理性的な二人は地球上でいちばん安全な場所に住もうと決める。何年もかけて年鑑や百科事典をすみずみまで調べ、殺人事件の発生率や保健統計を検討し、最も多い風向きを（核兵器の標的になりそうなものの風下に当たらないよう）調査して、とうとう完璧な隠居場所を見つけた。一九八二年のはじめ、二人はとある島に家を買う。二カ月後、その家は破壊された。彼らが選んだのはフォークランド諸島だったのだ。[*10]

こういう例を見るとある格言を思い出します。「類は友を呼ぶ Like attracts like」――一つ不吉なことがあったならダブルパンチが来るのです。

否定的な可能性に意識を集中させ、不幸を感じる能力が私たちの進化史の中で生存に役立ってきたのだとしたら、不幸は私たちの味方かつ盟友として尊敬と感謝を受けるべき存在ということになります。生まれつき悲しむ能力がなかったら、人生は常に幸福なわけじゃないんだ、と嘆く現在の自分がそもそも存在していなかったのかもしれないのですから。今度憂うつになったら、不幸が長い長い年月の間に幸福への道を開いてくれたことを思い出して、感謝してみてください。この視点は実際に私たちが悲しみに耐えることを助け、幸福を感じないからとさらに不幸になる感傷的な悪循環に陥ることを防いでくれることでしょう。人生における不幸の価値に――私たち個人史上だけでなく、人類史上における価値にも――気づいたら、もっとバランスがとれて安定し、強くなれることでしょう。ヴァリウム〔抗不安薬の一種〕がもっと少なくてすむかもしれません。

✤不幸と現代

それにひきかえ、私たちは不幸な精神状態を病気と考えるようになってしまいました。広告業界がまき散らすたわごとは、目が覚めている間中幸福でなかったら、どこか悪いところがあると言い立てます。スローン-ケタリングがん研究所で長年研究部長を務めた医師で作家のルイス・トマスは次のように書いています。

最近やたらと、不幸なのは異常なことだと言われている……つまり、憂うつなら医者に診てもらうべきだという。……他人にどう生きるかアドバイスを与えるという、まったく新しい職業が出現している。……これは相当なやり過ぎだ。本物の精神病はたくさんある。……しかし、人々が、とりわけ若者が、憂うつだったらカウンセラーのところへ行ってガイダンスなるものをもらうべきだと信じさせられていることを、私は憂慮している。[*11]

しかし、憂うつを紛らわせるのにいちばんよく使われるのはカウンセリングではなく、何らかの形による即席の満足です。派手な買い物、映画、アルコール、パーティ、はたまたドラッグなど。必死になって憂うつを追い払おうとするのではなく、ほんのしばらくにせよそれに寄り添うことを覚えられないものでしょうか。悲観的な精神状態が人類の進化と私たちの生存に果たした貢献に敬意を表することができるでしょうか。そうすれば、王様の指輪に刻まれた言葉どおり、憂うつな感じはひとりでに軽くなることがわかるでしょう。

ふさぎ込む時間をなくそうと急ぐあまり、私たちは何かを失ったのではないでしょうか。いつも何も問題がなく「超ハッピー」であることを期待して、私たちは混乱する世界で生き延びるために必要なしたたかさを失おうとしているのではないでしょうか。生存という大勝負で優位に立つのが、いちばんよく備えができていて打たれ強い側だとしたら――そして憂うつを受け容れることがこういう能力を養うのなら――現代人は何か不愉快な不意打ちを受けることになるかもしれません。

今日、人は幸福を権利であるかのように言い立てます。アメリカを建国した人たちはちがう考え方をしていました。独立宣言では幸福そのものではなく、幸福の追求を擁護しています。彼らは幸福を理想――大きな価値のあるもの、私たちが十分に賢明でなければ実現されないもの――と考えました。これは今日流行しているのとはずいぶんちがう姿勢です。

✤不幸と精神性

数々の宗教的伝説は、ときどき不幸を感じることが実際「精神的に正しい」と保証してくれます。不幸と幸福は季節のように入れ替わるもので、南の島のリゾートのように肯定的な感情にいつまでも留まっているのは非常に不自然なことです。禅の言葉では「歓喜の後には洗濯」と言っています。宗教的な偉人の中には、実際に感情の音階における最高音には顔を背けていた人もいるようです。その一例がアビラの聖テレサで、一五七七年一月付の手紙にこう書いています。「また法悦を経験してしまいました。何よりきまりの悪いことです。何度か人前で……たとえば朝課のときに。あまりに恥ずかしくて、ただもうどこかへ隠れてしまいたい！」[*12]

同じような姿勢は仏教でよく見られます。「ある禅の指導者は……瞑想中に光と真の仏性の幻を経験したと告げた弟子に、落ち着き払って答えた。『坐禅を続けなさい。それはいずれ消える』[*13]」。

それと似た話で、ある日、師の趙州《じょうしゅう》が、若い修行僧の香厳《きょうげん》が悟りの境地に達したと発表しました。それに感心した兄弟弟子が何人か香厳に話を聞きに行きます。「悟りを開かれたそうですが、本当ですか？」「いかにも」と香厳は答えました。「どんなお気持ちか、教えてください」と、友人は訊ねました。

「またとなくみじめです」と、悟りを開いた香厳は答えたと言います。[*14]

作家のナタリー・ゴールドバーグは、以前に六年間仏教の指導を受けた片桐老師と交わした、否定的な感情の適切さをよく示す会話を語っています。ゴールドバーグが一九八四年にサンタフェで『魂の文章術 *Writing Down the Bones*』（邦訳、春秋社）を書き終わったとき、ミネアポリスに住む老師に会う必要を感じました。彼女は著書を見せ、「老師、私にはまた指導者が必要です。サンタフェの人たちって異常ですよ。興味の対象が次々と移ろっていくんですから」と訴えました。

「欲張ってはいけない」と老師は首を振ります。「書くことがあなたをとても深く捉えている。書き続けなさい」

「でも老師、とても孤独なんです」

「孤独ではいかんかね？」老師は眉を上げて訊ねました。

「いえ、別に悪くはないと思いますけど」

それから話題は別のことに移っていきましたが、突然彼女は老師の言葉を遮ります。「でも老師、私にあんな寂しい思いをするようにと言われるのですか。物を書くのはとても孤独なことなんです」と、彼女はもう一度訴えました。

「深く行なうことは何でも非常に孤独なのだ」

「老師は孤独でいらっしゃいますか？」

「もちろん。だが、それに翻弄はされない。孤独はただの孤独だ[*15]」

一九世紀アメリカの偉大な黒人指導者の一人フレデリック・ダグラスは、人生につきものの対立について語っています。


闘争がなければ、進歩はない。自由がよいと言いながら騒乱を非難する人々は、土地を耕さずに収穫を得たいと願う人々である。彼らは稲妻と雷鳴のない雨を求める。いかに広くとも、恐ろしい高波のない海を求める。私が言う闘争は精神的なものかもしれないし、物理的なものかもしれない。またはその両方ということもあり得る――しかし、それは闘争でなくてはならない。[*16]

偉大な伝統的叡知の多くは、不幸と苦しみを叡知への道と考えてきました。神話学者のジョーゼフ・キャンベルはこの見解に賛成で、人間が叡知を得る方法には二通りあるとしています。一つめは、突然、求めてもいないのに啓示――キリスト教では神性の顕現《エピファニー》、仏教では頓悟《とんご》（瞬間的悟り）――を経験すること、そして二つめは――こちらのほうがはるかに多いのですが――苦しむことです。したがって、不幸を制限することは叡知に至る主な道の一つをふさぐことになります。また、苦しみにしっかり向き合い、取り組むなら、それを変容させることができると賢明な精神的指導者の多くが主張しています。

その例が、近代インドでおそらく最も愛されている聖人シュリ・ラマナ・マハリシの生涯でしょう。マハリシは晩年がんに冒され、夜には痛みに悲鳴を上げることがありました。そのため、彼のアシュラム（瞑想道場）に滞在している人々が眠れないこともたびたびでした。信者の中には、できるだけ体裁を取り繕おうとして、師は本当に痛がっているわけではなく、あれは「ヨーガのコントロール法」の一種なのだと主張する者もいました。この理由付けを聞いて、マハリシはこう言ったそうです。「痛みはある。だが苦しくはない」。痛みと平穏は共存することができ、お互いに相手を消滅させるわけではないことを教えてくれる言葉です。

✤治療者の難問

人生で不幸が肯定的な役割を果たすとは言っても、不幸が多いほうがいいというわけではありません。憂うつがすぎるとうつ病に移行することがあり、そうなると押しつぶされて破滅しかねません。不幸は多すぎてもいけないし、また少なすぎてもいけません。人生では押し返すことが必要です。身心両面で強さとスタミナを身につけようとするなら、抵抗力が必要なのです。

現代の文化には物質的な快楽を無分別に消費して不愉快を振り払おうとし、それがうまく行かないとアルコールやドラッグをはじめとする化学物質で目的を果たそうとする傾向がありますが、それを批判するのはたやすいことです。近代医学が精神安定剤を大量に処方して同じことをしていると非難するのも、やはり簡単です。

さらに、代替医療や補完医療を行なう治療者も、しばしば同じ罠にはまります。「自然」な治療といえどもケミカルな薬剤と同じくらい強力に、痛みと不快感を除去するものとなり得るのです。代替医療の医者も、正統派の臨床医と同様に、その概念モデルの内に苦しみと不幸感の位置を確保しなくてはなりません。すべての医者は、正統医学と代替医学を問わず、奉仕する相手の不快感をことごとく取り去ろうという反射的な性癖に抵抗しなくてはなりません。医者は、患者が自分の人生において不快なことが果たしている役割を考える手助けをすべきであり、そのプロセスが独自のペースで進行している間は根気よく待つ必要があります。何にもまして、治癒を気分のよいことと同一視しないよう抵抗しなければなりません。治療者にとってこれは難問です。私たちは患者がいつも幸福でいることを願います。しかし、奉仕する相手の人生における不幸感の位置を理解しないかぎり、私たち自身がさらに多くの不幸感に耐えなくてはならなくなります。それは、癒しをもたらす完全さを断ち切った報いとして必ず要求されるものなのです。

第11章　何もない／しない　*Nothing*

それは何でもないものだった、しかし、ないというのは不在ではなく、存在なのだ。

――バーバラ・キングソルヴァー『豊饒の夏 *Prodigal Summer*』

子ども時代、双子の弟と私が何か悪さをして、母に「あんたたち、何してるの」と問いつめられると、「何にも nothing」と答えるのが常でした。私たちのささやかな嘘はたいてい功を奏します。そういうわけで、私は早い時期に「何もないこと／無」には生物学者の言う存在価値があるというか、少なくともそれがお仕置きを予防できるもの（弟と私にとってその二つはほとんど同じでした）だと学習しました。これはつまり、「無」が実は「何か」であることを意味しています――人生で私が最初に経験したパラドックスでした。

ウェブスターの辞書はnothingを「存在しない、些細な、取るに足らない、つまらない、役に立たない、または空虚なこと」と定義していますが、ここに使われている言葉すべてが私たちの文化が無の価値と力を認めていないことを反映しています。アメリカでは「無を達成する」とは失敗することを意味します。「無の側に立つ」とか「無を信じる」と言えば、臆病者か意志が弱いと思われます。「何もしない手は悪魔の仕事場」と言われるように、無為は罪と同一視されます。小人閑居して不善を為す。無が実体として表現されると——たとえば『ポーギーとベス』の歌詞「何でもないものが十分あるし、私は何でもないもので十分だわ」——、誰も本気にしません。ボヘミアンやビート族やヒッピーのように、何もないことや何もしないことを生き方として実際に賞賛する人がいると、一般的に危険分子と思われて、主流文化によって周辺に押しやられてしまいます。

✤何もしない

何もしないことは、特に近代医学において不幸な目に遭っています。[*1] けれども、西洋医学の父であるヒポクラテスが、医者の第一目標は害を与えないことであると言ったとき、それは何もしないことがいちばん賢明な行動方針の場合もあるという意味でした。私たち医者は、ヒポクラテスが支持した「回復に必要最小限のことしか行なわない」というアプローチを多分に放棄しています。自然とは故障しがちなもの、大きな事故が待ちかまえていると考える傾向があるのです。病気は常にどこかに潜んでいて、症状がすぐ近くまで迫っています。ある医学校三年生が言ったように「健康な人とは完全に検査されていない人」。さもなくば、ある悲観主義のひねくれ者の言ったように「人生とはセックスで感染する死亡率一〇〇パーセントの伝染病」なのです。

自然に改良を加えることができると信じ込んで、私たち医者は救いがたいお節介焼きになっています。毎日毎日、私たちは明確な理由もなく、患者の生活に立ち入り、しばしばお話にならないような危害を加えています。何もしないというのは、私たち医者が試みる中で最もむずかしいことの一つであり続けています。ときには何もしないことに対する正式な認可を、医療行為の法規定に入れるべきだと思うこともあるほどです。

医者がどこまで人々の健康に干渉すべきかという議論は、何も最近始まったわけではありません。トゥーソンにあるアリゾナ大学の統合医学プログラムを主宰する医師アンドルー・ワイルが『癒す心、治る力──自発的治癒とはなにか *Spontaneous Healing*』（邦訳、角川書店）にこう書いています。[*2]「医師というのは健康が何らかの外部干渉を必要とするものだと考えているが、自然健康法を支持する人々は健康が自然の法則と調和した生活から生まれると主張する。古代ギリシアで、医者は医術の神アスクレピオスを保護者としていたが、ヒーラーはアスクレピオスの娘で健康の女神、光り輝くヒュギエイアに仕えていた」。

✤自然寛解

ほとんど、もしくはまったく何もしないのに身体が快復する力を示す最も劇的な例は、がんなどの恐ろしい病気があっさりと治ってしまう場合でしょう。

この「無の疫学」に関しては、カリフォルニア州ペタルーマにあるノエティック・サイエンス研究所のブレンダン・オリーガンとキャロル・ハーシュバグによる画期的な著作『自然寛解 *Spontaneous Remission: An Annotated Bibliography*』（未訳）が、最も包括的な観察です。[*3] 二人の著者は、何の治療も行なわなかったり、治癒には不十分と考えられている治療だけでがんをはじめとする重大な病気が消滅した、発表済みの症例報告や症例シリーズ一三八五例を要約しています。こうした寛解は、しばしば患者も医者もまったく何も行なわなかった時期、医者のいう「善意の無視」を行なっていた時期の直後に起きていました。

一九九〇年に発表された例[*4]は六三歳の白人女性に関するもので、この人は四カ月前から腹部の不快感、吐き気、三キログラム以上の体重減少、そして右上腹部にかたまりがあって入院しました。肝機能の血液検査は異常値を示し、胸部エックス線には点々とがんの転移と思われる病変が見られます。超音波検査では肝臓全体に腫瘍と考えられる病変が現れていました。肝臓の生体組織検査を行なった結果は、原発性肝細胞がんという診断でした。これは平均生存期間が六カ月前後で、非常に予後の悪いタイプのがんです。どんな手当も無効だと思われたため、彼女は退院して治療なしに自宅で死を待つことになりました。

五カ月後、彼女の症状はすべて消え、体重も三キログラムほど増えています。胸のエックス線には転移がんの消滅が示され、肝機能の検査は正常でした。ふたたび行なった超音波検査では以前の病変部が大幅に縮小しており、肝臓の生検には瘢痕組織があるだけでがんの証拠は見られません。診断から一年後、彼女は健康で、体重も増え続け、症状はなく、肝機能検査も正常なままでした。オリーガンとハーシュバグはこのようなできごとを「疫学的未知」と呼んでいます。[*5] こういう症例は無視されずに詳しく研究されるものだと思われるかもしれませんが、さにあらず。医者はこういうできごとに反感を示すことがよくあるのです。何もしなかった直後に回復したら、その後医者から相手にされなくなった患者を何人も知っています。こういう症例を無視するとは驚きで、私たち医者が何もしないことをいかに恐れるようになっているかをよく示しています。

幸いにもすべての医者がこういうできごとを軽蔑しているわけではありません。何もしない自然寛解の価値を認めた著名な医師の一人がルイス・トマスです。彼は次のように書いています。

まれだが華々しい現象であるがんの自然寛解は医学の歴史に繰り返し現れる。まったく説明不能だが現実で、治療の探求においてすがるべき藁《わら》である。……これは魅力的な謎だが、同時に未来の希望に対する確固とした根拠でもある。数百人の患者がこのようなことに成功し、膨大な数の悪性細胞を自分自身で排除したのなら、医学が同じことを意のままに行なえるようになる可能性は、確実に想像の及ぶところにある。[*6]

しかし、何もしないと言っても、まったく何もしていないわけではありません。医者には何もしていないように見えても、患者にとってはそうではないでしょう。たとえば、先ほどの例にあった六三歳の女性は、治療なしで家に帰されて死を待つことになったとき、どんな経験をしたのでしょうか。彼女の心にはどんな思いがあったのでしょう。『ガット(腸)』という専門誌に載った実際の症例報告を読んでも知ることはできません。名前がこの雑誌の身体的な指向を示す手がかりになっています。

医学雑誌は、患者側から見て何もしないことがいかなる意味をもつかについて、事実上の報道規制状態です。介入が身体的なものでなければ、学問的な記事には報告されないのがふつうです。

著書『癌が消えた——驚くべき自己治癒力 *Remarkable Recovery*』（邦訳、新潮社）の中でキャロル・ハーシュバグとマーク・イーアン・バリシュは、致命的だったはずのがんから回復した五〇人ほどの患者にとって、何もしないことがどういう意味をもったのか調査しています。[*7] なぜ回復したと思うか、患者の個人的な意見を訊ねたのです。患者が回復の要因として最も多く挙げたのは祈りでした（全体の六八パーセント）。そのほかには瞑想（六四パーセント）、運動（六四パーセント）、誘導イメージ療法（五九パーセント）、ウォーキング（五二パーセント）、音楽・歌（五〇パーセント）、ストレス軽減法（五〇パーセント）などが挙げられています。回復に重要だった心理的要因は何だと思うかという質問に多かった回答は、よい結果を信じること（七五パーセント）、病気を受け容れること（七一パーセント）、病気を挑戦だと見ること（七一パーセント）、闘志（七一パーセント）でした。七五パーセントは自分がある程度得意な芸術活動が有益だったと述べ、六八パーセントは合理的に説明できないけれど重要に思える感情を経験したと言っています。

何もしないことの価値は、驚くようなところにも顔を出します。その一つが、アメリカに蔓延する子どもの肥満の管理です。最近の研究によると、子どもの体重を気にかけて食習慣に口を出す母親は、事態を悪化させている可能性があるようです。[*8] 食べ方にルールや戦略を要求すると、子どもが摂取する食べ物を自己規制する自然の能力に介入することになり、その結果が太った子どもになるのです。母親が口出しを控えて、子どもが皿の上にあるものを何でも食べるようにしてやると、子どもの体脂肪の合計はおおむね減少します。

積極的な介入は、九カ所の在郷軍人医療センターで行なわれた対照研究[*9]でも裏目に出ています。この調査では一三九六人の入院患者が二つのグループに分けられました――退院から半年間通常のケアを受けるグループと、集中的な配慮とプライマリーケア〔かかりつけ医による初期診療制度〕を同じ期間受けるグループです。増加された配慮は、ＨＭＯ〔アメリカの医療保険機構〕で受けられるのとほぼ同様のものでした――常に連絡できる看護師、病気を担当する家庭医、そして予約を忘れないためのお知らせとフォローアップの電話です。研究者は集中的なプライマリー・ケアが患者を健康に保ち、最低でも三分の一は再入院を減らし、費用の節約になると予測していました。しかし、半年経ってみると、余計に配慮を受けたグループの入院は三分の一多く、死亡者も二五パーセント多かったのです。「誰よりも私たちがびっくりしました」と、インディアナポリス在郷軍人病院の医師でこの研究を主宰した一人であるモリス・ワインバーガー博士は語りました。「恩恵を与えるどころか、患者を細かく見守ることはさらに多くの医療ケアを招き、たぶん害を及ぼしたのです」と、ダートマス医学校のＨ・ギルバート・ウェルチ博士は言います[*10]。「早期の介入が常に正しいことだとは、もう想定できなくなってしまいました」。

ヘルスケアと同様、日常生活においても、何かをしないよりもすることを優先する常識的な考えは、意図せざる結果を招くことがままあります。最近、都市部の犯罪を避けるため、郊外に引っ越す人が増えていることを考えてみましょう。リスクアナリストによると、アメリカでは自動車事故による死亡のリスクが暴力犯罪による死亡のリスクを上回るということです。したがって、都会から逃げていった人々は、そのままのところに留まっていたよりも長時間自動車に乗ることになってリスクを増やしています。一つの問題を出し抜こうとして、別の問題に頭から突っ込むというわけです。[*11]

✤空《くう》

実際、何もないことを高く評価する文化もあります。この点では古代中国の道教にまさるものはないでしょう。紀元前六世紀、孔子と同じ時代に生きた老子は、教えの集成である『道徳経』によって道教の基礎を定めました。道教では道《タオ》と呼ぶ自然に内在する知恵を強調し、無および無為を深く尊重します。例をお見せしましょう。

三〇本の輻《や》が車輪の中心に集まる
その中央の穴によって車輪のはたらきが生まれる
粘土をこねて容器を作る
その空間によって容器のはたらきが生まれる
部屋に戸や窓を作る
その開けた穴から部屋のはたらきが生まれる
これ故に、そこにあるものから利益が生まれる
はたらきは、そこにないものによって生まれる[*12]

また、

学問をすると、日ごとに何かを得る
道を行なうと、日ごとに何かを減らす
減らしたうえにまた減らして
無為に至る
無為にしてすべてのことがなされる[*13]

何もしないことや干渉しないことの価値を認めた西洋人の一人が心理学者のC・G・ユングです。問題の中にはひとりでに解決するものがあると、彼は考えていました。次のように言っています。

他の人を押しつぶした問題からあっさりと抜け出した人をしばしば見かけた。……その人の視野に何か高いか、もしくは広い興味が生じ、視野が広がることを通して解決不能な問題が切迫性を失ったのである。……低いレベルではきわめて激しい葛藤やパニックに満ちた感情をもたらしたものが、今は谷間の嵐を高い山頂から眺めているように思える。これは雷雨の現実性が奪われたことを意味しない。その中にいるのではなく、今はその上にいることを意味しているのだ。[*14]

対して私たちは、幸福でないなら何かをしなくてはいけないと信じています。考えられるかぎりの問題に関する自己啓発プログラムや支援組織から成る業界が出現していますが、その唯一の目的は、私たちがもっとよい気分になり、もっと生産的に働くためには何をすべきか、教えることなのです。何をやっても効かなかったら、人生の棘《とげ》に対して私たちを鋼鉄のようにしてくれる鎮静剤や抗うつ剤を嵐のように浴びせて、薬の力で精神的苦痛を抹殺することができます。こうしたアプローチすべてが暗黙に伝えているのは、問題は常に悪い状態からさらに悪くなるということにほかなりません。放っておけば勝手に治る「自然治癒」ではなく、放っておけばどんどん悪化する「自然衰弱」が私たちの信条になっているのです。

✤コーヒー豆の暗黒面

私たちの日常生活に存在する、何もないことや何もしないことから逃避するための儀式の多さには、目を見張るものがあります。たとえばアメリカ人のコーヒー好きを見てください。コーヒーとカフェインはアメリカで最も広く消費されているドラッグです。作家のアマンダ・ヒューロンは、オフィスワークが一般的になるまでコーヒーはアメリカの伝統にならなかったと書いています。[*15] コーヒーは経営者に対して、社員を満足させ、生産的にする手段として宣伝され、「コーヒーブレイク」が定着しました。

ヒューロンは何もしないことにまったく耐えられない、何百万というアメリカ人の一人です。「ときどき忍び寄ってくるあのだるい感じが大嫌い――なんだか何もしたくない、ただ寝転がって心を閉ざしたいというあの気持ち」と、彼女は語ります。ヒューロンは、誰の日常にもつきものの空き時間や落ち込んだ気持ちへの対抗手段としてコーヒーを使い始めました。効果てきめんです。「そういう気分になったときはコーヒーをちょっと飲むわけ。そうすると、あっという間に元気百倍」。

彼女が「コーヒー豆の暗黒面」と呼ぶものに気づいたのはコーヒーショップで働くようになったときでした。眠たそうな顔をしたお客が朝の六時半から、通勤の途中で店に列を作ります。ヒューロンは自分がドラッグの売人であることに気がつきました。彼女の仕事は「ドラッグを施してあげることでした。……あの人たちは私がいなければ一日をやり過ごせない。……私はあの人たちに［必要な］体力と刺激を与えていました。カフェインをね」。

ヒューロンは自分自身のコーヒー好きに疑問をもち始めました。だんだんと飲みたいと思うことが減り、彼女は何もしないことを好む気質を身につけます。

今、私はあのエネルギー不足の退屈な時間に対する態度を考え直しています。退屈して怠けたい気分になるのは、必ずしも悪いことではないのかもしれません。……実際、私たちはもっと眠るべきだし、一日にやることはもっと減らすべき――さもなければ、生活を変えて、本当に自分にとって意味のあることをして時間を過ごすようにするべきです。今後一切コーヒーを飲まないとは言いません。……けれどまた、それなしでも物事をちゃんとできると知っておきたい。そして、ときには怠け者になることを大切にしたいと思います……

✤大げさな言葉遣い

言葉遣いも、無、最小限、簡素などに対する私たちの嫌悪を明らかにしています。

たとえば、私たちがいかに大げさな形容詞を使っているか、考えてみてください。「現代人の日常会話はますます大げさな言葉を使う傾向にある」と作家のレイ・ネゼルは言います。[*16]「Outstanding!(ものすごくいい)」が昔の「good(良い)」で、「Amazing!(驚くべき)」が昔の「OK(良好)」、「Huge!(巨大な)」が昔の「big(大きい)」なのです。ネゼルは、最近ワシントンDCのレストランで経験したことを語っています。「サーモンはどうかな?」と彼が訊ねると、ウェイターは「ファンタスティック!」と答えました。付け合わせはライスがいい?「Absolutely!(絶対!)」。「good」と「yes」で十分だったのに、このウェイターは最上級に毒されていたようです。

この種のエスカレートは蔓延しています。スターバックスではいちばん小さいサイズが「トール(背が高い)」なことにネゼルは注目しています。中くらいのコーヒーは「グランデ」ですが、これはイタリア語とスペイン語で「大きい」という意味です。同じように、アメリカのセブンイレブンで小や中の飲み物を買うことはできません。選択肢はビッグ、スーパー・ビッグ、そしてエクストリーム・ビッグだけです。ネゼルはまた衣料品チェーンの多くでもサイズがかさ上げされていることを発見しました。以前はSだったものが今はM、Mだったものは L、あとも同様に一段ずつ上がっています。これは腹立たしい傾向で、実際はちがうのに太ったような気にさせられます。

なぜ何でもかんでも「すごいawesome」ことになってしまったのでしょうか。ネゼルは言います。

こうした大げさな言葉遣いの理由は明らかだ。私たちは華やかで驚きに満ちたこの人生に退屈している。次の次に来るものを、今ほしいと思っている。今すぐ！……すべてがグレートにはなり得ない。……すべてが見事ですべてが前代未聞に素晴らしかったら、素晴らしいものなどあるだろうか？……オーケーとはどういうことか、人々は忘れてしまったのだろうか。自分が何をもっていてどんな人間なのか、単純にオーケーと言えないのだろうか。

大げさな言葉遣いを骨抜きにする方法の一つは簡単で、よく注意して真実を話すことだとネゼルは言います。こんど誰かに「元気？」と訊かれたら、自分が大げさな言い方（「Great!」「Terific!」「Fantastic!」）をしていないか気をつけ、「元気です Fine」とか「順調です Okay」と答えるほうが正直ではないか、考えてみてください。一目盛りか二目盛り下げることができれば、私たちは人生で真に甘美な瞬間を言い表わす言葉を用意しておくことができます。そして、使う言葉によって何でもかんでも膨らませたいという衝動から脱皮することができれば、人生のささやかな瞬間を敏感に感じ取り、生活の何でもない面をもっとありがたく思えるようになることでしょう。

✤さまざまな「何でもない」もの

ほとんどの人は単純さへの深い欲求を抱いています。生活が多忙になりすぎて混乱すると、心の中の羅針盤が割り込んできて、行動や欲求を何か最小限の基準まで抑える必要があることを知らせてくれます。長い間に、私たちはそれぞれ小さな錨《いかり》――さまざまな「何でもない」もの――を蓄えます。それが狂気の世界の中で正気でいることを助けてくれるのです。

ファッションを例にとってみましょう。「何でもない」ものと接触を微妙に保っているのが衣服の色の選び方です。作家のサイモン・ガーフィールドが、一八〇〇年代半ばにおける藤色のアニリン染料モーヴの発見とそれが西洋文明に与えた大きな影響を綴った『モーヴ *Mauve: How One Man Invented a Color That Changed the World*』（未訳）の中で述べているとおり、アメリカでは「販売総額の七〇から九〇パーセントは常に黒で、これは年間を通じて変わらない。その後にグレーと紺が続く」ことを現代のファッション・デザイナーは知っています。ファッション業界の目標は、残り一〇パーセントの色合いを指図することなのです。[*17]

黒いものはスペクトルのあらゆる波長を吸収して、色覚を刺激するものを何も反射しません。そういうわけで、辞書は黒の意味の一つとして「完全な暗闇や光の欠如」を掲げています。[*18] 色覚異常になっている文化の中で、身を飾るのになぜ「何もない」色である黒が圧倒的に好まれるのでしょう。私が考えるその理由は、これが私たちの「何でもない」もの――控えめな言葉遣い、簡潔さ、気取りのなさ――に対する必要性を社会的に表現できる分野だからです。

無為、何もしないことは創造性にも表われます。絶好の例がウォルト・ホイットマンでしょう。断固として何もしないことと放浪――本人は「ローフィング loafing」と言っていました――を旨として、西洋の詩を改革した人物です。『ニューズウィーク』誌のコラムニスト、アンナ・クィンドレンならホイットマンの放浪癖を理解できることでしょう。「何もしないは大したこと」と題するエッセイで彼女は次のように書いています。「落ち込んでいる時間を、それもたっぷりと経験しなければ、詩を書いたり、音楽を作ったり、俳優になることはできないと思う。そういう時間は退屈に過ぎていく空白期間だが、実は心の中の歯車がゆっくりと回転して創造の糧となっているのだ」[*19]。クィンドレンはローフィングの仕方を知らない現代のアメリカの子どもたちを心配しています。子どもたちの生活は、彼女のいう「常に忙しい子どもでいるという労働」によって苦しめられるようになりました。子どもたちがあまりに忙しいため、多くの親が奇妙にも子どもの予定表に予定のない時間、つまりこれといって何もしない時間を作るようになっている、とクィンドレンは報告しています。一例がニュージャージー州リッジウッドで、この町では週に一日、宿題もスポーツの練習も放課後の催しもない「ファミリーナイト」が制度化されました。また、ネブラスカ州オマハでは子どもをもつ親の団体が学校の休み時間を増やすようロビー活動を行なっています。

いったいどうしてこういう事態になってしまったのでしょう。大人がその原因だとクィンドレンは言います。子どもたちが常にサッカーリーグや演劇教室や家庭教師で忙しくしていないと、先々、受験競争や就職競争で不利になるという不安に駆られたためです。クィンドレンは言います。「そういう子どもたちに提案がある。何もしないというのはどうだろう。我々が『何もしていない』と言うようなときこそ、実は人間がいちばんよく考えているときであり、創造性が発揮されるときであることを示す心理学の研究は……豊富にある。もしかすると我々は、予定をたくさん立てることで、人が元々もっている思考能力を……組織的に妨げられた世代を作っているのかもしれない」。

✤精神性——誰でもない人が何もしない

無の極意を本当に習得すると、私たちはある意味において、誰でもなくなります。多くの宗教的伝統は、自我を超越して誰でもない人になることによって最大の発見、すなわち内なる聖性が明らかになると教えています。ヒンドゥーの格言が言うように、「汝はそれ〈神〉なり」なのです。

癒しの年代記の中で「内なる神」の考え方を誰よりもよく察知していたのは、近代の世俗的看護の創始者フローレンス・ナイチンゲール（一八二〇 - 一九一〇）でしょう。[20] 彼女は一八七二年に次のような言葉を残しています。

> それというのも、神秘主義とは何であろうか。儀式や式典ではなく、内省的な素質によって神に近づこうとする試みではないだろうか。単に「神の国は心の中にある」を固い言葉で表現しただけではないだろうか。天国は場所でも時間でもない。天国はここであり、今かもしれないのだ。……私は神をどこに見いだすだろうか。私の中だ。それが真の神秘主義の教義である。[21]

古典的な著書『永遠の哲学 *The Perennial Philosophy*』（邦訳、平河出版社）の中で、哲学者で小説家のオルダス・ハクスリーは、内なる神性を悟るには自己超越が必要なことを認めています。「［この］知識は……いつでも『自己を捨てる』ことのできる人にだけもたらされる……[22]」。

しかし、私たちが本来もっている神性に目覚めるための探求にはパラドックスが含まれています。

神がすでに私たちの内部に存在するなら、それを獲得するために何かをする必要はありません。それゆえ、多くの伝統では何もしないことを強調します――すべての宗教的な覆いと教義的な信条をはぎ取って、ずっとそこにあったものを感じ取るのです。自己超越と活動の休止――誰でもない人が何もしないこと――がこの理解への鍵となります。仏教の偉大な先賢たちはこれを悟ったときに大笑いしたと伝えられていますが、それも不思議ではありません。

歴史を通じて、「誰でもない人」になることは、しばしば愚か者になることにたとえられてきました。愚か者を指すfoolという言葉は、ラテン語で何も入っていない空気袋を意味するfollisから来ています。自己を超越している愚か者は神性の精髄に到達します。自己がないので、愚か者は馬鹿で無能に見られても、何も失うものがないのです。

アメリカの偉大な愚か者マーク・トウェイン（一八三五－一九一〇）は、こうしたつながりを理解していたようです。一八七七年にウィリアム・ディーン・ハウエルズに宛てた手紙に、彼はこう書いています。「ぼくは偉大で高貴な愚か者だ。だがその一方で、ぼくは神の愚か者だから、その作品はすべて敬意をもって考えなくてはならない[*23]」。

✤静　寂

現代の世界で最も危機に瀕している「何でもない」ものの一つは静けさです。手厳しい観察の中で、ハクスリーは次のように書き留めています。

二〇世紀は……騒音の時代である。物理的な騒音、精神的な騒音、そして欲望の騒音――この喧噪《けんそう》は、言うまでもなく鼓膜よりも深く入り込む。それは精神に染みこむ……。新聞記事、とりとめのない情報のかけら、狂騒的または感傷的音楽の爆発、絶え間なく繰り返されるドラマはカタルシスをもたらさず、単に毎日、もしくは一時間ごとにさえ、感情的な浣腸への渇望を生み出すだけである。[*24]

マーク・トウェインも同じ意見です。「騒音は何の証拠にもならない」と、彼は観察しています。「ただ卵を産んだだけのニワトリが、小惑星を産んだかのように騒ぎ立てることがよくある[*25]」。

静寂、黙考、瞑想、その他呼び方は何であれ、静けさは、私たちの騒がしくおしゃべりな精神を中和し、さらに深い真理を啓示するものとして、普遍的に評価されています。作家のカルロス・カスタネダはこんなふうに書いています。「会話が中断するといつでも、世界は崩壊し、あたかもそれまでは言葉によって厳重に守られていたかのように、私たちの意外な面が現れてくる[*26]」。宗教作家のサットプレムは、静けさを思考そのものに広げることを提唱しています。「考える力が驚くべき才能だとしたら、考えない力はそれ以上のものである[*27]」。老子の書いたものにも同じメッセージを見出すことができます。「知る者は言わず、言う者は知らず[*28]」。十字架の聖ヨハネも同じ意見です。「語ると気が散るのに対して、沈黙と労働は考えをまとめ、精神を強める[*29]」。

三〇〇〇年近くにまたがるこうしたコメントは、あらゆる神秘主義的伝統が静けさに帰している価値を明らかに示しています。

口と心の静寂は、「何でもない」もののもつ大きなパラドックスの一つです。何も考えず何も言わないことによって、人はすべてを理解します。宗教史家のエドワード・カーペンターは次のように書き記しています。

科学の厳然たる事実すべての中で、私の知るかぎり最も確実で根本的なのは、思考を抑制して辛抱すると、思考の下もしくは裏にあって、通常の思考とは性質も特性も異なる意識の領域にいずれ到達するという事実である。……［こういう世界では］自分の魂があらゆる動物のあらゆる魂と通じ合う。それは不死不滅の生命と、限りなく得も言われぬ喜びを確約されることになる。*30

ここでもメッセージは同じです。この「限りなく得も言われぬ喜び」を実現するには、何でもなく誰でもないものにならなくてはなりません――これはハクスリーが次のように言う状態です。

……「永遠のまばゆい輝き」を……曇らせたり屈折させる個別の自我はない。……物自体が認識できる――ただし、自身の中に何もない人のみによって。*31

それとは対照的に、私たちの文化全体は誰でもない人を誰かにするという作業に専念しています。例として広告業界を見てください。この業界の目標は、私たちの目立ちたい、ユニークで他人とちがって派手になりたいという欲望を燃え上がらせることです。だって、正直な話、あなたは素晴らしい存在で、あなたにとって過分なものなどなく、手の届かないものもないのですから、と広告は語りかけます。軍隊の勧誘広告が言うように、「自分がなれる限りのものになろう」というわけです。そしてお世辞に基づいた広告が山のようにあふれ返っています。たとえば「今日のあなたは休んで当然」――自分が誰なのかわかっている特別な人が、どこのことかわかっている場所で、何のことかわかっているものを得るに値すると訴えています。

これまでに述べた宗教的伝統の観点からすると、自我を膨らませることは自己開発ならぬ開発の抑止を保証します。しかし、もし私たちが自我を超越して誰でもない人間になれれば、魔法が起きるのです。詩人のウィリアム・ブレイクが『無垢の予兆』に描いたように、新しい次元の経験が可能になるのです。

一粒の砂に世界を見る
そして一輪の花に天国を
掌の中に無限を収め
また一時の中に永劫を[*32]

世界をありのままに見る人を最後に待ち受ける誘惑があります――悟りを開いた、やっと誰でもない人間になれたという誇りです。しかし、当然ながら、誇りをもつとその人はふたたび誰かに戻ってしまいます。したがって、多くの宗教的伝統は言葉を尽くして、すべてを放棄しなくてはならないこと、また何ごとも実は何をも意味しないことを強調しています。たとえば「ヨハネによる福音書」

第一二章二四節にあるイエスの言葉「はっきり言っておく。一粒の麦は、地に落ちて死ななければ、一粒のままである。だが、死ねば、多くの実を結ぶ」。このプロセスは、自分がそれまでに役立つと考えていた信念や価値観にさえも死を要求します。宗教学者のアーナンダ・クマーラスワーミーはこう言います。

どれだけ遠くまで［霊的な道を］進んでいても、それ以前のあらゆる価値の崩壊を伴う、最後の一歩が残っている。……儀式が放棄され、神学の相対的真理が否定される、最後の一歩が常に残っている。*[33]

シュリ・ラマナ・マハリシは「いつか学んだことをすべて忘れなければならないときが来る」*[34]と言いました。そして禅の警句は「まっすぐな釣り針で魚を釣れ」と促します——まっすぐ、つまり何も捕らない釣り針です。

✤純粋意識

近代医学は空白の精神を好意的には見ません。精神科医は「正気を失った」人を精神異常と考え、神経科医は心理的な無を意識不明または脳死と同一視します。しかし、一部の宗教的伝統は、精神が完全に空っぽの状態を「純粋意識」と考え、そういう境地に到達することが最高の成功だとしています。神秘主義的伝統研究の第一人者W・T・ステイスは、この状態を次のように説明しています。

あらゆる感覚を取り除いてしまったと考えなさい。意識からあらゆる感覚的なイメージを排除し、次いであらゆる抽象的思考、理性的作用、意志作用、そしてその他個別の知的内容も締め出したとしたら、意識には何が残るだろう？……内省的神秘主義者――世界中に何千人といるのだが――は口を揃えて、この個別の知的内容の完全な真空を達成したと断言する……これは純粋――経験的な内容ではないという意味で「純粋」――な意識の状態である。それ自身以外に内容をもっていない。[*35]

作家のピーター・ラッセルはケンブリッジ大学で理論物理学、心理学、そしてコンピュータ科学の学位を取った人ですが、彼は三〇年にわたって意識のこの次元を探求しています。ラッセルはこう述べています。

インドの教えではこの状態を「サマーディ」と呼ぶ。「静寂な精神」という意味だ。サマーディにおいて、意識は存在する――目は覚めている――が、意識の対象はない。……サマーディにおいては純粋意識の光が存在し、それ以外には何もない。それはどのような内容も存在しない意識そのものの機能なのだ。[*36]

こうした精神状態は仏教、ヒンドゥー教、道教など東洋の宗教と結びついているものの、普遍的に見られます。ラッセルも言うように、「同様の描写は世界中の大部分の文化に見つかる」[*37]のです。

この点は強調しておかなくてはなりません。今日、神秘的な味わいのある精神的な経験を求める人が増えていて、多くの人がそれは東洋の伝統にしか見つからないと信じています。ところが、これまでに出た神秘主義に関する探究の白眉と言える著作は、西洋のキリスト教神秘主義の伝統を扱ったもの――イーヴリン・アンダーヒルの古典的著作『神秘主義――超越的世界へ到る途 *Mysticism*』（邦訳、ジャプラン出版）です。*[38] 一九一一年の出版以来いまだに版を重ねているこの傑作は、現在も新しさを失っていません。残念ながら、多くの西洋人はキリスト教の中に力強い神秘主義の伝統が存在していることに気づいていません。アンダーヒルはそんなことはないと証明します。偉大なキリスト教の神秘主義者を調べ出し、その洞察を世界中の秘儀的伝統の代表者と比較しているのです。神秘主義者の考え方は文化のちがいを超えて首尾一貫しており、そのためすべての神秘主義者は同じ国から来て同じ言葉を話すと言われています。

画期的な作品『世界の宗教 *The Religions of Man*』（未訳）の中で哲学者のヒューストン・スミスは、自己意識があらゆるものとの一体感に広がった禅の瞑想者の経験を語っています。

ずぶっと入った。私は物理的な身体の境界を失った。肌はもちろんあるのだが、宇宙の真ん中に立っている気がする。……たくさんの人が押し寄せて来るのが見えたが、すべて同じ人だった。全部が私だった。こんな世界はそれまで知らなかった。私は創造されたのだと思っていたが、その意見は変えなくてはならない。私は創造されなかった。私が宇宙だったのだ。個人は一人も……存在していなかった。*[39]

これは一体どんな気分なのでしょうか。スミスはこう言っています。「神秘的体験は……禅であれその他の宗教であれ、どこに現れても喜びをもたらす。それはあらゆるものとの一体感と高揚した現実感で、日常世界のどんな言葉にも置き換えられないものである[*40]」。

批判者はしばしばこういう経験を「夢見る神秘主義」として片付け、実際的な生活から離脱することにつながると警告しますが、しかし、一般的にはその逆が起こるようです。純粋意識の経験は人を思いやりと愛で満たし、それがさらに豊かに、さらに活発に世界とかかわる跳躍台になるのです。そこから来るのが西洋の「実際的神秘主義者」の伝統で、聖フランチェスコ、マザー・テレサ、フローレンス・ナイチンゲールといった、困っている人のために生涯を捧げた人々がその代表です[*41]。

仏教学者で物理学者のアラン・ウォレスは、物理学の言葉を利用して、精神的に空虚な状態を「真空意識」と呼んでいます。「仏教の観照者は、真空状態を利用して二五〇〇年の間、精神の性質を調べてきた。これは十分な実験期間である[*42]」と彼は述べています。こうして蓄積された経験は、現代の意識研究者にも重みをもつと思われるかもしれませんが、のんきに片付けてしまう人もいます。たとえば、リヴァプール大学の哲学者バリー・デイントンは次のように言っています。

こうした純粋意識が本当に可能だったとして——何万、何百万という人々がこうした意識を知っていたとして——、それだけで裸の意識がありうるというだけでなく、事実だと結論すべきだろうか。私はそうは思わない。……こうした形式が裸の意識と同一視できるかどうか、非常に疑わしいと考える。理由は大変単純だ。意識そのものは……特徴のない感覚もしくは感知であり、したがって（その定義により）あらゆる本質的な現象的特性を欠いているからである……。[*43]

何千年もの実験期間と世界中の無数の人々の経験もこれで一巻の終わり。近代哲学の傲慢さが時々ちょっと腹立たしいと感じるのは私だけでしょうか。

✤病的な無

二〇〇〇年に、オクラホマ大学健康科学センターの精神科医チームが一〇歳の男の子の症例を報告しました。この子は、当時オクラホマシティにいなかったにもかかわらず、自分は一九九五年のマレー連邦ビル爆破事件で死んだのだと主張します。[*44] さらに、自分の祖父と友人一人、それにその友人の家族も爆破の犠牲になったと言い張りましたが、すべて事実ではありませんでした。

この子がかかっていたのはコタール症候群という珍しい病気です。この病気は、一七八八年にフランスの医師シャルル・ボネが初めて記録し、[*45] 後にパリの神経学者で精神科医だったジュール・コタール（一八四〇‐一八八九）が報告して、[*46] こちらの名前が残りました。フランスではこの症候群は「否定妄想」と呼ばれています。

極端な場合、患者は自分が死んでいて、もう存在しないという確信を抱きます。また外の世界の全部または一部がやはり存在しないと信じることもあります。矛盾したことに、患者は自分が不死だと考える場合もあります。それに加えて、身体の一部、たとえば心臓、血液、胃、または腸がないと思い込むことがあり、そのため自ら餓死を招く可能性もあります。自分が死んでいると思いこんでいるため、コタール症候群の患者は自分の肉が腐る臭いを嗅いだり、ウジ虫やミミズが体内を這い回るのを感じたりすることもあります。そこから、すぐに埋葬してほしいという要求に至ることもあります。実際、ボネが初めて報告した症例の患者は、死装束を着て埋葬されるのだと言い張る女性でした。当局が拒否すると、彼女はそれにかまわず棺桶に入り、そのまま数週間後に死んだのです。*47

コタール症候群は子どもにも起きますが、ふつうは大人に現れます。男性と女性は同じくらいの割合です。統合失調症の過程で現れ、また脳卒中、アルツハイマー病、脳損傷、側頭葉てんかん、および偏頭痛による脳の障害で起きた例が報告されています。向精神薬と電気ショック療法に反応します。

コタール症候群は、人が別の手段によって誰でもない人間になれることを示しています。自己と自我の感覚は心理的精神的成長を通じても、脳が機能不全になった結果としても超越されます。前者は喜びと満足感へ、後者は精神病へ至る道です。

✤真空

以前、科学者は何もない空間を真空にすると、その結果は完全な空虚、つまりまったく何もないのだと考えていました。しかし、現代物理学では無という概念が劇的な変化を経験しています。物理学者でテキサス州オースティンの高等研究所長ハロルド・E・パソフが、この考え方の変化を説明し、古代の物の見方につなげています。

遍在してあらゆるものに浸透し、すべての現象の支えとなって現れているエネルギーの海によって人類と宇宙が互いに結びついているとする形而上学的概念は、歴史を通じて存在してきた。
現代の物理学は、これと同様の、あらゆるものに浸透するエネルギーの場を仮定し、「量子真空」またはゼロポイント・エネルギーと呼んでいる。[*48]

パソフはスタンフォード国際研究所の認識科学プログラムの前部長です。一九七〇年代、彼は同僚の物理学者ラッセル・タージとともに超心理学の画期的な研究を行ないました。その中には、遠く離れた個人の間での非局在的な情報転送がかかわっているらしい遠隔透視の実験もあります。[*49]パソフは長年、東洋の「気」――鍼《はり》や武術に関係する普遍的エネルギーと考えられているもの――に関心を寄せています。彼は普遍的な「気」の場が、本質的にはあらゆるものに浸透するエネルギーの場である量子的ゼロポイント・エネルギーではないかと示唆しています。つまるところ、自然がどうして普遍的な場を二つも必要とするだろうか、と彼は考えます。それでは絶対に「不経済」でしょう。宇宙全体に波動する量子的ゼロポイント・エネルギーの場が、私たちに「文字どおり、物理的に、宇宙のほかの部分と『触れあう』」方法を提供するかもしれないと、パソフは提案します。これは、遠隔治癒やとりなしの祈り、遠隔知覚など、さまざまな非局在的意識の顕われの基盤かもしれません。彼は次のように言っています。

私の目標が達成されたなら、そこから現れるのは、全面的に相互浸透し、相互依存してコスモス全体と生態学的に均衡する場に私たちが浸っているという理解である。これは物質的なものと「形而上学的」なものとの境界線を溶かし、流動的で変化し続けるエネルギー・情報の宇宙論的統一として宇宙を見る単一の観点をもたらすはずである。[*50]

そしてなお、用心しなくてはいけません。神秘主義者が意識の「エネルギー」と言う場合、それは何らかの測定装置で一目盛り動くようなもののことではないのです。意識をゼロポイント・エネルギーやその他物理的な現象と同一視するのはどうもカテゴリー間違い——地図と領土、メニューと食事を混同しているようなもの——に思えます。しかし、そうだとしても、現代物理学の洞察は素晴らしいものです。パソフも説明しているように、私たちが互いに非局在的に触れあったり、情報や意味を遠く離れた個人の間で共有する方法について、可能性のある解説を提供してくれます。パソフの考えのほかに、科学の主要な分野から、万物と私たちとの同一性がコスモスという織物に紡ぎ込まれていることを示唆する仮説がいくつも出てきています。[*51〜55]

✤節約、予防、プラシーボ

真空の波動から無公害のエネルギーを取り出すというのが、現在のエネルギー研究で至高の目標となっており、この分野の基礎研究にはかなりの金額が投資されています。[*56] ここには大きな皮肉があります。すなわち、これまでの努力はほとんどすべて触知可能なものに絞られてきたのに、今度は無限のエネルギーを目に見えない空間で探しているのです。

アメリカにおける現在のエネルギー政策は、「何もない」ことと折り合うことの重要性を示しています。たとえば、ジョージ・W・ブッシュ大統領の最初の任期中、事実上けなされたエネルギー節約を考えてください。節約とは何かをしないことです――消費せず、浪費もしません。節約をわが国のエネルギー政策の基本とすることに反対する政策立案者は、たぶん何もしないこと、空虚で何もないことに潜在的な恐怖を抱いていて、そうした姿勢を省エネに投影しているのでしょう。省エネ主義者を無為無策の怠け者呼ばわりするとき、彼らは自分たちが思っている以上に的を射ているのですが、理由がまちがっています。彼らは、古典的物理学者が真空の力に気づかなかったのと同様、「ない」ことの力に気づいていないのです。

アメリカ社会で現在行なわれているエネルギー論争は二つの陣営――「ない」ことを尊重し賞賛する人々と、それを恐れる人々――に分かれています。後者は「何もない」よりも「何かある」ことを好み、したがって石油や天然ガスや石炭の供給を増やし、さらに多くの原子力発電所を建設したいと考えます。手つかずの自然が残っている地域は「何も起こらない」場所だとして、開発することに賛成します。目に見えない風や重さのない太陽エネルギーなど、「ない」ことに似ている代替エネルギー源には無関心もしくは敵意を示します。どこか心の深いレベルで、彼らはお気に入りのエネルギー源――真っ黒い原油や真っ黒い石炭――がもつ物質性そのものに安心を感じているようです。石油や石炭は見て触ることができます。醜く、汚く、そして物質的――「ない」に対する典型的なアンチテーゼなのです。

医学において省エネに類似するのは予防です。省エネと同じように、予防にはたくさんの「しない」こと、たとえば病気につながる行動や習慣を避けることが必要です。「する」ことに余念のないヘルスケアの専門家にとって、予防は地味で退屈に思えます。言うまでもなく、効果的なヘルスケアには「する」ことと「しない」ことのバランスが常に必要です。しかし、現在問題なのは、私たちがあまりに圧倒的に「する」ことを優先したため、均衡がまったく崩れてしまったことです。

私たちはびっくりするほど、「する」という横暴の結果に気づいていません。たとえば、最もドラマティックな「する」ことである入院治療を、一部の専門家は現在のアメリカで心臓疾患とがんに次ぐ三番目の死亡原因だと考えています。[*57]

現在、医学における「何もない」ことへの攻撃はプラシーボ反応、すなわち偽の薬が身体に影響を及ぼす力を標的にしています。プラシーボ反応があらゆる治療における万能薬として受け容れられたと思われたその矢先、ある研究チームが二〇〇一年に、そのような反応は存在しないと言い出しました。[*58] これが発表された直後、プラシーボ反応が効果なしまで格下げされ、それにふさわしい場所に収まったと、ほとんど大喜びしているようなウオッチャーもいました。[*59] しかし、プラシーボの追悼記事を書くのはまだ早すぎます。高機能の画像研究によって、人がプラシーボを飲んだとき、脳の中枢に物理的な変化が起きていることが最近証明されたのです。[*60] こうした発見は、プラシーボが身体組織に刺激を与える能力を明らかに示しています。

残念ながら、「ない」というテーマは常に情熱に火を点けます。宗教的実践、省エネ、予防、プラシーボといった「ない」ことに関連したテーマが現れると、賛否どちらの側にも必ず専門家が勢揃いします。「すべての博士には対等で反対の博士が常に存在する」と喝破する「ギブソンの法則」の好例でしょう。

✤無に向かって漂う

大多数の宇宙論学者の推測によると、宇宙は約一五〇億年前、何もないところに起きた「非常な高熱点」の爆発であるビッグバンによって発生しました。[*61] ケンブリッジ大学の物理学者ジョン・D・バロウによると、宇宙が冷えていくにつれ、「真空のかけら」が結合しました。[*62] こうした断片は三種類の単純な形を作った可能性があると、彼は言っています。宇宙ひもと呼ばれる閉じたループもしくは無限の線、無限に広がる壁もしくはシート、そして磁気単極子と呼ばれる有限な球状のこぶです。[*63] 現在、ほとんどの物理学者は宇宙ひもの可能性がいちばん高いと考えています。[*64]

しかし、科学者が宇宙に存在するとわかっているものすべてを合計すると、不足が生じます。シカゴ大学の天文学および天体物理学科長マイケル・S・ターナーによると、[*65] 宇宙の四パーセントは非常に高温のヘリウムガスと水素ガスの雲で構成されています。ほんの〇・五パーセントがビッグバンの名残であるニュートリノという粒子です。さらに〇・五パーセントは、私たちがふつう宇宙を構成していると考える物質――すべての銀河の中にあるすべての星々で、これにはビッグバン以来星の中心部や超新星が爆発した後で生じた、炭素、酸素、鉄など、水素とヘリウムを除く、わかっている限りすべての化学元素が含まれます。そうすると、見えない残りはだいたい九五パーセント――まだはっきり正体のわからないもの、物理学者が暗黒物質《ダークマター》および暗黒エネルギーと呼んでいるものです。

この謎の成分は、宇宙の陰と陽だとターナーは言います。[*66] そして、その関係が宇宙の運命を決定します。暗黒物質は、あらゆる物質と同様に、引力によって質量を引き寄せます。物質が混ざって私たちの目に見えるもの——何億もの銀河と、そこに含まれる無数の星々——ができたのは、この力のおかげです。逆に、暗黒エネルギーは斥力、すなわち反発する力で、ものを互いに引き離します。

現在、ほとんどの天文学者は、宇宙が加速的に膨張していると考えています。つまり、暗黒エネルギーの斥力が暗黒物質の引力に勝っているのです。その結果はのっぺりと引き伸ばされ、あらゆる物質もエネルギーも希釈されて、あらゆる情報と複雑さがどんどん劣化していく状態です。天体物理学者は、宇宙がいずれ私たちの知る形での生命が存在不可能な状態に達すると考えています。

この陰鬱としたシナリオの中で、バロウをはじめとする科学者は生命の永続を可能にするさまざまな状況を想像しています。[*67] たとえば、たぶん、情報の劣化は宇宙全体で均一ではないことでしょう。そうすると、何らかの形で生命が生き延びられるような「島」が存在可能かもしれません。さもなくば、暗黒エネルギーの斥力は遠い未来に衰えて、暗黒物質の引力に道を譲るかもしれません。そうなれば、物質が集まることが可能になり、情報処理がふたたびできるようになって、生命の火を燃やしてくれることでしょう。はたまた、私たちの子孫は宇宙の中で自分たちの周辺だけは拡散の加速を制御する何らかの技術を習得して、生命を発展させる結果を作り出すかもしれません。

あるいは、宇宙が自分自身の複製を作って、最初からやり直す可能性もあります。バロウはこれが起きる可能性はあまりないと考えていますが、次のように言葉を継いでいます。「こうしたことすべてを無限の未来に対して心配する場合、物理的にとんでもなく確率の低いことも、いずれ発生する可能性が十分に大きくなります。……待ち時間が無限にある場合、起きる可能性があればどんなことも、いずれ必ず起こります。さらに悪いことには（良いことと言うべきか）、それは無限回起きるのです[*68]」。しかし、宇宙が再出発したとしても、バロウはそれが人類の生命にとって大した慰めにはならないだろうと考えます。「大局的に見れば、複製は新しい始まり、新しい物理、新しい次元をもたらすかもしれないが、我々の世界線に沿った、宇宙のこの部分には、最終的に星も生命もない単調さが永遠に続くように思われる。結局、そんなところにはいないほうがよさそうだ[*69]」。

無に向かって落ちていく一方という話に気が滅入りますか？ ウディ・アレンも同様で、こんなふうに嘆いています。「歴史上のどんな時にもまして、人類は岐路に立っている。片方は、失望とまったくの絶望へ至る道。もう一方は完全な絶滅に向かっている。正しい選択をする知恵を、私たちがもっているように願いたいものだ[*70]」。

とは言うものの、宇宙の終わりと無を予言する人たちに未来を任せるのはまだまだ早すぎます。科学は、私たちが向かっているらしい無が実際にどういうものなのか、まだ最後の一言を出していません。それどころか、最初の一言さえ出したかどうかというところなのです。

宇宙の起源と宿命に関する議論において、意識――科学全体で最大の謎――の役割は問題にされないのがふつうです。その例外が、著名な物理学者ジョン・アーチボルド・ホイーラーの研究で、彼はこう考えています。「我々は未完成の宇宙の一部である。我々は自分自身を見つめる――そして築き上げる――宇宙の小さな断片である……それは天地創造の謎が遠い過去ではなく、今現在にあることを示す手がかりなのだ[*71]」。スタンフォード大学の物理学者アンドレイ・リンディも、意識が宇宙の大きな要素であることに同意します。「宇宙とその観察者は対として存在する。宇宙と私たちは一緒にいる。……意識を無視するような万物の理論に一貫性があるなど、私には想像できない[*72]」。

意識は純粋に非局在的もしくは無限で、私たちの身体が埋め込まれている時間と空間の彼方に広がっており、したがって宇宙の膨張による劣化に冒されないことを示す証拠は多すぎるほどあります[*73]。ですから、宇宙の遠い未来における私たちの運命に絶望している方に、私は意識の非局在的で無限な性質をじっくり考えることをお勧めします。こう考えてはどうでしょうか。非局在的な精神から導き出されるのは不滅であり、そこでは「何もない」と「誰でもない」が「すべてのもの」「すべての場所」そして「すべての時」となって現れるのです。

悪くない慰めだと思いますよ。

第12章 幻の声 *Voices*

どこからともなく、顔のない声が……。
——W・H・オーデン『アキレスの盾』

人類史上最もローテクな健康法の一つが、幻の声を聞くことです。これは用途の広い治療法で、身体と心の両方の健康に効きます。

紀元前六世紀、エピメニデスは何度も長期間の昏睡に陥り、目覚めたとき、恐ろしいペストの撃退法など、さまざまな問題について精霊との会話から助言を得たと語りました。[*1] 古代ギリシアで神託を伝えた人々も同じことをして、しばしばペストや伝染病の防ぎ方を伝えました。

モーセは言葉による命令を受けて、彼の民の物理的、心理的、そして宗教的健康に影響を与えましたが、その言葉は直接神から語られることも、燃える茂みなどを通して間接的に語られることもありました。現代の茂み《ブッシュ》、ジョージ・W・ブッシュ大統領も「天の父」から情報を得ると言っています。[*2]大統領は実際に声を聞くとは言っていませんが、彼が受け取る指示はモーセが聞いた声と同じように彼の民の健康に大きな影響をおよぼし、また戦争、貧困、エイズ、環境汚染、地球温暖化などの問題を通して世界中何億という人々の健康にも影響を与えています。

ソクラテスは彼のダイモン、すなわち内なる精霊と一度に何時間も語らっていたと言われています。彼は霊の声を最大限に活用するには少々狂っているほうがよいと言います。「最大の祝福は狂気を通じて与えられる。もしそれが天から来た狂気であれば」とソクラテスはパイドロスに語りました。「デルポイの女予言者やドドナの巫女が大きな功績を立てたのは、狂っているときだった。……正気のときにはほとんど、もしくはまったく何もしていない」。狂気に近づくことは、逆説的なことに、人の精神的健康に恩恵をもたらしました。自分を通して霊の声が出るようになると、気持ちが楽になり、心配事から解放され、ミューズへの扉が開かれて創造力が高まります。ソクラテスに言わせると、偉大な詩人は「いかなる技術の規則によっても卓越するわけではない。彼らは霊感に触れた状態で美しい詩句を口にするのだ」。[*3]

問題は、今も当時と同じで、聞こえる声が本当に「天から来た」かどうかを見分けることにあります。受け取り側も送り出し側に劣らず重要で、わめき回る狂人もまた幻の声を聞くのですが、その声が本物だったとしても彼らはメッセージを歪曲する可能性があります。そして、声が天からのもので正しく受け取られたとしても、だからといって無害とはかぎりません。ギリシア人も知っていたとおり、神々はときおり悪戯をして人を狂気に走らせるのです。『イーリアス』の中でヘラも警告しています。「神々とは、はっきり見てしまうと扱いづらいもの……」[*4]。

「声」には悪名高いあいまいさがあります。あいまいな声の例をヘロドトスが書いています——紀元前五四六年に起きた、クロイソス王のリュディア帝国滅亡です[*5]。クロイソスはペルシアのキュロス王が軍隊を増強しているのを、許して続けさせるべきか、それとも先制攻撃して鎮圧するべきか、迷っていました。ずいぶん近代的に見える対照実験を使い、クロイソスは有名な託宣者すべてに使者を送って、ある日のある時間に自分は何をしているだろうかと訊ねます。デルポイの託宣者はこう答えました。「甲羅の固い亀の味が感じられます。真鍮の中で、子羊の肉と一緒に茹でたものです。真鍮がその下に置かれ、真鍮がその上にかぶせられています」。ちょうどその時間、クロイソスは実際に子羊と亀を切って真鍮の大鍋で茹でていました。この返事にわが意を得た彼は、デルポイの託宣者に次の質問をします。キュロスを攻撃すべきだろうか。返答は次のようなものでした。

クロイソスがハリス川を渡るとき
大いなる帝国が失われる

神々から侵攻へのお墨付きをもらったと信じて、クロイソスは攻撃を仕掛けて敗れ、大いなる帝国が滅亡するという神託を成就させました。私たちの時代に先制攻撃を神の意志と見る人々も、この例をよく考えてほしいものです。

幻の声にはいろいろとむずかしい点があるものの、回路を開いておくことは私たちの精神衛生にとって決定的に重要です。神々の声を締め出すと、悪魔の声が居座ることがよくあるのです。これに類似したことがキリスト教発展の過程でも起きました。中世になると、幻聴や幻視は異教的で悪魔的だとしてたいへん怪しまれるようになります。神の声と悪魔の声を見分けるための条件は徳の高い人にさえ厳しいもので、一般人には幻の声が完全に禁止されました。古い道筋――その一つが夢――が閉じられて、その代償が支払われます。宗教学者のジャック・ル・ゴフはこう書いています。「夢の道が閉ざされて、悪夢への道が開かれた……中世人はその後長い間夢の世界を取り戻せなかったのである」[*6]。そうして出てきた悪夢の一つが煉獄だとル・ゴフは述べています。煉獄とは、犯した罪の償いができるまで魂が無期限に取り残される場所です。

幻覚を起こしている統合失調症患者とソクラテスのちがいはどこにあるのでしょうか。この疑問はいつの時代にもたやすく答えられないものでした。ギリシアの歴史家プルタルコスは私たちの知るかぎり幻の声を聞かなかった人ですが、ソクラテスのおしゃべりなダイモンに批判的な目を向けています。精霊が情報を伝えるのに声を出す必要はない、というのが彼の言い分です。ソクラテスの声を出す精霊について、プルタルコスはこう言っています。「彼のところに届いたのは声や音ではなく、彼の魂の知性に触れたダイモンの音なき声だと推測することができる。……［ダイモンは］考えを伝えるのに、人が話し合うときに使う名前や言葉を必要としない」[*7]。

古代ギリシア人は幻の声には癒しの力があることを確信しており、医療の神殿であるアスクレピエイオンに祀っていました。ギリシアのヒーラーは患者に夢を見やすくさせる方法を工夫し、自分たちも夢を見て、診断だけでなく適切な治療法も得ようとすることがよくありました。

幻の声や精霊に治療を手助けしてもらうというのは奇妙に見えるかもしれませんが、今でもあることです。バーバラ・スティーヴンス・バーナムは医学博士で登録看護師、『看護と健康管理 *Nursing & Health Care*』誌の元編集者で『神秘的遭遇──開いた扉 *Mystic Encounters: The Door Ajar*』（未訳）の著者ですが、[*8]「拡大意識」について看護師の経験を調査しました。彼女が「拡大意識」と呼んでいるのは、合理的に説明不能なできごとで、身体的な感覚を超越しているように見えるものです。一二一人の対象者は全員が博士号または修士号をもつ看護師長でしたが、四一パーセントがそのような経験をもっていました。

そうした優秀な看護師の一人は、夫が死んで一年後に起きたできごとを語っています。[*9]彼女は再婚し、新しい夫と借りたばかりの古い農家の片付けをしていました。腐ってシロアリのたかった材木を手袋もせずに腕一杯抱えて次の一本に手を伸ばしたとき、彼女は亡くなった夫が独特のケージャン訛りで語る声を聞きます。「だめだ──下がって──その下にガラガラ蛇がいる」。彼女は次の段の材木をピッチフォークでどけ、ガラガラ蛇を見つけて殺し、「ありがとう」と死んだ夫に言いました。二日後、彼女はその場所へ行き、彼がそこに立っているのを目にします。「この経験がなかったことだと私を納得させることは絶対誰にもできません」と、彼女は語ります。「私は正気で、分別があって、大人で、仕事ができて、創造力があって、活動的で、正常です。もっと感受性を増す方法と、私の『超感覚』をもう少し操る方法がわかるといいのですが」。

怖いですか？　バーナムの調査では、「不安や恐怖に言及した話は一つもありません。逆に、多くは『死んだ人との』接触による慰めを述べています[*10]」。

このような経験は普遍的なものです。死別について研究しているW・D・リーズは配偶者を亡くした二二七人の女性と六六人の男性に面接して、半数近くが故人の「訪問経験」をもっていて、その一五パーセント近くが口頭によるメッセージという形をとっていることを発見しました。これらの経験は男女を問わず、あらゆる文化にわたり、小さな村でも大都会でも共通で、また不可知論者にも無神論者にも信者にも同じように起きています。[*11]

幻の声を聞くことは健康的なこともあると、精神医学研究者で『幻の声を理解する *Making Sense of Voices*』（未訳）の著者マリウス・ロンムとサンドラ・エッシャーは言っています。「幻の声を聞くからというだけで統合失調症と診断することはできないし、精神衛生上の問題があるとさえ言えない」[*12]。どうやって見分けるのでしょうか。ロンムとエッシャーによると、幻の声が問題になるのは本人が対処に困っている場合、もしくはその経験が他人の生活を侵害している場合です。[*13] 二人の結論は、ボルティモアに住んでいる一万五〇〇〇人を対象とした調査によって裏付けられています。そのうち二〇〇〇人近くが幻の声を聞いているのですが、これは約一五パーセントにあたります——ボルティモアに何かおかしなことでもない限り、統合失調症の割合とされているものよりはるかに大きな数字です。[*14]

幻の声が聞こえるのには何か進化上の理由があるのかもしれません。人間には他人との接触が必要で、研究によれば社会的なつながりを豊富にもっている人は孤独に生きている人より長命で健康です。幻の声は私たちの話し相手として現れるのでしょうか。寂しさの不健康な影響に対抗するための仕掛けなのでしょうか。そうだとすれば、本人にとって生存価〔生存競争の上での有効性〕を構成し、遺伝子構造に組み込まれて後の世代に渡されていく傾向があるはずです。

心理学者のジュリアン・ジェインズは刺激的な著書『神々の沈黙——意識の誕生と文明の興亡 *The Origin of Consciousness in the Breakdown of the Bicameral Mind*』(邦訳、紀伊國屋書店)で、幻の声の仕組みと考えられるものを提出しています。[*15] 彼によると、私たちの進化の初期には右脳と左脳の声が言葉を交わすのがふつうでした。その結果は、今日ならば統合失調的対話とされるような双方向の会話です。私たちの右脳と左脳は、このおしゃべりを黙らせるために異なる特殊化を遂げたのではないか、とジェインズは示唆しています。

発生の方法や理由はどうあれ、幻の声は常に無害とは限らないので美化は禁物です。トランスパーソナル心理学者のアーサー・ヘイスティングスが『人間の声、天使の声 *With the Tongues of Men and Angels*』(未訳)に書いているとおり、幻の声はしばしば実際には客観的で正しい人に批判的なことを伝え、挑戦的で不快な思いをさせることがあるのです。[*16] 精神病質者は、復讐しろとか誰かを殺せと命じる幻の声に手引きされたと訴えることがよくあります。自分の行動を正当化するために幻の声をもてあそぶ人が出てくる危険もあります。これは世界的な指導者や政府について特に言えることで、先に見たとおりジョージ・W・ブッシュ大統領は戦火を開いてテロと戦うことに神の導きがあったと主張しています。[*17] ブッシュ大統領の大敵オサマ・ビン・ラディンは、彼の神が同様のメッセージを与えると言っていますが、ただしそれはブッシュ大統領に向けられています。キリスト教とイスラム教の両方の宗教的指導者は、二人の解釈に疑問を呈しています。[*18]

✤音楽的な声

「幻の声」と言えば語りかけてくる声というのがふつうですが、声が歌うこともちろんあります。音楽的な声――臨床精神科医のいう音楽的幻聴については、ほとんど注意が払われていません。ピッツバーグのウェスタン精神医学研究所病院で行なわれた珍しい調査で、研究者のP・R・サバとM・S・ケシャヴァンは連続して一〇〇人の統合失調症入院患者に、音楽的幻聴と音楽的幻視について訊ねました。一六人があると答え、そうした経験にいちばんよく伴っていた音楽は宗教的な性質のものでした。[*19]

音楽は正常な人の精神にも、意に反して入り込みます。音楽が頭にこびりついて、それから離れられなくなった経験は誰でもおありでしょう。シンシナティ大学のジェイムズ・ケラリス教授はこれを「スタック・チューン症候群」と名付け、それが起きる原因を解明しようとしています。[*20]この症候群は「認知のかゆみ」のようなものだと彼は言います――音楽の虫さされみたいなもので、掻けば掻くほど耐えがたくなるのです。

複数の学者が、スタック・チューンは精神衛生上プラスの要素ではないかと示唆しています。一流の音楽学者でカリフォルニア大学サンディエゴ校の心理学教授ダイアナ・ドイッチュは、音楽が頭から離れなくなるのには理由があると言います。音楽が頭に居座ったときには、私たちの精神の裏側にあるものが何かを伝えようとしているというのです。メッセージが伝われば、電話は切ることができます。どうやって？　ドイッチュはこうなったとき、歌詞の意味をじっくり考えるとその歌はすぐに消えると言っています。[*21]

二〇〇一年に、ケラリスは四つの大学で一〇〇〇人の学生に面接した結果を発表しました。ほとんどすべての学生が頭の中で鳴り続ける音楽を我慢したことがあると答えています。五五パーセントはそれがふつうは数時間しか続かないとしていますが、二三パーセントは丸一日続くと言い、一七パーセントは数日間、五パーセントは一週間以上に及ぶと答えました。一人の可哀想な学生は、アタリ260ゲーム機のテレビゲームの音楽が一九八六年以来ずっと頭の中で鳴っていると訴えています。ケラリスは頭に残りやすい音楽に三つの大きな特徴があることを発見しました――執拗な繰り返し、メロディの単純さ、そしてリズムまたは歌詞が聴く人の期待に背く、ちぐはぐさです。

スタック・チューンそのものに、本書のテーマである癒しの効果はありません。しかし、ひとたび居着いてしまったら、追い出す方法がいくつかあります。しょっちゅうスタック・チューンに悩まされている者として、私はドイッチュの勧める、曲の意味を考えるという方法が必ずしも効かないのを発見しました。ですから、ケラリスの学生たちが悪質なメロディを抑えるのにさまざまな方法を報告していることにも驚きません。最も一般的だったのは、別の曲を考えて不快な方を追い払う方法です。中には民間伝承に根ざしているものもありました。ある学生は、シナモン・スティックを噛めば成功率一〇〇パーセントだと断言します。ほかの学生は、単に別の作業に専念することで気を散らしていました。

ケラリスが見つけた困りものの曲トップテンは次のとおりです（注意　ここは見ないほうがよいかもしれません）。

(1)「マカレナ」
(2)「私はちっちゃなティーポット」
(3)『ギリガン君SOS』のテーマ
(4) チリのベイビーバックリブのコマーシャル
(5) チャイコフスキーの「一八一二年序曲」
(6) ケニー・ロジャースの「ギャンブラー」
(7)「YMCA」
(8) ドクター・ペッパーのコマーシャル二種
(9) モーツァルトの「アイネ・クライネ・ナハト・ムジーク」
(10)『メイベリー一一〇番』のテーマと『おかしな二人』のテーマ

✤尋常ならざる声

時によると、幻の声はまったくの善意を示すようです。

一九八四年の冬、仮にアニーと呼ぶ女性が、ロンドンの自宅で読書している最中に頭の中ではっきりした声を聞きました。その声はこう言います。「どうか怖がらないでください。こんなふうにお話しするとショックなのはわかっていますが、これより簡単な方法を思いつかなかったんです。友人と私はグレート・オーモンド通りの小児科病院で以前働いていたんですが、二人であなたを助けてあげたいんです」。権威あるイギリスの『医学会会報』[*22]に発表された最も驚くべき症例報告の一つであり、平凡なものがもつ非凡な治癒力を示す非常に意義深い例は、このように始まっています。

アニーは一九四〇年代半ばにヨーロッパで生まれ、一九六〇年代後半にイギリスに落ち着きました。いくつかの職場で働き、結婚して子どもが生まれ、主婦業と母親業に専念してきています。自分の知るかぎりでは完全に健康で、それまでに入院治療を必要としたことはありません。

幻の声が言っていた小児科病院の話は聞いたことがありましたが、場所までは知りませんでした。彼女の子どもたちは健康で、そのような病院での治療を必要としたことがなかったため、どうしてこんなメッセージが来るのか理解できませんでした。幻の声がまた語りかけました。「私たちが嘘をついていないとわかっていただけるように、次のことをチェックしてください」。そして当時彼女が知らなかった情報を三つ伝えます。彼女がそれを調べるとすべて事実でした。ここまで来て、アニーは自分が気が狂いかけているのではないかと思いました。パニック状態で彼女はかかりつけの医者に相談し、その医師は即座に彼女を精神科医のところへ行かせました。

これは幸運な紹介でした。ナイジェリア大学医学校を出た診療専門精神科医のイケチュク・O・アズオニ医師は彼女を「機能性幻覚症」と診断します。彼はカウンセリングと抗精神病薬のチオリダジンによる治療を開始しました。二週間が過ぎると、幻の声は現れなくなります。アニーはすっかり安心して、快気祝いの旅行に出かけました。しかし、海外に滞在中、薬はまだ飲んでいるのにふたたび声が聞こえてきました。声の主はすぐイギリスへ戻るよう命じます。彼女に悪いところがあって、大至急治療する必要があると言うのです。このときには他にもさまざまな確信が彼女の頭にあふれて来ましたが、明らかに妄想でした。

非常に気分を害された彼女は、旅行を切り上げてイギリスへ戻り、ふたたびアズオニ医師のところへ行きます。今度は幻の声がアニーに住所を告げてそこへ行くよう指示しました。彼女の夫は「全部思い込みだった」ことを納得させようと、渋々彼女をその場所へ連れて行きます。そこはロンドンでも大きな病院で、コンピュータ断層撮影部門がありました。到着すると、幻の声が「中に入って脳のCTスキャンをしてもらうように」と命じます。彼女の脳に腫瘍があると言うのです。それまでに幻の声が与えた情報が正しかったので、彼女はそれを信じました。

彼女の恐怖を取り除いてやろうと、アズオニ医師は脳のスキャンを要請します。彼は放射線専門医らに幻の声とそれが与えた診断について話し、脳腫瘍の身体的症状はないと認めました。スキャンの要請は拒否されます。アズオニ医師はやり過ぎで、医療資源を浪費してコストを上げようとしているし、患者の妄想にだまされていると言うのです。アズオニ医師がどうしてもと言い張ると、彼らは折れてスキャンを行ないました。スキャンの結果に驚いた放射線専門医らは再スキャンを行ない、大きな脳腫瘍が確認されます。アズオニ医師はアニーを神経外科医に紹介し、その医師は即刻手術することを勧めました。幻の声はそれに賛成し、アニーにそれが正しい判断だと告げます。手術では左前頭部に腫瘍がみつかり、それが右側にも伸びていました。腫瘍は完全に切除され、髄膜腫であることが判明します。転移性でも侵襲性でもありませんが、周辺の脳構造を圧迫して死に至ることもある腫瘍です。

手術後、意識を取り戻したアニーに幻の声が「お役に立ててよかったです。さようなら」と告げました。彼女は順調に合併症もなく回復します。抗精神病薬の投与は手術後停止され、幻の声は二度と現れませんでした。

アズオニ医師はこの症例をそのまま放置していました。しかし、一二年後のクリスマスにアニーが、彼と家族がよいクリスマスと新年を迎えるようにと電話をかけてきたとき、彼はこの珍しい症例を報告する義務があると感じました。

一九九七年に執筆した『医学会会報』の記事で、アズオニ医師は「幻覚の声」が関心をもった患者に安心を与え、まったく身体的徴候も症状もないのに特定の診断を提供し、病気の診断に必要な特定の種類の病院へ患者を案内し、自分たちの望んだ治療が成功したことに満足を示し、別れを告げて、静かにそして完全に去った例はこれ以外に見つからなかったと報告しています。

その前年、一九九六年にアズオニ医師はこの症例を病院の会議で発表していました。彼はアニーにも出席を呼びかけ、彼女は発表を聞いた病院の医師数人から質問を受けました。医師たちは同じくらいの割合で二つに分かれます。片方はアズオニ医師が「X好み」と名付けたグループで、アニーの幸運を喜び、彼女は助けようとする声から本物のテレパシーによる通信を受けたのだと信じました。しかしもう一方には「X嫌い」がいます。幻の声を受け容れられない医師たちです。彼らの多くはこれが捏造だという説明に傾きました。アニーは生まれた国で診断を知り、イギリスの国民医療サービス（NHS）によって無料の治療を受けるために幻の声をでっち上げたのではないかという意見もありました。しかし、アニーはそれまで一五年間イギリスに住んでおり、NHSの治療を受ける権利はとっくにもっていました。さらに、彼女は幻の声にパニックとなり、最初にチオリダジンの治療で声が消えたときには、正気を取り戻した喜びのあまり旅行に出かけているのです。ほかには彼女の無意識の働きではないかという医師もいました。表立った症状は呈していなかったものの、彼女は腫瘍から何かを感じ取り、それが脳腫瘍の恐怖と幻聴につながったのだろうというのです。彼女は自分が思っている以上に病院についてよく知っていて、その情報を声のせいにしたのではないか。お別れのメッセージは、彼女の無意識が語ったもので、事態がうまく運んだことによる彼女の安堵を表わしているのだろう。そのほかにも、脳に腫瘍ができたときから声が聞こえるようになり、切除と同時に消えたということは、腫瘍が声の出所だったことを明らかに示しているという意見もありました。

この症例報告は幻の声そのもののためだけではなく、信じない人々がそれを幻覚や嘘として片付けるためにどれほど極端なことを考えるかを見せてくれる点で注目に値します。彼らによれば、意識とは個別的で私的で個人的な、その人の脳から派生してそこに限定されるものです。意識は共同電話ではない。個別の意識はほかの精神すべてから隔絶されていて、幻の声は割り込むことができない、というわけです。

✤意識はどこにあるのか

まったく出し抜けにどこからともしれない声が聞こえて、人にその話をしたら、相手はまちがいなくあなたの正気のほどを疑い、何らかの「病気」だと考えることでしょう。喜劇女優のリリー・トムリンに言わせると、「神様に向かって話をしたら、それはお祈り。神様が話しかけてきたら、統合失調症[*23]」。

トムリンは的を射ています。私たちは幻の声を病気にしてしまいました。しかし、声の方はそのことにはとんと気づいていないようで、ふつうの人の経験に登場し続けています。[24] 幻の声を聞いたことがないとしたら、あなたは少数派かもしれません。調査によると、医者にかかっていない人の多く見積もって半数ほどが、幻の声などの幻覚的な経験を、最低でも一カ月に一回はしているといいます。[25][26] ずいぶんたくさんしゃべっているわけで、ずいぶんたくさんの人がそれを黙っているのです。

幻の声は特に創造的な生き方をしている人によく現れます。友人の著名な画家は、「彼ら」と絶えず会話をしています。「彼ら」が何と言ったか引き合いに出さずに一つの話を終えることはめったにありません。「彼ら」とは彼女にとって「別の次元から来た天使みたいなガイド」だそうです。幻の声を聞く人のほとんどは同じように反応し、声の主を何か特定の存在——守護神、守護霊、天使、聖人、祖先、精霊など——だと考えます。

なぜ声を声のままにしておけないのでしょう。なぜそれを特定の人や場所に割り当てるのでしょう。これは私たちが意識をどう捉えているかを反映しています。ほとんどの人が、意識とは自分の頭の中の正中線上、目の奥三センチくらいのところにあると感じています。ノーベル賞物理学者エルヴィン・シュレーディンガーにとって、この根深い（というか、脳深い）考え方はまったくのでたらめです。[27] 意識とは解剖学的もしくは地理的にどこか決まった場所にあるのではなく、どこにあってもおかしくないのだと、彼は主張します。いくつかの文化ではその場所が頭の中ではなく、心臓、胸、または腹に割り当てられています。意識は身体の外にあってもおかしくない、とシュレーディンガーは言います。私の同僚の神経外科医も同じ意見です。手術中、彼の意識は頭蓋骨の中ではなく、メスの先端にあると言っています。それが先回りし、事前に問題を察知し、何を切って何を避けるべきか、教えてくれるのだそうです。

それでも、何か声を聞くと人はそれがある程度私たちと同じような身体をもつ存在から出ていると考えます。声というものは、意識と同じで身体を要求し、私たちはそれを天使やエイリアン、神または悪魔に見立てるのです。

✤幻の声と歴史

人類の歴史は幻の声によって劇的に形作られてきました。幻の声を消してしまったら、世界の流れはほとんど解釈不能になります。その例は世界の主な宗教に数多くあり、神がシナイ山で雷鳴とともにモーセに語りかけたり、アッラーがムハンマドにコーランを啓示したり、枚挙にいとまがありません。ヒンドゥー教最古の聖典であるヴェーダは賢人が聞いた詩的な賛歌です。チベット仏教の師《ラマ》たちは何百年にもわたって、神々や肉体をもたない存在から直接教えを受けたと語っています。道教の経典の多くは直接の啓示によって受け取られたものです。政治や統治にも同じパターンが見られます。何世紀もの間、デルポイの神託は古代ギリシア人の行なう、法律の制定、戦争の計画、探検、交易路の決定、そしてペストや飢饉の原因究明に霊感と指針を与えました。一五世紀のフランスでは神の声がジャンヌ・ダルクを動かしてシャルル七世の復位と侵略してきたイギリス軍の打倒を助け、それが百年戦争の転機になりました[*28]。ナイチンゲールは何度も神の声を聞き、そこから一般人による近代的看護術を創設し世界中の公衆衛生を向上させています[*29]。

教育者のアルフレッド・アルシューラーは、幻の声を聞いて癒しや貴重な情報やインスピレーションを得た歴史上の重要人物を一五〇人リストアップしています。そこにはマルティン・ルター、アビラの聖テレサ、そしてウィンストン・チャーチルが含まれています。チャーチルは、内なる声に促されて自動車の反対側へ移動した直後にそれまで座っていた側で爆弾が破裂し、命拾いをしたのです。誰を助けるかについて、幻の声は中立的に見えることがしばしばです。チャーチルを助けもしましたが、第一次世界大戦中には若きアドルフ・ヒトラーにとなりの塹壕へ移るように命じて助けてもいるのです。それはヒトラーが座っていた場所で砲弾が炸裂し、そこにいたグループ全員の命を奪う直前のことでした。[*30~32]

✤臓器移植からの教訓

ときによると幻の声は健康状態によって抑えられ、話し言葉ではなく衝動や傾向として現れることがあります。

一九八八年、クレア・シルヴィアというプロのダンサーがイェール大学ニューヘイヴン病院で心肺移植を受けました。[*33] 手術は成功しましたが、彼女がもらったのは臓器だけではありませんでした。手術後の回復中に、シルヴィアはそれまで好きではなかったビールやピーマンやチキンナゲットなどの食べ物が欲しくてたまらなくなりました。彼女はそれがドナーと何か関係があり、ドナーが彼女と意思の疎通を図ろうとしているのだと確信します。彼女の友人が、そのドナーはオートバイ事故で死んだ一八歳の男性だという夢を見ました。この情報から彼女はドナーが誰なのか特定し、遺族に会うことができました。遺族はシルヴィアの新しい嗜好が亡くなったドナーのものだと認めます。彼女の話は一九九七年に出た『記憶する心臓――ある心臓移植患者の手記 *A Change of Heart: A Memoir*』（邦訳、角川書店）に記されています。この話がマスメディアに取り上げられ、テレビの「60ミニッツ」で紹介されると、ほかの臓器移植経験者からも同様の告白が相次ぎました。

信じない人はこのようなできごとをただの偶然とか想像力の過剰だとします。その一方、信じる人はたいてい「細胞内記憶」をもち出します。これは私たちの考えが何らかの方法で身体組織の中にコード化されていて、臓器が他人に移植されるとそれに伴って感情生活の一部が伝わるという考え方です。しかし、体内のどの細胞にも特定の考えが保存されるという証拠もなければ、これが起きる方法として知られているものもありません。たしかに、神経科学者が脳の特定の場所を刺激すると、その人の心に一定の考えが現れることから、それが脳の細胞に保存されていることが推測できるかもしれません。しかし、これはテレビ画面に映っている映像がテレビの中に存在している証明にならないのと同じで、考えが脳の組織に保存されていることの証明にはならないのです。臓器移植に関連した心的現象の原因を移植された臓器に求めるのは、考えを何か物理的なもので飾りたいという欲求を表わしています。幻の声に何らかの存在を割り当てたいという欲求と同じです。

輸血も一種の臓器移植で、これまで何百万回も行なわれてきました。過去数十年間に腎臓移植は数千回行なわれています。もし細胞内記憶が実際にあって、考えが細胞や組織を経由して移動できるのなら、なぜこの現象は最近になって急に気づかれるようになったのでしょうか。

私たちがいかにこの点で惑わされるか、簡単に見ることができます。バッテリー電源のテレビを未開のジャングルに置いたと想像してみてください。住民はそれまで文明と接触したことがありません。テレビをつけて画面に人の映像が映ったら、人々はそれが箱の中から出たものだと思うにちがいありません。目に見えない電磁信号が人工衛星で反射されていることを知らない人々には、ほかに考えようがないでしょう。

それと同様に、臓器が身体に移植された後、突然新しい考えや特徴がその人に現れたら、それもまた移植された臓器から出ていると考えても無理はありません。しかし、これはテレビの画像がテレビそのものの中にあると思うのと同じくらいまちがっているかもしれないのです。こういう考え方から脱出するには発想の転換が必要で、意識を細胞や組織や臓器に閉じこめられたものではなく、非局在的なものだと考えなくてはなりません。

ちょうどテレビやラジオなどの受信装置が目に見えない電磁信号を捉えるように、人体が宇宙全体に拡散している情報を捕捉する装置として働くと考えることは可能です。人体の特定の部分――とりわけ脳――はこうした情報を捉えることに優れているようですが、その理由は謎です。

したがって、私は提供された臓器がドナーの経験の「細胞内記憶」をもっていて、移植後に被移植者の体内で解読もしくは再生されるという考え方には疑問を抱いています。この「カセット説」――提供された臓器が情報の入ったカセットテープで、被移植者の身体が情報の解読または再生を行なうカセットプレーヤーだという考え方――は、見たり触れたりできる物質的な説明へのあこがれを反映しています。意識は空間や時間の決まった場所にあるのではなく、私が「非局在的意識」[*34]と名付けたものだと考えるほうが筋の通った説明だと思います。「非局在的 nonlocal」というのは、単に限界がないことを意味する気取った言葉です。意識が非局在的で境界のないものなら、ドナーの意識が被移植者の意識と根底的レベルで結びつくことができますから、クレア・シルヴィアがドナーの情報を得ることも可能でしょう。

非局在的な経験は臓器移植を受けた人にどのくらいあるのでしょうか。誰にもわかりません。そういう話が受け容れられやすくなるにつれて、クレア・シルヴィアのような移植後経験が、私たちの予想以上に頻繁に起きていることがわかってくるかもしれません。

こうした経験を最近のものだと考えるのはまちがいです。臓器移植は現代のものですが、非局在的意識はちがいます。幻の声は私たち人類の遺産の一部であり、まだ私たちに語り続けているのです。

✤意識の通り道

歴史を通じて、人間は他人との非局在的なつながりを経験するさまざまな方法を発見してきました。ときには物理的な物が役に立ちます。指輪、ロケット、写真、一房の髪の毛などは、恋人たちが物理的に離れていても結びついていることを実感させてくれます。そういう物体に相手が実際に入っているわけではなく、二人の意識に一つの思いを引き起こすシンボルであることを彼らは知っています。身体の一部——提供された心臓や腎臓や肺——も、同じようにシンボルとして機能するのかもしれません。

カール・ユングの共同研究者だったマリー＝ルイズ・フォン・フランツはスイスのウリ州のとある農村について書いています。その村では教会と墓地が川の向こう側にありました。葬式があると、村人は棺桶をかついで教会と墓地につながる橋を渡らなければなりません。橋までは泥を固めた道を行くのですが、天気がよいと泥にひび割れができます。棺の後について行く人々はその無茶苦茶なひび割れの模様をじっと見つめながら歩き、それによって次に死ぬ人がわかると言っていました。この経験は、それが生死に関係しているため、彼らの意識をいわば「非局在化」し、未来の情報へのアクセスを可能にしています。

臓器移植を受けてドナーの行動や考えを身につける人についても、同じことが言えるのかもしれません。臓器移植という経験の生死にかかわる性質が彼らの心を解き放ち、それによって亡くなったドナーが何を考えたり夢見たりしていたのか、どのように振る舞っていたのか、そしてクレア・シルヴィアの場合にはランチに何を好んだかという情報にまで、アクセスできるのではないでしょうか。

フォン・フランツは、スピエルという名の有名なオランダ人手相見に会った経験を書いています。スピエルは手相についての著書もある専門家でしたが、一風変わった方法で手相を見ました。相談者の手にすすを塗り、それを紙に写し取ってから読むのです。しかし、フォン・フランツは彼に未来を読ませませんでした。「私の未来は私のもので、彼の知ったことではないと思ったから、私の過去だけを教えてもらった」と彼女は書いています。もともと疑り深いたちで、しかも近代心理学でもトップクラスの鋭い観察力の持ち主であるフォン・フランツが、彼女の過去に関するスピエルの話を「素晴らしい」と表現しています。好奇心をそそられて、彼女は彼とお茶を飲む機会を作り、どうやるのか問いつめます。彼は自分が本物の霊媒で、人が相談室に入ってくるとその人についてすべてわかってしまうのだが、どうしてそうなるのかは説明できないと語りました。すすを塗ったり、手相を読むパフォーマンスの目的は、すでにもっている無意識の知識を解放して相談者に知らせることができるようにするためだと言うのです。フォン・フランツは次のように説明しています。

無意識は物事を知っている。過去と未来を知り、ほかの人についてのあれこれを知っている。我々はときどき別の人に起きることについて教えてくれる夢を見る。……霊媒とは、一般的に比較的低い意識レベルをもつことによって、無意識の絶対的な知識に触れる、いわば天賦の才能をもった人物である。霊媒は非常に風変わりだったり、道徳的におかしな人でさえあることが多い――常にではないが、そういうことが多い――ことや、いくらか犯罪的だったり、酒を飲んだりする理由がこれで説明できる。彼らはこのように敷居が低く、無意識の絶対的な知識に近いところにいるあまり、一般的に非常に危険の多い人物である。[*35]

重大な病気の経験は、臓器移植を受けることもまちがいなくその一つですが、フォン・フランツの言うように意識の敷居を下げ、ふつうならシャットアウトされる考えの流入を許すのかもしれません。ドナーの考えや好みに対する非局在的な接触もこれに含まれるでしょう。これはアニーにとって幻の声がそうだったように、動揺や不安を誘って、精神科の治療が必要となる場合があります。臓器移植が普及するにつれて、被移植者がこういう問題に立ち向かうことを助けるために新しい分野――臓器移植精神科――の登場を見ることになるかもしれません。この新しい科のカウンセラーが効果を上げるためには、非局在的で無限の意識の法則に精通している必要があります。アニーを担当したアズオニ医師はそういう人だったようです。

フォン・フランツは「我々の自我意識がそれをかき消さなければ、誰もが霊媒となって、みな絶対的な知識をもつことができる」と言っています。「そのために霊媒は……トランス、つまり眠りに似た状態に入って自分の知識を引き上げる。私自身、極度の疲労状態で、実際危険なほど身体的に憔悴《しょうすい》しているときに、絶対的な知識を突然得たことがある。そういうときにはかなり近くまで行くのだが、二、三日よく眠るとこの素晴らしい才能はふたたび消えてしまう。なぜかというと、絶対的知識はろうそくの明かりのようなもので、自我の電灯が煌々《こうこう》と輝いていると見えなくなるのだ」[*36]。

前近代的な文化は意識の光を弱めて非局在的な知識が現れるようにする方法を工夫していました。アメリカ先住民の使ったテクニックの一つにヴィジョン・クエストがあります。若い男性が人里離れた場所へ危険を冒して出かけ、食べ物や飲み水なしで何日も過ごし、野生動物の餌食になる危険に身をさらし、疲労困憊して睡眠も奪われます。そうして若者はしばしば自分の将来のヴィジョン――どのような人生を生きるか、どのように部族に貢献するか、そしてどのように死ぬか――を見たのです。

私が内科のインターンと実習医だった三年間は、睡眠を奪われ、身体的に疲労して、要するに長期間のヴィジョン・クエストでした。ときには生きているよりも死んでいる方に近いと感じたほどです。どんなミスをしたかと思うと身の毛がよだちますが、それでもなお、私は知らずに自分の無意識の心への道を開いていました。私たち医者は仕事の厳しさを嘆くのが好きですが、中には不眠と慢性疲労が貴重な役割を果たすことがあると無意識のレベルで気づいている人もいます。

内科医となって一〇年以上経ったとき、私は自分の医療グループのインターンたちに夜間の待機勤務を軽くして規則正しい睡眠と休養とリフレッシュができる方法を提案しました。同僚の医者のうち数人が本気で腹を立て、この提案は見事に却下されます。ある若いインターンは断固とした口調で「医者というものは夜間の往診をするものです。私たちには夜間勤務が必要です！」と言い放ちました。当時、私はこれをまったく物わかりの悪い石頭だと思いましたが、もしかすると彼は私が思ったよりも正しかったのかもしれません。不眠と慢性疲労は煩わしいものではありますが、それを取り上げてしまうことは非局在的意識への道を消してしまうかもしれません。診断をしたり治療法を決めるときに非局在的アプローチを使っていることを私の同僚たちは薄々気づいていて、その邪魔をされることを心配したのかもしれません。

医者は意識を拡大させる方法を、知らずにもてあそんでいます。精神科医は患者にロールシャッハの染みを見せますが、これは無意識の心を解放します。放射線医は薄暗い部屋でエックス線写真を見つめ、私たち放射線科以外の医者から「影見屋《シャドウ・ゲイザー》」と呼ばれることがあります。エックス線写真から意味のあるパターンを見分けることに熟練して、透視能力者かと思えるような放射線医を私は何人も知っています。

歴史を通じて幻の声が人々に安らぎと慰めを与え、医学上のアドバイスを提供し、治療の助けとなってきたのは、これまでに見たとおりです。あの声はどこへ行ってしまったのでしょう。もし話しかけた相手が全然言うことをきかず、こちらが存在さえしないように振る舞うなら、ふつうの人なら立ち去ることでしょう。

はっきりした医学的な内容の予知夢は経験したものの、私は幻の声を聞いたことはありません。なぜなのか、しばしば理由を考えます。もしかすると、私のダイモンは物事を伝えるのに、プルタルコスが言ったように、「人が話し合うときに使う名前や言葉を必要としない」ので、あまりおしゃべりでないのかもしれません。もしかすると、私が単に聴いていないのかもしれません。もしかすると、私は医学教育の過程で幻の声に偏見をもってしまったため、自分が思うより無意識の抵抗が大きいのかもしれません。理由は何であれ、声が聞こえていた古代ギリシアの先輩医師たちをうらやましく思います。彼らは源泉から直接あふれるいくつもの回路の情報に触れていました。

聞こえないことを悲しく思うものの、幻の声を聞くというのはこの時代に医者として出世するのに最適な方法でないことは認めざるを得ません。聞こえると認めたら、制裁を受け、薬剤を投与され、謹慎させられてしまいそうです。

私の職業は、幻の声に対して中世以来最も敵対的なスタンスを採用しています。過去二五〇〇年の間に、医学が抱く幻の声への不信感の振り子は、片方へ振り切ってしまいました。今日、医者は幻の声の正確さを受けつけないだけでなく、その出所かもしれない知恵の源泉さえも認めません。医学的な知恵の源泉は、自分たちの知性が問題に対して行使する論理分析だけだと私たちは主張します。外部に私たちを手助けする「源泉」はありません。私たちのほかには誰もいません。ところが、不信などはまだ序の口です。私たちはまた、幻の声を病気とみなすパラノイア的な強迫観念に取り憑《つ》かれ、あらゆる手段を講じてそれを消そうと図り、聞こえる人に汚名を着せています。幻の声に対するこの撲滅運動のいちばん合理的な理由は恐れです。向こうの方に、完全には私たちの思いどおりにならない「何か別の存在」があるかもしれないと、震え上がっているのです。

古代ギリシア人は、私たちが幻の声の提供する助けを拒否しているのを見たら、危険な傲慢さだと考えることでしょう。私たちの外に「源泉」があることを否定するのは神々に対する不遜に当たると言うかもしれません。そして彼らは私たちの没落を予想することでしょう。それが高慢な態度をとる者に対して神々が用意している罰なのです。

最近、私は幻の声にお願いをしています。医学に、私のところに、戻ってきてください。戻ってくれたら今度はちゃんと聴きますから。これが危険な賭けであり、「神々は罰を下したいとき、祈りに応《こた》える」ことも承知しています。それでもなお、私たちは手の届く限り、どこから来るものであろうと、すべての知恵を必要としているのです。

私たちは、いちばん高等な霊長類の鎖骨より上、両耳の間にあるもの以外どんな種類の精神も存在しないと考えたことによって、医道の道半ばで迷ってしまいました。願わくは神々が私たちを許してくださるように——そして昔どおりに会話を再開してくださるように。

第13章 謎・神秘 *Mystery*

私は完全に神秘の味方だ。つまり、神秘を説明しつくそうとする試みはすべて滑稽だ。……私は奥深く計り知れない生命の神秘を信じている……それは……神のような特質をもっている……。

——オルダス・ハクスリー

何十年も昔、医学校に入学願書を出したとき、「なぜ医者になりたいか」という題で小論文を書くよう求められました。医進課程の学生がこの質問を受けたときよくやるように、私は人類の苦しみを和らげたいという主旨で書き、この小論文と優秀な成績のおかげで志望した医学校に入学を許されました。しかし、この小論文に書いたのは私の正直な気持ちではありません。私が医学に惹かれたのは、利他的な衝動からではありませんでした。神秘のとりこになっていたのです。

学部生の時代、私は特に生理学と生化学に魅了されました。ヒトの脳がどうやって意識を「作る」ことができるのか（脳はそれを行なうものだと教えられていたのです）不思議に思っていました。薬学の学位を取る過程で、生薬学という薬用植物を研究する魅惑的な分野に出会います。天然の植物に由来する分子が人の意識を変化させることができて、一時的にその人の世界観を根本的に転換するというのは、まったく魔法のように思えました。物理的な物質の作用が、どうやって完全に非物質的に見える考えなどに変換されるのか。この種の疑問はまったく講義に出てきません。あまりに神秘的なため、タブーとされているようでした。医学校では講義されるのだろうと思っていたのですが、そちらへ行っても無視され続けていることがわかりました。

医学校時代、私は内科に引き寄せられました。内科は謎を解くことがそのすべてです。内科の基礎は診断――英語で診断を意味するdiagnosisは、「ふたりの人間の間に存在する知識」というギリシア語に由来します。内科医とは熱烈にものを知りたがる人、とりわけ患者の病気の正体とその治療法を知ろうとする人に見えました。内科医はほかのどんな種類の医者にもまして謎を楽しみます。外科寄りの、「知る」ことより「行なう」ことに心酔する同僚が、内科志向の学生を「尊者《スワーミー》」とか「水晶玉占い師」と馬鹿にしたのはそのためです。[*1]

患者が医学的な問題を抱えて医者のもとに来たとき、その問題にはラベルが付いていません。診断とはたくさんの可能性から一つの答を見つけ出す技術です。謎が診断への扉です。謎と知識は抱き合って複雑なダンスを踊り、互いに相手を支えています。謎がなければ知ることはなく、知ることがなければ謎というものも生まれません。

複雑な病気の診断には常にたくさんの可能性が関係しますが、心理学者のウィリアム・ジェイムズはこの可能性一つひとつを「メイビー」と呼びました。私にとって、一つの症例についていくつものメイビーをより分けることは、味気ない知的処理を超越するものでした。病気とは単に医学の教科書の一章ではありません。現実の人間が痛みや苦しみや恐れや絶望として経験するものなのです。内科医はこのような問題を解決し、希望と健康の回復を手助けするよう宣誓によって義務づけられています。すべてのメイビーを理解することが、私が生涯を捧げようと決めたこの任務への鍵です。それは患者さんだけでなく、私自身の人生行路にも関係があって、誰の行く道もそうですが、メイビーの雲の間を果てしない選択を連ねて行くことが必要とされます。ジェイムズが鋭く言っているように、「人が何かを代表し、いくらかでも生産的で独創的なら、その人の生活機能はすべてメイビーに関係していると言えるだろう。メイビーに基づかなければ、一つの勝利もなく、誠実さや勇敢さを示す行ないもない」[*2]のです。

同級生の中に整形外科や泌尿器科や神経外科といった「行なう」分野を選ぶ学生がいる一方、内科や精神科といった「知る」分野を選ぶ学生がいるのはなぜだろう、と考えることがよくありました。その当時はこうした選択をその人その人の気性だろうと思って、そのままにしてしまいました。しかし、後になって、若い医者をさまざまな専門分野に後押ししているのは彼らの謎に対する態度のちがいであることに気づくようになりました。

あいまいさと謎に対する許容力が、私のとってきた方向の多くを説明する助けになります――内科だけでなく、代替医療、健康における精神性と意識の役割、そして『探究』という、その名も水平線の向こうにある未知のものを思わせる医学雑誌の編集などが思い当たります。

謎のほかにも、ぼんやりとしか感じられませんが、私をこうした方向へ後押しした要因がきっとあったのでしょう。名前が本人の選択におよぼす影響さえ考えました――いわゆる「氏名決定論」です。ボーン（骨）という名の整形外科医、ウォーターという泌尿器科医、ハートという心臓専門医がいるのを見ると、これも可能性があります。[*3] 私のドッシーDosseyという名前の文字を二つばかり入れ替えてyを加えるとオデッセイOdysseyとなり、旅と冒険と、そして謎との遭遇を連ねた一大叙事詩の名前になります。

✤神秘と健康

神秘的なものに対する私たちの渇望は好奇心以上のものです。神秘は私たちの身体と心と魂の健康に欠かすことができません。

アルツハイマー協会の医学・科学顧問委員会の委員長マリリン・アルバート医師は、アルツハイマー病や老人性認知症を予防する方法を力説しています。「脳は私たちが考えていたよりも柔軟なものです。回復し、再生する能力をもっているのです[*4]」。

老後の心的機能の維持を助ける要因のいくつかは、非常に単純なものです。フィンランドで一五〇〇人の老人を対象にした研究では、中年の頃に肥満だった人が老年になって認知症を発症する可能性は、正常な体重だった人に比べて二倍でした。中年時代に高血圧と高コレステロール値をもっていた人は、そういう問題のない人に比べて六倍のリスクがありました。一万三〇〇〇人の女性を調べた別の研究では、ほうれん草、レタス、ブロッコリー、芽キャベツなどの野菜を中年のときに食べていた人は、七〇代に入っても、野菜をあまり食べていなかった人より精神機能の衰えが少なかったのです。運動と社会的関与も良好な認知機能に関係があります。しかし、多くの人を驚かせたのは、読書やクロスワード・パズル、ビンゴで遊ぶなど、何らかの謎解き作業が精神的退化を予防するという発見でした。ほかにはどんな活動が役立つのでしょうか。アルバートが答えます。「何か日常的でないものに出会うきっかけとなるものなら、何でもよいのです」。

日常性とは車のわだちのようなもので、そこに長く留まるほど深く沈み込んでいきます。予見可能性と安心と安全を与えてくれるため、そこから脱出するのは容易ではありません。日常性を破ると先行き不安を感じますが、それによって——ここが肝心——私たちの生活にちょっとした謎が入り込むようになります。謎が割り込んでくると、私たちは自動操縦を続けるわけにいきません。考える必要が出てきます。謎が脳に効くのは、たぶんこのためです。謎は脳に要求を突きつけ、「私たちが考えていたよりも柔軟な」脳はそれに応えるのです。

日常性とは道路地図でもあります。どこへ向かっているのか、どうやってそこへ行くのかを教えてくれます。日常性を放棄すると、道に迷う危険があります。しかし、そうすることによって知的能力の維持という潜在的利益があるのなら、冒す価値のある危険かもしれません。いずれにせよ、日常的であることをやめて道に迷う危険を冒すときには、古いことわざが心の支えになりそうです。「面白いところにたどり着くのは迷う人だけである」[*5]。

日常性や道路地図を捨てて謎に飛び込むと、きっとミスを犯します。けれど、ミスは学習にとってたいへん重要なステップなのです。まちがいを犯すことは、私たちの種としての学習能力にもつながった可能性があります。ルイス・トマスはこう言っています。「人類がどうにかこうにか知能というものを発達させたのは、ひとえにまちがいを犯したためである」[*6]。

先ほどの研究結果は私たちに謎が必要なこと、そして私たちがそれを健康戦略として開発すべきであることを教えてくれます。血圧やコレステロール値を追跡するのに加えて、この小説はどんな結末になるのだろうとか、クロスワード・パズルのこの枠には何が入るのだろうとか、今描いている絵や制作中のレース編みはできあがったらどんなふうに見えるだろうなどと考える必要がありそうです。

こうした活動が、研究結果の示すように価値のあるものならば、高齢の未亡人がアメリカ各地の老人ホームのビンゴテーブルを囲んでおしゃべりをしているのに、パズルやゲームに興味を示さなかった夫たちがそこにいないことにはそれ相当の理由がありそうです。

そんな未亡人の一人が、八六歳でリトルロックの老人ホームに住んでいた私の義母です。亡くなる半年前、彼女は地元の医学校が行なう老人性認知障害の新薬治験に志願しました。テストの結果、知的能力は正常で、新薬にできることはないと不合格になりましたが、医学に貢献したいと勇んでいた義母は、この結果に少々気を悪くしていました。彼女は小さな謎を伴う活動——ブリッジをはじめとするトランプゲーム、パズル、読書などが大好きで、社会活動への参加も、私には考えるだけでうんざりするほどでした。バーバラと私は、小さな村のようなこの施設の中央にある本館で彼女と食事をしました。玄関を入ると、読書エリアと広範囲にわたる本を揃えた図書室があります。次に私は小部屋の中に大きなジグソーパズルが散らかったテーブルを見つけました。周りにいくつも椅子が置いてあるところを見ると、これは共同作業で出会いの場となっているようです。それからコートをかけようとクロークに入ると、ここはジグソーパズル置き場も兼ねていました。一〇〇以上はあったでしょうか。これまでに見たこともない、まさにジグソーパズルの宝庫でした。私は妻に言ったものです。「事務所に誰か最新の研究を読んでいる人がいるようだね」。

✤宗教と謎

人生から未知のものを消してしまうと、人生は味気なく単調になってしまいます。謎を復活させると脈が速くなり、私たちは生きいきしはじめ、世界や人々との関わりが増えてきます。運がよければ、謎が理解につながるかもしれません。作家のレスリー・ヘイゼルトンはこう書いています。「謎とは、『何だろう（I wonder）……』と考えるという意味で、不思議（wonder）である。私たちが心を開いて、確信の安全性を退け、それまでの確実性を可能性と引き替えたなら、そのときには——たぶん——真理と呼べるものに近づくのだろう」[*7]。

しかし、どれだけ真理が含まれていようと、謎に対しては宣戦布告なしの戦いが仕掛けられています。宗教的原理主義がまさにそれで、人生の謎を固定した規則やドグマにしてしまうのです。しかし、賢明な伝統の多くが注意を促しているように、ドグマの元となっている聖典は月を指し示す指であって、月そのものではありません。絶対的存在は不可解で不可知なもの——アルファでありオメガ、最初であり最後なのです。ドグマは安心を与えてくれるかもしれませんが、それは実物の貧弱な代用品にすぎず、実物は常に謎に包まれています。「神秘のない宗教は、神のいない神殿」[*8]ということわざもあります。

宗教的な人々の中には最近「精神性《スピリチュアリティ》」から引き下がる人がいます。厳しさと規律の不足した自由気ままを許し、迷信をもてあそぶことになると彼らは考えているのです。精神性に対する嫌悪は何にもまして、神秘を容認できないことを反映しています。しかし、宗教的神秘に顔を背けるのは危険なこと。あいまいさを受け容れないと、硬直した規則の奴隷になってしまう恐れがあります。それがしばしば狂信と「他者」への懲罰につながるのは、歴史のいたるところにある宗教戦争や、現在の宗教に基づいたテロリズムに見るとおりです。

✤科学と謎

科学は謎とともに始まります。謎がなければ科学者が発見すべきものもありません。よい科学研究をするには、まず惑わされ、面くらい、途方に暮れる必要があります。科学作家のアイザック・アシモフはこう説明しています。「科学でいちばん華々しい、新しい発見を予告する言葉は、『エウレーカ！（わかったぞ）』ではなく、『おかしいなあ……』である」[*9]。

イギリスの哲学者で、近代科学の父と広く見なされているサー・フランシス・ベーコン（一五六一－一六二六）は、世界の神秘に驚嘆してこう言いました。「卓越した美には必ず、比率にいくらか奇妙なところがあるものだ」[*10]。

科学はまた、謎で終わります。最近のユートピア話に、最終理論はTシャツにプリントできるほど単純なものになるだろう、というものがありますが、しかし、発見が一つあるたびに新たな未知への扉が開く、ということは明白です。果てしなく後退する水平線のようなものなのです。

科学のいちばん奥を覗いた人々はこのことを知っています。イギリス有数の科学者一家の出だったオルダス・ハクスリーはこう見抜いています。「私たちは学んできた。人間がこしらえたものを除いては、この宇宙に単純で合理的なものなど何もないということ。神はユークリッドにもリーマンにも基づかずに考えるということ。科学は何も『明らかにして』いないということ。知れば知るほど世界は素晴らしいものになり、周囲の闇は深くなるということ……」[*11]。

✤謎に寄り添う――大自然

生活に謎が少なくなりすぎると、「謎欠乏症候群」を起こすことがあり、その症状はどんな身体的な病気にも劣らずリアルなものとなります。この疾患を予防する最善の方法の一つが、繰り返し自然に触れることです。

子ども時代、私は自然に囲まれていました。家の周囲の開けた畑の向こうには不気味な森が広がっていて、小川や渓流の迷路はどこまでも続いているようでした。私はこの辺りが大好きで、よく探検したものです――ただあまり遠くまでは行きません。いつも魅力が恐怖に負かされてしまったのです。しばしば何だかわからない動物が下生えの中を猛烈な速さで走り抜けて行きましたし、私の背丈より長い蛇にも出くわしました。怖いのに、必ずまた行ってしまいます。ある日、空元気《から》の衝動に駆られて、私は森の向こう側まで止まらずに歩き続けようと決心しました。結局、たどり着けません。一時間も経たないうちに、私は全面退却していました。この神秘的な森は、大人になって農場を後にしてからも私を魅了し続けています。今もときたま夢に、小道や木々や影の細かいところまでそのまま出てきます。

それ以来、私は原始的な場所に魅せられ続けています。とりわけ夢中になるのが、人里離れたところでやることが多いフライ・フィッシングです。冷たい渓流の中に立ち、小さな羽毛をマスに向かって投げていると、自分の意識が魚のレベルまで下がって――上がって？――行くように思えます。水は神秘と無意識の普遍的な象徴です。つまり、フライ・フィッシングをするとき（自然との本物の出会いはすべてそういうものですが）、人は神秘の中に立っているのです。

大自然は神聖なものにつながり、それ自体が神聖です。登山家で教育者だったアメリカ人の一人であるウィリー・アンソールド（一九二六-一九七九）は一九六三年にエヴェレストに登頂した最初のアメリカ人の一人ですが、子どもの頃初めて大自然を経験したとき、「荘厳な存在が押し寄せてくる」かのように感じて「魂が震えた」と書いています。[*12] 彼は何か重大なことが起きたのに気づきました。「私にとって、神はもはや伝統的なとんがり屋根の建物に見出されるものではなく、地球上の高い場所でむき出しの厳しい自然の中に、はるかに生きいきとおわすものだった」。

アンソールドはルドルフ・オットーの名著『聖なるもの』[*13] *The Ideas of Holy*（邦訳、岩波文庫、創元社。原題はドイツ語 *Das Heilige*）に、自分の経験が説明されているのを見つけました。オットーはラテン語の mysterium tremendum et fascinans ――恐ろしくも魅惑的な神秘――という言葉を使って神秘的な経験を説明しています。アンソールドはこれに共鳴を感じます。「神聖なものが存在するところでは、完全にくつろぐことはできない」と彼は言います。「力があまりにはっきりしている――まるで別の次元から来ている――ため、ふだんの経験とは『まったく別のもの』として訪れる。神秘という要素は神聖なものに必ず備わっている。単にまだ答を知らないということではない――さらなる研究の結果が今相手にしているものを明らかにするのをただ待つことではない。むしろそれは『隠されたもの』――神聖な領域や次元に属するものの基本原理で、その本質ゆえに永遠に我々の理解の彼方になくてはならない」。

大自然のもつ「恐るべき神秘 mysterium tremendum」は私たちを魅了します――オットーのいう「魅惑 fascinans」です。アンソールドはこう言います。「それこそ……人が山に登る――そして『いい加減わかった』はずなのにその後もずっと登り続ける――理由なのだ。川を下ったり、航海したり、ただ林の中へ散歩に行くのも同じである。大自然の中で次の角を曲がるとき、首筋の毛が逆立ったり、あるいは単に大きな期待を抱くことでさえ、私たちが神聖なものとの出会いをどれほど熱心に求めているかを証明している」。

世界各地の叡知の伝統は、神聖なものに対する最大の障害の一つが自我だと教えています。大自然の中での経験は、その過程で自我の働きを止める傾向があります。長期間自然の中で過ごしていると、肥大した自己意識をもち続けることはまったく不可能です。これが理由となって、アンソールドは何十年にもわたる登山を経て、自然に触れることを「自己否定への自然な道」で、「自己への関心は夏の強い日差しの前にちらつく夏の雪のように蒸発する」と考えるようになりました。

自己の影が薄くなると、神聖なものが見えやすくなります。これが、前近代的な人々が単独で荒野へヴィジョン・クエストに出かけて聖なる存在と直接の回路を開こうとした理由です。何世代にもわたって、世界中で数多くのボーイスカウトやガールスカウトがこれを薄めた体験を提供されていますが、それがまちがいなくスカウト運動が長続きしている理由の一つです。スカウトとは先を進んで神秘をのぞき込み、ときにはそこで見たものによって変化させられるもので、多くの若いスカウトたちがサマーキャンプや一晩の野営でさえそれを経験しています。現在「恐るべき神秘 mysterium tremendum」すなわち大自然に個人がより深く入り込めるように助ける組織がいくつかあります。アンソールドが創設に関わった「アウトワード・バウンド」や「ナショナル・アウトドア・リーダーシップ・スクール」がその例です。

神秘には、もちろん危険があり、自然の中の神秘は引き返せないところへ人を誘うセイレーンの歌声である可能性があります。復讐付きの「魅惑 fascinans」です。神秘を嫌悪する人たちはこれを感じ取り、恐れを抱き、「自然愛好家」が陥りやすいと信じている「夢想的神秘主義」を警戒するよう言いふらして飽くことを知りません。たしかに荒野に分け入って帰ってこない世捨て人はいくらか存在しますが、こうした懸念は行きすぎています。自堕落になったよりもはるかにたくさんの人生が、大自然の神秘によって肯定的に変化させられているのです。たいていのことがそうですが、バランスが重要です。もう一度アンソールドの言葉を引きましょう。「なぜずっと大自然の中に居続けないのか。そこには人がいないから。……私にとって経験の正当性を最終的に判断するのは、『神聖な大自然での経験は都会に戻ったとき、どれだけ人類の問題に対して効果的に取り組めるようにしてくれるか』という質問なのだ[*14]」。

証拠が示すように、もし神秘が癒しを与え、もし大自然が神秘の源泉ならば、私たちはそれを尊敬し、保存し、保護するべきです。最終的に私たちは大自然と神秘を保存するだけでなく、集団的な正気も保護することになります。ピューリッツァー賞作家のウォレス・ステグナーは、次のように警告しています。「我々が残っている自然の破壊を許すようなことがあれば、民族として何かが失われるだろう。最後の処女林を漫画本やプラスチックのシガレットケースに変えることを許してしまったら。わずかに残った野生種を動物園や絶滅に追い込んでしまったら。最後のきれいな大気を汚染し、最後の清流を汚して、最後の静けさの中に舗装道路を通し、アメリカ人が二度と人間や自動車が排出する騒音や排気ガスや悪臭から逃れられなくなったら。そうなったら我々は二度とふたたび自分自身を、世界の中で単独に別個に直立した独特の存在として、樹木と岩石と土壌の環境の一部として、自然界の一部でありそこに属することを許されたものとして見ることはなくなるだろう。……我々はどうしてもあの大自然を利用できるようにしておく必要がある。たとえその縁までドライブしてちょっとのぞき込む以上のことをしないとしても。それは我々にとって、自分が動物として、希望の地理の一部として、正気であることを確認し直す手段となりうるのだから」[*15]。

　もし神秘が癒しを与えるのなら、それは何を癒すのでしょう。一つは傲慢さや自惚れです。英語では神秘をmysteryと言いますが、これは「目や口を閉じること」を意味するギリシア語のmyeinに関係があります――黙って自分の尊大さを放棄するのです。自然の世界は、柔和さや謙遜を学ばせてくれる偉大な教師で、自然の「恐るべき神秘」に直面する生活をしている人はそれを知っています。その例がブルターニュの漁師の祈り、「おお神よ、あなたの海はあまりに広く、私の舟はあまりに小さい」で、これは自身も海の男だったジョン・F・ケネディ大統領が机の上に置いていた金属板に刻まれていた言葉です。[16]同じメッセージをロック・ミュージシャンのフランク・ザッパはもう少し散文的に表現しています。「君と世界との戦いでは、世界の味方をしろ」[17]。

「神秘の隠喩としての大自然」というエッセイの中で、科学者でエンジニアで自然保護運動家のリック・ヴァン・ワーゲネンは、人里離れたところへ出かける現代のバックパッカーが、いかに謙虚さを学ぶ、有史以前に根ざした体験をするかを描いています。「夜のとばりが降りて星が出てくる。志を同じくする人々の小さな集団が、消えかかった焚き火のわずかなぬくもりと明かりを囲んでいる。小集団で旅や狩りをする人々はこれと同じことを一〇〇万年以上前から行なっていた……森に棲む恐ろしい動物について語る人がいる……年長者は寝袋とすでに眠っている子どもたちの温もりの中へ引っ込んでしまう。近くで暗闇の静寂を破る物音がする。……いったい何がいるのか。知らないほうがいい。それもすべて大いなる神秘の一部なのだ[18]」。

大自然に自尊心を打ち砕かれるのに、夜中に物音を聞いて震え上がる必要はありません。本当に自然のままの場所ではだいたいにおいて傲慢さは短命に終わり、また尊大さを捨てられない人もしばしば同じ結果になるのです。フライ・フィッシングに行ったとき、私はよく足場を外してマスの棲む冷たい急流に沈みます。そのたびに、自分は死ぬのではないかと思い、水から脱出したときには必ず自惚れた心は縮こまっています——しかも、私の経験は雪崩や大荒れの海や登山中の滑落から生還した人に比べたらささやかなものなのです。

長年の間に、私は大自然での経験に伴う危険を貴重なものと考えるようになりました。危険とは不確実性であり、したがって神秘への扉です。私は死ぬ危険のない川でフライ・フィッシングをしようとは思いません。それではあまりに予測可能、神秘不足で、それが魂に与えてくれる栄養も足りないのです。

✤私たち自身を救う

二〇世紀で最も影響力のある心理療法家の一人ロロ・メイはこう書いています。「さて、退屈とは不思議がる能力、人生の神秘と畏怖を味わう能力が失われることです。ここで私たちは、［天文学者］ハーロウ・シャプリーが西洋文明崩壊の原因となりそうなものについて考察した結論に悩まされることになります。彼は核戦争のほかに、急激な気候の変化、伝染病の蔓延、そして単純な退屈を挙げています。この惑星は、私たちが単に退屈したために滅びるかもしれないのです。これはすでに倦怠感、喜びの欠如、そして無感動としてある種の集団に現れています[*19]」。

必ずしもそうなるとは限りません。退屈を解消して不思議や神秘の感覚を再燃させる方法は無限にあります。その第一歩は常に謎が入り込む場所を作ること――思索や瞑想または森の中の散歩で心を静めるのです。さもなくば、精神を静かにさせて不確実さをもち込む趣味を始めることもできます。絵を描く、作曲する、パンやスフレを焼く、はたまた――私の大好きな――フライ・フィッシングは私が知るかぎり不確実さの最も高等な形の一つです。美術館の常連になったり、コンサートに出かけたり、絵描きやミュージシャンと付き合うのもいいでしょう。芸術家が常にやっているように、わかりきったことを考え直す練習をすることもできます（その一例が、「コンピュータには価値がない。答しか出せないから」というピカソの意見）。また、ボランティアになる、ガーデニングをする、星空の観察やたこ揚げを始めることもできます。自然に触れることもできます――できれば大自然、そうでなければ公園や裏庭でもかまわないのです。右利きなら二四時間左手で何でもやってみる。知性派なら自動車の点火プラグを交換する、マニュアルを読み慣れているなら、トルストイの『戦争と平和』を読む。要は何か筋の通らない、日常性を破るようなこと、個人的な経験の地図に載っていないこと、何か変わったこと、不確かで神秘的なことをするのです。

メイが正しいなら、このような活動は退屈を解消して謎を復活させるだけでなく、もしかすると私たちの生命を救ってくれるかもしれません。

第14章　奇跡　*Miracles*

現実主義者であるためには奇跡を信じなくてはならない。
――ダヴィド・ベングリオ

深刻な病気が突然、思いがけず、完全に治ってしまったとき、それはしばしば奇跡的治癒と呼ばれます。こうした現象は、短い祈りなどのようなありふれたことがきっかけになる場合が多く、平凡な事柄がもつ非凡な治癒力の好例と言っていいでしょう。

医者になる訓練を受けていたとき、奇跡的に見える治癒は無視するよう教えられました。あるとき、一人の教授にある患者の肺がんが治療しないのに消えてしまった理由を訊ねたところ、教授は「そういうこともあるさ」と肩をすくめて、話題を変えてしまいました。別の教授はこの展開を「病気の自然な経過」のせいだと言いました。その言外のメッセージは、何かが起こったことは確かだが、あまりに不思議なことなので無視するに限る、追求するな、ということのようでした。奇跡の領域には真ん中に「立ち入り禁止」と表示された大きな看板が立っているかのようです。

それにしても、どうしたらリタ・クラウスのような人物を無視できるでしょうか。[*1,*2] 二〇歳の修道女だった一九六〇年に、彼女は多発性硬化症を発症しました。修道院生活の要求を満たせなくなった彼女は献身の誓願の特免を与えられ、大学で生物学を修めてピッツバーグ郊外の中学校で理科の教師になります。結婚して三人の子の母にもなりました。しかし病気はどんどん進行し、ほどなく両足首から先が完全に麻痺して車椅子の生活を余儀なくされます。筋肉の拘縮《こうしゅく》と痙攣のため下肢は変形し、耐え難い座骨神経痛が伴いました。もう二度と歩けないと確信した医師らは膝蓋骨《しつがいこつ》を支えている腱を手術で切断します。このおかげで彼女は腿までの装具と前腕で支える杖の助けを借りて、室内で短い距離なら移動できるようになりました。

以前はたいへん信心深かったものの、彼女の信仰は熱いストーブに載せた雪玉のように蒸発してしまいます。「みんな馬鹿げた話よ。神は自然の秩序に干渉なんかしない。テレビ伝道者の虫けら野郎どもを見るたびに反吐《へど》が出そうになるわ」。

以前の信仰は拒絶しましたが、夫が彼女をある教会の礼拝に連れて行くことは許し、そこでヒーリングが行なわれました。彼女のために人々が祈り、彼女に触れて、抱きしめたのです。彼女は「ものすごく奇妙な体験……」を感じました。「白い光だけがあって、それまでに経験したことのない絶対の愛が体の中をめぐって行くのを感じました。赦された感じがして心がやすらぎました。身体が癒されたわけではありませんが、心がやすらぎ、自分は愛されている、何がやって来ようとだいじょうぶなんだ、とわかった気がしたのです」。

時は過ぎ、病状はさらに悪化します。彼女は医師から、神経や組織が回復不能なまで損傷しており、改善の見込みはなく、寝たきりになるのは時間の問題だと聞かされました。しかし、その後の数年間に彼女は信仰を取り戻し、ふたたび祈るようになります。ある夜見た夢を、彼女はユーゴスラヴィアのメジュゴリエにある癒しの場所への呼び出しだと解釈しました。しかし、そこへ行くお金がありません——すると、ひと月後にある人から金銭の贈与があり、旅行が可能になりました。帰国後のある日、ロザリオの祈りを唱えていると、「なぜ求めないのか」と優しい声が聞こえてきました。そこで、彼女はふたたび、多発性硬化症から癒されるよう熱心に祈りました。翌朝、彼女は起きると車椅子で授業に行きましたが、ひざから下に熱とかゆみを感じ始めます。自分でも驚いたことに、つま先をひくひくと動かすことができるのです。筋肉の痙攣だろうと考えた彼女は、それを気に留めませんでした。帰宅後、かがみ込んで足の装具を外すときに、右膝のお皿が、腱を切ってからは変形して横向きになっていたのに、どういうわけか元の正常な位置に戻っていることに彼女は気づきました。『神様！　足がまっすぐになってる！』と叫んだことしか覚えていません」と後に彼女は語っています。それから彼女は残りの装具を取りはずし、靴下を脱ぎ、スカートをたくし上げて、自分に言いました。「もし癒されたのなら、階段を駆け上がれるはず」——そしてそのとおり、一三段、いちばん上まで駆け上がったのです。次の冒険は屋外です。彼女は家から走り出て、林に入り、小川を飛び越え、落ち葉と泥だらけになって帰りました。そして教会の司祭に電話して、「癒されたんです！

治ったんです！」と叫びます。可哀想な司祭は彼女が精神に異常を来たしたと考えました。「座って、落ち着いて、アスピリンでも飲んで、それからお医者さんに電話なさい」と言うのがやっとです。興奮が収まらないまま彼女は女友達に電話をかけました。友人は駆けつけて来て、二人一緒にうれし涙に暮れました。次の月曜日、夫は彼女をリハビリテーション病院に連れて行きます。キャロル・ハーシュバグとマーク・バリシュが『癌が消えた』に、そのとき起きたことを記録しています。

彼女の検査に集まった医師たちは仰天した。看護師がカルテを取りに急ぎ、ほかの患者があっけにとられて見つめる中で、医師たちの反応はさまざまな考えを反映していた。［クラウスによると］「医者の一人は私を見て笑い出しました。私に双子の姉か妹がいて、彼に一杯食わせるために連れてきたと考えたのです」。担当の神経科医は「かんかんに怒ってました。多発性硬化症が治ることはない、奇跡なんてものはないと言ってね。病院の人に電話して私がペテン師で食わせ者だとまで言ってくれたわ[*3]」。

クラウスの回復について、ほとんど疑いはありませんでした。ドナルド・マイスナー医師は彼女を診察しましたが、多発性硬化症の痕跡は見られません。この症例の話が外部に伝わったとき、彼は地元の新聞にこう語っています。「多発性硬化症の自然治癒は可能です。ただ、ここに当てはまらないのは、治癒の時点までに起きた永久的な損傷は消えないのがふつうなのです。リタの例では、私が調べた限り、彼女が完全に正常に戻っていることをあらゆる証拠が示しています[*4]」。

クラウスを担当した医師の中には彼女の回復を喜ぶ人もいました。泌尿器科の医師が前回診察したとき、彼女の膀胱はふつうの何倍という大きさになって失禁状態だったのですが、再検査をしてそれが正常に戻っていることを確認しました。「彼は私に、何とも説明のしようがない、医者になって長いけれどどこんなに素晴らしいものは見たことがない、と言って、それから泣きました」。当時のクラウスに関する神経科の所見は次のように書かれています。

まったくいかなる装具にも依存していない。……両下肢の強さは完全に回復している。……深部腱反射はすべて左右対称で正常。……驚くべき回復で、これだけの短期間にどう位置づけたらよいのか、よくわからない。患者は自分がどれほどよい状態か、飽きずに実演した……非常に喜ばしく思う……[*5]。

リタ・クラウスの例は多くを物語っています。予期しない奇跡的治癒に対して医師たちが見せる反応が、喜びやとまどいから嫌悪や恐怖まで示されているのです。

実のところ、奇跡的治癒という考えは、医学界ではほかのどんな概念よりも感情的・知的な消化不良を起こすものなのです。こうした現象は自然の法則を乱すためなのか、奇跡は科学に対する侮辱だと考える人さえいます。しかし乱されているのは自然の法則そのものではなく、その法則に対する私たちの理解の方なのではないでしょうか。また、高度に進行した多発性硬化症のような病気に対する勝利は苦労して得るものだという信念を抱いている人がいます。リタ・クラウスの場合、進行した多発性硬化症があっさり消えてしまったのですが、これは医学の高潔な努力を馬鹿にするもので、それゆえ棚上げにするべきだというのです。

実際、クラウスのような治癒例の前では、通常の医療は気の利かない未熟なものに見えてしまいます。一部の医師にとって、これが面白いはずはありません。ひどい黄斑変性症と部分的失明を患っていた女性が、ヒーラーによる祈禱《きとう》で病気が治ってしまったときの眼科医の対応を教えてくれました。彼女の目を検査して回復していることを確認した後、この医者は猛烈に怒り出しました。奇跡的治癒など起きるものか、と彼女を怒鳴りつけ、さっさと出て行ってよその医者を見つけて二度とここへ来るなと言ったそうです。

奇跡的治癒を見聞したら、私たち医者はさらに深く理解する機会として科学専門誌に報告したがるものだと思われるかもしれませんが、それはちがいます。四歳のアン・オニールの場合を見てください。彼女は一九五二年のイースターの週に急性リンパ性白血病でボルティモアの病院に入院しました。[*6]当時、この病気は死亡率一〇〇パーセントでした。司祭は彼女に最後の秘蹟を与え、伯母はもう埋葬用に黄色のシルクで可愛らしい手縫いのドレスを用意していました。小児科の婦長がこの少女に天国へ行きたいかと訊ねたとき、アンの一徹な母親は「シスター、まだですわ」と応じます。当時小児科の実習医だったジョン・ヒーリー医師は、アンの母親の熱烈な信仰を鮮やかに記憶しています。「娘が治るということを、数秒たりとも疑っていませんでした」と彼は述懐しています。それからまもなく、アンの両親は娘に厚着をさせ、雨の降っている中、病院から連れ出して、敬愛されたカトリックの修道女マザー・エリザベス・シートンが眠る墓地へ行きました。その場所で、祈りを捧げる修道女たちに囲まれて、両親はアンを墓の上に寝かせ、癒しを求めたのです。

病院に戻って数日後、血液検査の結果を見ると、がんの痕跡もありませんでした。アンの担当医たちは戸惑います。明らかに奇跡だといううわさがローマに伝わり、バチカンの調査官がその目で確認するため、大挙ボルティモアを訪れました。九年後、教会は治癒を確認するため、アンが骨髄の生検を受けることを主張します。この段階では、有名なハーバードの病理学者で白血病治療の草分けだったシドニー・ファーバー医師が調査を監督しました。アンの担当医でアメリカでも一流の血液学者に数えられるミルトン・サックス医師が、バチカンの審判委員会で、四〇度の高熱、重度の貧血、首や背中の紫斑から見て生存の見込みはなかったと証言します。彼は、当時アンの病気は「まちがいなく致死的」だったと強調しました。結局、教皇はアンの治癒を奇跡と宣言し、ほどなくマザー・シートンをアメリカ人の聖者として認定したのです[*7]。

奇妙なことに、このセンセーショナルな症例は医学文献には一度も報告されていません。血液学者のミルトン・サックス医師は一九九三年にワシントンポストの記者に、「この症例をきちんと報告しなかった唯一の理由は、怖かったためです」と語っています[*8]。奇跡のような治癒がめったにないと考えられているのは、これも一因です。

医学雑誌では一般的に、奇跡的な反応は実際、隠蔽されてしまいます。たとえば生存の統計値がどのように分析されるか見てみましょう。未治療の乳がん生存者に関するある研究ではメディアン生存期間（患者の半数が死亡した時点）が三・三年とされています。しかし、この報告ではほんのついでに触れているに過ぎませんが、この数字は診断後治療なしで四〇年間生存した二つの例を除外して得られたものなのです。[*9] こういう例は統計的な平均よりはるかに離れたところに存在するため、「異常値 outlier」と呼ばれて、常に除外されています。たいていの人は、そうした例は乳がんをもつすべての女性に適用できる生存の手がかりを含んでいる可能性があるのだから、研究者はそこにこそ焦点を合わせるべきだと考えることでしょう。しかし、それはありません。逆説的なことに、研究者は長生きする患者よりも早死にする患者を目立たせます。私はこうした素晴らしい症例を無視するのは知的な不誠実と紙一重だと思っています。

✤置き去りにされる患者

予期しない治癒が専門誌に報告される場合、その経験が患者に与えた感情的、心理的、そして霊的な意味合いは、とことん排除されています。こういう症例を報告する医者はふつう、反応を引き起こす際に何らかの役割を果たした可能性のある身体的な要素を挙げます。その一例が感染で、これはがんに対する免疫系の抵抗を増加させる場合のあることがわかっています。しかし、心理的な要素が何らかの役割を演じた可能性として認められることはまずありません。心についての報道管制はなぜ行なわれてしまうのでしょうか？　カルガリー大学の心理学者G・B・チャリスとH・J・スタムが、がんの自然寛解の症例に関する調査の中でこう述べています。「自然寛解が心理学的方法によると思った例を報告して、わざわざ自分の評判を危険にさらそうと考える医者はいなかった」[*10]。

まるで患者には心も感情も精神も魂もなく、ただ分子と肉の塊《かたまり》だと言わんばかりです。一九九〇年、『ガット』誌に報告された症例を見てください。[*11] イギリス人のミュリエル・ボーン＝マレンという七一歳の老人病看護師に関するものです。彼女は一九二〇年代から三〇年代に英領インドで育ちました。父親は英国陸軍士官で、マハトマ・ガンディーを逮捕した人物です。彼女は幼い頃からヒンドゥー教の宗教的伝統に触れ、宗教的儀式もしばしば見ていました。彼女自身は生涯を通じて敬虔なカトリック教徒で、日々の祈りを欠かしませんでしたが、あらゆる宗教に敬意をもっていました。一九八七年、彼女は自分が肝臓がんにかかっており、すでにがんが肺に転移していることを知りました。医師たちから、余命半年、病状が非常に進行しているため治療は「まったく必要ない」と告げられます。

ボーン＝マレンは、自分自身のことを批判的にものを見る人間だと考えていましたが、神秘的なものや説明不能なものを受け容れる心の広さをもっていました。インドでの子供時代、西洋科学には知られていないけれども、彼女にとってはけっして無視できない癒しの方法に触れていたため、また、その後のがん病棟の看護師としての経験から、思いがけないことや予測不能なことに対する心の準備があったのです。診断を受けてから、彼女はさらに熱心に祈るようになり、敗北者の守護聖人である聖ユダに嘆願しました。家族は彼女のもとに集まり、ほかの人たちも祈り始めます。数カ月すると、体重が増え始めました。腫瘍は小さくなり、やがて消えて、それはスキャンやエックス線、そして生検でも確認されました。それにもかかわらず、医者は肝臓移植を受けるようにと圧力をかけてきます。彼女はそれを断わります。「私は完全にぴんぴんしていたんですよ。どこも悪いところはないから、そんなもの、まったく必要ないって言ってやりました[*12]」。

この症例が『ガット』誌に載ったとき、ボーン＝マレンについては「六三歳の白人女性で、四カ月前から腹部不快感と食後の膨満感を経験していた」としか書かれていません。その先、彼女は論文中から姿を消し、グロテスクな核をもつ多形性腫瘍細胞に場所を譲ってしまうのです。

この報告は、転移性肝がんという最初の診断にまちがいがないことを確認し、行なう価値のある治療がないと考えられたため、彼女は治療なしで退院したと書いています。医学史の中に過去発表された原発性肝がんの退縮例は二つしかなく、転移性肝がんに関するものは中国の一例だけであることが述べてあります。退縮に関係した可能性のある要素が、内分泌や免疫学的なメカニズム、またはがんへの血液供給妨害など、ずらずらと挙げられています。しかし、最後には医師たちもお手上げで、賞賛に値する正直さで、「患者は腫瘍に対する治療を受けておらず、したがって退縮は自然に起こったものだったと偽りなく述べることができる」と認めています。とはいえ、ボーン＝マレンについて情報管制がなされている点は称賛できません。本人が治癒の原因を何だと考えているのか、彼女の宗教的な経験や信念や祈りという情報については一言も触れていないのです。

✤批判的な医者ばかりではない

奇跡的治癒のタブー視は主に医学校や教育研究病院で働くアカデミックな医者に多く見られます。学者たちはこうした現象を心底恐れているのです。個人開業医はこうした事件に対してずっとオープンです。彼らのほとんどは自然寛解の例をときおり目にしており、適切な場所ではそれを話題にすることをためらいません。

ここ数年、私は数百人の医者が内科の最新知識を得るため全米から集まる学会（ハーバード医学校、ベス・イスラエル・ディーコネス医療センター、およびニューメキシコ大学サイエンス・センターが主宰する「内科の最新情報および再検討」会議）での講演を引き受けています。私の役目は健康において宗教的実践やとりなしの祈りが果たしている役割の証拠を披露することです。最初、この講演をするよう招かれたとき、私は躊躇しながら引き受けました。従来型医療の知識を磨くために集まる医者がこういうテーマの講演を聞いてくれるものか、自信がなかったのです。しかし、話し終えた後で起きたことには目を見張りました。強い関心と熱心な議論があり、そのすべてが好意的でした。集まった開業医たちは、宗教性や祈りが治癒の要素となったことを示す証拠の話に目を輝かせただけでなく、自分の患者に起きた奇跡的な反応について語りたがったのです。「先生がご自分のお話しになった症例を不思議だと思われているのであれば、私の患者の話を聞いてください」と言う人もいました。数人は話を交換するために、後で私に会いに来ました。

こうした医者はここだけのものではありません。西洋の科学的医療の父と呼ばれるサー・ウィリアム・オスラー（一八四九－一九一九）は、あちこちで発生する奇跡的治癒について語っています。「想像作用――これは信仰の活動的な一面に過ぎないが――の影響による驚異的な治癒の例は文献にあふれている。……驚異的な、奇跡的とさえ言えるような治癒はそれほど珍しいものではない。ほかの医者と同様、私もそういう例を見てきている。そのいずれをとっても、それにふさわしい状況の下ならば、聖堂を建てたり、巡礼の種になっておかしくないものだった[*13]」。

✤ルルドの奇跡

西洋世界で最も有名な癒しの地、フランスのルルドに関係する二つの治癒を見てみましょう。

一九六二年、中年のイタリア人男性ヴィットリオ・ミケッリはイタリア、ヴェロナの陸軍病院に入院しました。左の尻に激しく痛む大きな腫瘍があって、腰の動きがままならないほど広がっています。エックス線写真には骨盤と股関節の骨が広く破壊されている様子が映っていました。五月に採取された生検で紡錘状細胞がんが発見されます。手術の見込みがないため、彼はギプスで固定され、放射線治療のため地域の医療センターに送られました。しかし、四日後、彼は照射をまったく受けずに退院し、トレントの陸軍病院に入院します。その後の一〇カ月を彼は何の治療も受けずに過ごし、その間、腫瘍による骨の破壊とともに左下肢の能動運動がますます失われ、身体的にもますます衰弱しました。この頃になると、ミケッリは文字どおり崩壊寸前――腫瘍は成長を続け、左脚を身体に取り付けている骨と支持組織を蝕んでいきます。

一九六三年五月二四日、最初の診断からほぼ一年後、やつれ果てて食事もできなくなったミケッリを友人たちはルルドに連れて行きました。ギプスに固定されたミケッリにとって、この旅行はけっして楽なものではなかったでしょう。到着すると友人らは彼を聖なる水に浸らせました。沐浴の後、身体の中を熱いものが動いている感じがすると彼は訴えます。同時に食欲が戻り、活力がよみがえってきました。

友人らは彼をトレントの病院に、ギプスを装着したまま連れ帰りましたが、体重が増え始め、彼はずっと活動的になります。一カ月が経って、医師たちはギプスを外してもう一度エックス線検査を行なうことに同意し、腫瘍が前より小さくなっていることを発見しました。腫瘍は縮小を続け、やがて消えてしまいます。さらに継続されたエックス線による追跡が、驚嘆すべき現象を明らかにしました——破壊された骨がふたたび形成を始め、すっかり元に戻っていたのです。ルルドへの旅から二カ月後、ヴィットリオ・ミケッリは散歩に出かけました。彼の医師たちは次のように述べています。

腸骨と空洞のめざましい再建が起きた。一九六四年五月、八月、九月にそれぞれ撮影したエックス線の画像はまったく予測に反するもので、明確にして疑いなく、圧倒的とさえ言える、世界中の医学の記録に例のない種類の骨再建が起きたことを裏付けている。我々は大学と病院での四五年以上にわたる経験の大半を、あらゆる骨構造に対する腫瘍や新生物の研究に費やし、また同様の症例を何百と治療してきたが、このような性質のまったく自発的な骨再建には出会ったことがない。

……治癒の医学的な説明……が探求されたが、何も発見できなかった。患者は何ら明確な治療を受けておらず、がんの展開に影響を与える可能性のある感染は何も併発していない。

完全に破壊されていた関節が、外科的介入を一切行なわずに完全に再建された。役に立たなくなっていた下肢は健康体に戻り、予後に疑いの余地はなく、ルルドから帰還して九年になるが、患者は存命で健康状態は上々である。

この症例はルルド国際医学委員会によって一九七〇年に奇跡と宣言され、一九七六年にはカトリック教会によって正式に奇跡と認定されました。[*14] この委員会は西ヨーロッパとイギリスの二〇人あまりの委員で構成され、総合内科および外科、整形外科、精神科、放射線科、皮膚科、眼科、小児科、心臓病学、腫瘍学、神経学など、幅広い医学分野の代表者をそろえています。半分近い委員は医学校の教授です。委員会は毎年パリで会議を開いて症例を検討します。すべての段階で、検査結果や生検の所見を含めた記録の完全性に細心の注意が払われます。良好な反応を起こした可能性のある身体的介入の存在があってはなりません。見つかれば、その症例は検討対象から外されます。反応の即時性と完全性も、追跡調査の期間とともに重要視されます。最終的な質問は、この人の治癒は医学的知識による観察と予想に反する現象を構成し、科学的に説明不能であるかどうか、というものです。

「奇跡による治癒」と宣言されるのは容易なことではありません。一七三五年、後に教皇ベネディクトゥス一四世となるランベルティーニ枢機卿が、現在まで判断基準とされている五つの規則を定めました。

一、病気は重症で治療不能、または治療に対する反応が見込めないこと。
二、消えた病気は、ひとりでに消散するような段階に達していないこと。
三、薬は与えられていないこと。もし処方されている場合は、最低限の効果しか上げていないこと。
(今日、まったく治療を受けていない症例は非常に珍しくなっています。そのため、この規則は現在、治癒の可能性がある治療を受けた患者を、その治療が失敗に終わったことを示せないかぎりは除外するためのものと解釈されています)

四、治癒に至るのは突然かつ瞬間的であること。（この基準は現在延長されて、一定の日数にわたって起きる治癒も含まれるようになっています）

五、治癒は完全であること。部分的もしくは不完全であってはならない。[*15]

もう一例、ルルド国際医学委員会が一九八二年に合格とした症例を見てください。シチリアのエトナ山中腹の村に住んでいたデリツィア・チロッリという少女の例です。彼女は一二歳のときにひざが腫れて、医者にかかりました。エックス線写真に骨の異変が見つかって、カタニア大学の整形外科へ紹介されます。結局、生検は神経芽細胞腫の骨転移と解釈されました。外科医が切断を勧めると、家族はそれを拒否します。次に放射線治療を勧めましたが、デリツィアがあまりに取り乱したため、両親は何の治療も受けさせないまま彼女を家に連れ帰りました。さらにトリノ大学でも診察を受けましたが、治療は与えられませんでした。

最後に、デリツィアの学校の先生が一家で彼女をルルドに連れて行くことを提案し、地元の人々は旅行を実現させるために募金活動を行ないます。一九七六年の八月、デリツィアは母親とルルドに行き、そこで四日間儀式に参列し、洞窟で祈り、沐浴をして過ごしました。しかし、少女の状態にはっきりした改善は見られず、翌月のエックス線検査では腫瘍がさらに広がっていることが示されていました。デリツィアは急速に衰え、家族は葬式の準備を始めます。それにもかかわらず、村人たちは彼女の治癒を願ってルルドの聖母に熱心な祈りを続け、母親はルルドの水を塗り続けました。

クリスマスの少し前、デリツィアは起きて外へ行きたいと言い出し、痛みもなく戸外へ出ました。

ただ、非常に衰弱しているため、遠くまでは行けません。この時点で体重はわずか二二キロ程でしたが、ひざの腫れは引き、全身の状態も正常になりました。

翌年七月、彼女はふたたびルルドを訪れ、医務局に出頭します。追跡調査では腫瘍の徴候は見られませんでした。ところが、正確な診断がなかなか確定しません。最初の生検のスライドがフランスの著名な組織学者数人のもとへ提出されました。意見は、未分化神経芽細胞腫とユーイング腫瘍に分かれます。いずれの場合にせよ、彼女の反応は驚くべきものでした。この評価が行なわれた当時は、「神経芽細胞腫の自然寛解は報告があるものの、非常に稀であり、五歳を過ぎたものはない……［そして］ユーイング腫瘍の自然寛解は［これまで］報告されていない」[*16]という状況だったのです。

✤奇跡的治癒の頻度

一九八四年現在の推定では、一八五八年以来ルルドを訪れた病気の巡礼者は二〇〇〇万人以上とされています。[*17]このうち約六〇〇〇人――〇・三パーセント――が癒されたと申し立てて、ルルドで働く医師の検査を受けました。厳密な審査の結果、ほとんどすべての申し立てが却下されます。わずかに六四例（病気の巡礼全体の〇・〇〇三パーセント）が、最終的にカトリック教会から奇跡の治癒と認められました。[*18]

これはわずかな収穫に思えるかもしれません。とは言うものの、もしかすると私たちが奇跡を探す場所をまちがえている可能性もあります。ルルドやメジュゴリエといった注目度の高い場所に焦点を合わせるよりも、人々の日常生活を調べるべきかもしれません。二〇〇〇年に『ニューズウィーク』

が行なった世論調査がまさにそれで、アメリカ人の六三パーセントが奇跡を経験した人を知っていて、四八パーセントは自ら経験したか、実際に目にしたと答えているのです。[*19]

奇跡を信じることについては、開業医もそれほど遅れをとっていません――いや、実際はむしろ先んじていると言えるかもしれません。一九九六年の家庭医を対象とした調査によると、九九パーセントは宗教的な信仰は病気を治せると確信し、七五パーセントは他者による祈りが患者の回復を助けられると答え、三八パーセントは信仰治療師が人を健康にできると信じていました。[*20]

ミシガン州ミッドランドに住むジョン・L・フェニンガー博士もそういう医者の一人です。プライマリー・ケア医向けに彼が著した医学教科書は絶賛されており、家庭医療の分野では全米の指導者と目される人物です。[*21] 治癒における祈りの役割を調査しているときに、私は彼自身が体験した奇跡的治癒の例に行き当たりました。彼の息子マシューは一八歳のとき、進行の早い悪性の脳腫瘍にかかります。コロンビア大学病院での従来型治療が息子のがんには無効だったことを知った後、フェニンガーは地元ミッドランドのミッドミシガン医療センターでの「ヒーリング集会」に同僚の参加を呼びかけました。「私を驚かせたのは、一一〇人のうち六〇人のドクターが来たことです。考えられるかぎり最も科学的な人たちですよ」と彼は語っています。一〇日後、マシューの脳腫瘍は消えていました。マシューを担当していた専門医には説明がつきません。マシューはその後数年間、再発で多難な時期を過ごします。結局、骨髄移植が成功を収めました。七年後、彼は大学の優等生になっています。フェニンガー博士は戸惑いながらも、ここで起きた神秘について満足しています。「心や祈りの力がどのように働くのか、私たちにはわかりません。でも、だからといってそれが働かないわけではないのです」[22]。

私も同じ意見です。医学では、ときどきちょっとした神秘をただ受け容れる必要があるのです。そうすることは、よい医者の役目の一部です。医学の歴史を通じて、しばしば私たちは、何かが効くということを、なぜそれが効くか理解する前に知っていました。その例は枚挙にいとまがありません――アスピリン、キニーネ、壊血病に対する柑橘類、ペニシリン、全身麻酔薬――そして、そこにフェニンガーの息子マシューのような奇跡的な反応を加えることができるでしょう。

✤奇跡と人間の意識

その人の精神状態は奇跡的な治癒に何か役割を果たすのでしょうか。奇跡を呼びやすい性格はあるのでしょうか。

奇跡的治癒が起こった例の多くで、病気になった人は重要な仕事をやり残していて、それを達成するために治してもらう必要がありました。これは治癒に対する深い欲求に火を点け、もしかすると何らかの方法で劇的な転換へのお膳立てをしたのかもしれません。

「やり残した仕事」型の有名な例は一三世紀のヨーロッパで起きました。熱心な若い司祭の足にたいへん痛くてグロテスクな、がんと思われる腫れ物ができました。彼は文句も言わずにこれに耐えます。病状は悪化し、足首から先の切断が必要だと判断されました。彼は手術の前夜、十字架の前で祈りながら過ごしましたが、やがて浅い眠りに落ちてしまいます。目が覚めたとき、彼は完全に治っていました。病気の症状をまったく見つけられなかったため、医者は手術を中止します。若い司祭は、自分には大きな仕事が待っていて、それをやり遂げる時間が必要だと信じていました。彼は残りの人生をがん患者の看護に捧げ、八〇歳まで生きました。彼は後に聖ペレグリヌスとして列聖され、がんの自然寛解の守護聖人とされています。[*23]

「やり残した仕事」のテーマは、ニューオーリンズの愛徳修道女会のシスター・ガートルードの例にも見ることができます。彼女は一九三四年一二月一七日にニューオーリンズのオテルデュー病院に入院しました。数カ月前から具合が悪く、入院時には黄疸、腹部の激痛、吐き気、悪寒、発熱がありました。担当したのは、以前に彼女の胆嚢除去手術を行なったジェイムズ・T・ニクス医師です。手術不能な膵臓がんという暫定的診断がなされた後、一九三五年一月五日に試験開腹が行なわれました。膵頭部のがんが発見され、生検は三人の病理学者によって確認されました。

シスター・ガートルードの同志のシスターたちも、修道会創設者の故マザー・シートンを通してとりなしを祈ります。病気の同僚にはまだやるべき仕事があります、奉仕を続けられるように命を救う必要があるのです、と彼女たちは訴えました。彼女は急速に回復し、一九三五年二月一日に退院して、ひと月後には務めに戻ります。彼女の精力的な仕事は七年半の間続きました。一九四二年八月二〇日にシスターは急死しましたが、解剖の結果死因は肺塞栓症で、膵臓がんの形跡はありませんでした。[*24]

奇跡に遭いやすい精神状態の裏付けは、元ユーゴスラヴィアの小さな町メジュゴリエにありました。一九八一年六月二四日、聖母マリアの姿が町の子どもたちに現れました。その後、奇跡的な治癒が報告されはじめ、メジュゴリエは急速に「東のルルド」という評判を得るようになります。当時カリフォルニア州ソーサリートにあったノエティック・サイエンス研究所で研究統括部長を務めていた故ブレンダン・オリーガンは、こうした奇妙な事件を調査するためメジュゴリエを訪れました。[*25] 彼は現地の司祭、フランシスコ会の修道士で心理学の博士号ももつスラフコ神父に会って話を聞きます。神父はオリーガンに、癒される人がわかることがあると打ち明けました。「ここへ来て、何が何でも癒してほしいと思っていない人が影響を受けることがいちばん多いのです」と彼は言います。「そういう人は心を開いてここへ来て、癒しを求めますが、それだけを目的に来るのではありません」。オリーガンは次のように観察しています。

これは癒される人について興味深い心理学的特性を［示唆している］。そして実際、メジュゴリエにいると、素朴な信仰と献身が存在するという強烈な実感を得る。興味深いことに、真心からの信仰をもっている人と、この場所でのみ信心深くなっている人とが、簡単に見分けられる感じがする。真心からの信仰をもつ人は、悲しげな、遠くを見るようなまなざしをしていて、はっきりとわかる。何かに対する一種のあこがれのようで、記憶を探っているような、まだ見つかっていないたぐいの、すべてを受け容れる愛の経験を求めているように見える。これだけでも、手がかりを求めている目には、この人々が心理学的にも、感情的にも、そして実際に精神生理学的にも非常に異なった場所にいることが見て取れる。[*26]

しかし、こうした所見は試験的なものです。全体として見ると、自然寛解を十分に説明する心理学的特性はまだ発見されていません。こうした治癒は、聖人のような気質や強い決意や前向きの思考をもっている人だけでなく、神に見捨てられたような人や消極的ですぐあきらめてしまうような人にも同じように起きています。これまでに提出された心理的パターンのすべてに例外が見つかります。私は、この少々混乱した事態が気に入っています。ここからは誰も奇跡的な治癒を独占していないことが窺《うかが》えます。どれほど信心深いか罰当たりかにかかわらず、みんなにチャンスがあるのです。[*27]

なぜ一部の人々が重い病気からの回復を経験するのに、それ以外の人々は回復しないのかというテーマについて、たくさんの本が書かれています。回復しない人は病気に「執着しすぎる」ため、それを「手放し」て「癒しを受け容れる」ことができないのだと言う本もあります。病人はよくなることに固執しすぎていた、癒しを求めすぎたのだと言うものもあります。病人が「十分に愛さなかった」もしくは「十分に赦さなかった」ため、回復のチャンスを失ったとする本もあります。こうした説明は、どれも私には悪あがきに聞こえます。散発的な例には当てはまるものの、大雑把《おおざっぱ》な一般化をしていて、絶望的なまでに不備が多いのです。病気や、心と身体の複雑な相互作用を矮小化し、何より悪いことに、回復しなかったことの責任を犠牲者に押しつけがちです。正直に白状して、明白な事実を認めるべきでしょう。大部分の場合、私たちはなぜ自然寛解が起きるのかわからないのです。

✤奇跡に関する議論はなぜ白熱するのか

自分が不合理だと思う他人の信念を、しばしば派手な宣伝を伴って攻撃することに命をかける、奇妙ともいうべき人たちがいます。彼らは懐疑主義者を自称しますが、この言葉は誤解を招き、しかもはるかに誉めすぎです。本物の懐疑主義者とは、ウェブスターの辞書によると、「一般的に認められていることを習慣的に疑い、異議を唱え、もしくは判断を保留する人[*28]」とされています。懐疑主義は科学にとって貴重で尊重される伝統であり、それがなければ科学の繁栄はありません。しかし、奇跡を嫌悪して、それを信じる人たちを攻撃する人々は純粋な懐疑主義に則《のっと》っていません。彼らは判断を保留しません。すでに決めつけているのです。

祈りの科学的な証拠について本を書いた関係で、私は奇跡を取り上げるテレビ番組のゲストに招かれたことがあります。奇跡を経験したと信じている、とても信心深い女性二人も呼ばれていました。一人は聖母マリアの幻を見た人で、これは数百人が目撃しています。もう一人は、イエスに祈っている間にロザリオの珠が金に変わったという人でした。こういう事件に関する教会の見解を代表する神学者も出席しています。いちばん元気のよいゲストは、奇跡のばかばかしさについて本を書いているプロの正体暴露屋でした。二人の女性がそれぞれの経験を話した後、彼は荒々しく反撃します。嬉しそうに彼女たちの話を切り刻み、その経験に物理的な解説を提供し、結局のところ二人を愚か者と非難したのです。素朴で信仰心にあふれる二人の女性から喜びと驚嘆の念が消えていきました。どちらも忍び泣きを始め、テレビカメラに気づかれないように涙をぬぐっています。話し終えると、彼は見るからに満足げな表情を浮かべました。またしても奇跡を愛する野蛮人に対して理性の要塞を固めおおせたというわけです。

この激しさは何なのでしょう。

ガチガチの唯物論者は奇跡という考えをばかばかしいと信じています。いわゆる自然の鉄則は、自然の中で起きる一切の現象を支配していて、破ることはできないものだと確信しています。奇跡は自然の法則が一時的に中断されることを必要とするため、当然のこととして奇跡は存在しえないというのです。しかし、一方にはそうでないと信じる人たちがいて、篤い信頼を寄せられる科学者も多数含まれています。自然の法則は絶対ではない、一時的に中断して奇跡が起こることを許すというのです。いずれにせよ、自然の法則に関する私たちの知識が不完全なのだから、何が起こりえて何が起こりえないか、断言するのは気をつけたほうがよいでしょう。

科学の夜明け以来、両者間の議論はしばしば辛辣をきわめました。神学者は奇跡を神の証拠として使い、合理主義者は理性を弁護して彼らを糾弾します。一八世紀の啓蒙運動後は奇跡を無視して、信じる人を理性の裏切り者と考えることがインテリの印になりました。「破廉恥な行為を粉砕せよ」と、ヴォルテールは一八世紀のフランスで、奇跡的な治癒の主張に毒づいています。[*29] トマス・ジェファーソンも奇跡には戸惑ったようです。「奇跡への言及をすべて削除した聖書を出版したときの彼は、宗教裁判所の所長並みに尊大だった」と哲学者のマイケル・グロッソは書いています。[*30] フロイトも奇跡反対陣営に加わり、『幻想の未来』などの作品で自らの心理学に織り込みました。[*31] フロイトにとって奇跡とはただの「精神的な光り物……［そして］宗教はこけおどし、ノイローゼ患者のおもちゃ、現実逃避の遊び――要するに幻想」だったとグロッソは言います。[*32]

奇跡に関する議論がこれほど狭量になる理由の一つは、私たちが自らの世界観を執拗に防衛しようとするためです。世界観――森羅万象がどのように、なぜ、このように振る舞うのかという、ふだんは意識されない仮定――は、私たちが物理的な世界との関係においてどのように自分自身を見るかということに影響を与えます。ある意味、深いところで、私たちは自分の世界観そのものです。ある人の世界観を疑うと言えば、それは、その人が世界の振る舞い方を知らず、現実離れしていると考えることです。現実離れは精神病の特徴ですから、その人が精神異常だと咎《とが》めていることになります。奇跡についての議論は、実は世界観についての議論で、そのため狂気だという非難がついて回ります。痛烈になるのも不思議ではありません。

ある人たちにとっては、自分の世界観があまりに貴重なため、それを変えるくらいならむしろ奇跡などなくてもよいと考えます。作家のジョゼフ・ケアリーはこの点に関して感心するほど正直です。「しかし、私の思う条件の下だけの話。自分に奇跡があるとは思わない[*33]」。

「かすかに助けは欲しい気がする」と彼は言います。しかし、奇跡に反対するのは科学者だけではありません。神学者も奇跡には腰が引けています。奇跡は神学者にやっかいな質問を山のように浴びせるのです。なぜ神はほんの一握りの人にしか奇跡を与えないのか？　神は不公平で気まぐれなのか？　全能の神がそもそもなぜ奇跡を必要とするような世界を作ったのか？　つまりは、なぜ病気や苦痛が存在するのか？　神が自然の法則を作ったのなら、なぜ奇跡を起こしてそれに違反するのか？

私は、奇跡は無秩序を表わしているのではなく、病気で乱れたプロセスに秩序を差し挟んでいるのだと考えています。神経眼科医のクリスチャン・ワーテンベイカーはこの観点をこのように表明しています。「奇跡には思いがけない秩序が作られるという特徴がある。死んだ人に命が戻る、また病気の人に視力や健康が戻る、……すべてその例である[*34]」。

奇跡に抵抗する人は、渇きで死にそうなときに差し出された水の温度に文句をつけているようなものです。もう少し感謝してもよいのではないでしょうか。いずれにしても、歴史の中で奇跡に反対してこれまでに提出された科学的哲学的神学的議論すべてをもってしても、リタ・クラウス、ヴィットリオ・ミケッリ、ミュリエル・ボーン＝マレン、そしてアン・オニールのような人たちの経験が消えるわけではありません。こうした目のくらむような現象は、幸いにも、私たちが単に不賛成だからといって存在をやめるわけではないのです。

✤誤った希望およびその他の警告

宗教的伝統の多くは奇跡的なものに夢中になることを戒めています。それにとらわれると、もっと重要な精神的目標から気が逸れてしまうことがあるからです。この普遍的な警告の一例が、ペルシアの神秘主義者アンサーリーの書いたものです。

水の上を歩けたとしても
一本の藁と変わるところはない
空中を飛べたとしても
一匹のハエと変わるところはない
心を抑え
ひとかどの人間になるよう努めるべし*35

奇跡は意図しない結果を招きかねないと警告するものもあります。バーナード・コーンウェルの小説「シャープ・シリーズ」に登場するユニークな陸軍軍曹パトリック・ハーパーはこう言います。「奇跡なんて望むもんじゃない。いつだって、ろくなことにならないんだ。……聖パトリック様がアイルランドから蛇を全部追い出して、いったいどうなった？　俺たちはあんまり退屈したもんだから、代わりにイギリス人を入れちまった。哀れな御大は今ごろ墓の中で後悔しきりだろうよ。蛇のほうがましだった」[*36]。

広くはびこっている懸念の一つに、奇跡についての話は誤った希望を与えてしまうというものがあります。もちろん、奇跡的なものだけを考えて誤った希望を作り出してしまう可能性はありますが、同じ非難はどんな治療法に対しても向けることができます。過大評価はあらゆる治療に対して存在し、たとえばペニシリンは細菌感染の多くに対して役立ちませんが、かつては奇跡の薬と考えられていました。あるいは、運動のことを考えてください。運動には命にさえかかわるような重大な副作用が起きかねません。ジョギングでひざを痛めたり、走っていて突然死する人がいるからといって、運動を勧めるのをやめるべきでしょうか。

奇跡についての話は罪悪感につながるという人もいます。奇跡的治癒を求めて祈ったのに何も起きなければ、自分にはその価値がないのだと思ってしまいます。そういうわけで、多くのヘルスケア専門家は、誤った希望と罪悪感のリスクが大きすぎるため、奇跡について話すのは完全にやめるべきだと結論します。誤った希望や罪悪感のリスクなしに病人に希望を与えられることを想像できないこういう人は、別の仕事を考えたほうがよいでしょう――人間相手ではなく、自動車とかコンピュータとか、希望や積極的な考えがそれほど重要でないものの修理でも。自然発生的な奇跡的治癒は歴史上のありがたい事実です。それを重い病気にかかっている、どんな形にせよ希望が慰めとなる人から故意に隠すのは、倫理にもとる残酷な仕打ちだと思います。

✤奇跡——治癒を超えて

奇跡は病気を治すよりはるかに幅の広いものです。

英語で「奇跡」を意味するmiracleの語源は、「不思議に思ったり驚嘆すること」を意味するラテン語のmirariで、つまりmiracleとは、畏怖や驚異を引き起こすものということです。

なぜ物事を不思議に思うことが大切なのでしょう。不思議は知恵のはじまり、とアリストテレスは言っています——そして、奇跡は不思議を刺激することによって、さらに賢くなるお膳立てをしてくれます。

最大の分別をもって奇跡を考察している一人、マイケル・グロッソは、この点を強調します。「私たちの世界観は凝り固まって、存在の神秘に対して閉ざされているため、奇跡で当惑させられる必要がある。まるでいたずら好きの『外部の知性』が私たちにショックを与えて驚かせ、私たちの高慢な知力を打ちのめしたがっているかのようだ。[そういうものは]私たちの概念の枠を緩めて柔軟にしてくれる。私たちの概念の動脈硬化を防いでくれる。不思議さを与えて魂を若く保ってくれるのだ[*37]」。

批判者はよく、奇跡を信じる人は平凡な日常に不満足なため、幻覚や幻想や漠然とした宗教的衝動にたやすく負けてしまうのだと非難します。しかし、「それ以上の何か」について思いめぐらしたり、宇宙の超自然的な、超越的な性質が人生に奇跡として現れるのを感じることが、なぜ悪いのでしょう。グロッソは続けてこう書いています。

多くの人は、我々の世界観が根こそぎにされ、機械的な還元主義者によって一次元にされ、深みと彩りと魂を抜き取られたと考えている。[奇跡の領域は]この抑圧された存在論に提供できるものをもっている。奇跡の……要素があまねく存在していると認めれば、スピリチュアルな想像力が新たな形而上学的な輝きを得る。この要素を与えられると、新たな楽観的精神が可能になる。たとえば、奇跡的治癒は私たちが住む可能な自然の一部だと公然と信じることができるようになる。*38

そして、この「可能な自然」とは何なのでしょう。ふたたびグロッソの言葉です。

あたかも奇跡――死や時間や空間や物質を超越するその明らかな勢い――が、新しい環境、私たちの進化における冒険に備えた、新たな存在のニッチを作りたがっているように思える。その冒険とは何か？　ますます神の似姿へ向かって進歩することである。並はずれた力や奇跡のデータがどこを指しているように見えるか、イメージを合成すれば、新しい人類のひな型が現れる。新しい環境への幕開けである。奇跡は超自然的な曲芸などではない。奇跡が重要なのは、それが人類の現実《リアリティ》の構造そのものに対する理解に革命をもたらす前兆である、という事実にある。*39

✤患者は何を信じるか

私は奇跡的治癒を経験した人をたくさん知っていますが、誰もがその経験によって謙虚になっています。グロッソと同じように、彼らは自分たちの癒しの意味が病気の消滅を超えて、何か聖なるものを指し示していると感じています。この確信は非常に深いもので、彼らは自分の癒しについてあまり語りたがりません。言葉ではなく、沈黙と感謝がそれにふさわしい対応だと考えているようです。それでも、この人たちはひとり残らず、なぜ奇跡が起きたのかそれぞれの考えをもっています。彼らが挙げる理由はほとんどすべてありふれたことで、そのゆえに奇跡的治癒を、平凡な事柄がもつ非凡な治癒の一つに数えるわけです。

奇跡を受けた人がそれについて語りたがらない理由の一つは、そうしたきっかけがあまりにありふれていることです。知人の女性は、歌をうたって腫瘍を消したと発表しても信じる人はいないだろうと言います。高学歴をもつ別の女性は、子宮頸がんの手術を受ける予定になっていたのですが、癒しを求めて祈ったら「体中が熱く」なったと言います。手術の直前に外科医がもう一度検査を行なったところ、がんは消えていて、手術はキャンセルされました。彼女は奇跡的治癒を探る全米ネットのテレビ番組で話すことを拒否しましたが、その理由は、自分の経験には「華やかさが足りない」し、誰も信じないだろうからというものでした。精力的な運動プログラムを開始した後にがんが消えた男性は、自分の癒しは「他人には関係のないことだ」と言っています。こうした反応は常に一貫していて、私は謙虚さを奇跡物語の重要な側面と考えるようになっています。

✤私たちはみな奇跡を信じている

科学における未回答の疑問の一つで、純真な子どもがみな訊ねるのは、なぜ物が存在するのかという質問です。なぜ何もない状態ではなく、何かがある状態なのでしょうか。科学者がこういう疑問にいちばん近づくのは、宇宙の始まりとなった原初の爆発であるビッグバンの前には何があったかと考えるときです。一般的な回答は「何もなかった」でしょう。どれだけ想像力を働かせても、これが今までで最大の奇跡です。全宇宙という途方もないものが無から生じたことを科学者たちが進んで信じているとしたら、彼らにとって信じられないものなど、なかなか想像することができません。懐疑論者が宇宙の起源についての近代宇宙論の教義を受け容れられるなら、単なるがんが神聖な水をちょいとかけられて突然消えたからといって、そうかっかする必要はないと思うのですが。

現代の科学者はまさに奇跡の海を泳いでいますが、大部分の人はそのことに気づいていません。科学者には彼らの神――物質、エネルギー、時空間――があって、彼らは熱心な信者が神に帰するような奇跡的な性質をすべてそういうもののせいだとします。たとえば、科学者は自然の法則が「永遠」で「不変」だと言い、物質とエネルギーの「不滅」や、時空間の不変性または物理法則の「遍在」を語ります。宗教的な文脈では、これらは絶対者の属性と考えられているのです。

ときには奇跡がすべてに及んでいると気づく科学者――しばしば大科学者――もいます。アインシュタインもそういう一人でした。「人生の生き方には二通りしかない。一つは何も奇跡ではないと考えること、もう一つはすべてが奇跡だと考えることだ」*40。

現在、私たちは奇跡的な事柄についての議論が変化を遂げようとする一歩手前のところにいます。今日の科学は、意識の性質と世界におけるその役割について新しい考え方にあふれています。こうした見方が広く知られるようになると、それに伴って奇跡的治癒も科学を冒瀆《ぼうとく》するものとは見られなくなり、そういうものを遠慮なく研究しようとする科学者も増えることでしょう。

それまでの間、自然治癒の可能性を信じる人は焦らずに待つことです。奇跡は持ちこたえます。現在の科学理論が奇跡を許容しないからといって困ることはほとんどありません。今ある科学理論のほとんどは持ちこたえないでしょう。科学がいつの日か奇跡を説明できるようになったら奇跡のありがたみがなくなると考える信心深い方たちには、心配ご無用と申し上げます。科学が奇跡を消毒することはできません。というよりも、逆なのです。奇跡の研究は科学を変革して豊かにすることができます。

ウィルバーとオーヴィルのライト兄弟が飛行機を発明するまで、専門家は人間が空を飛ぶのは不可能だと考えていました。それにもかかわらず二人は飛行の原理を学び、自分たちの飛行機を旋回させたり操縦する方法、そしてその飛行機の製造方法を研究します。兄弟は二本の幹線道路と鉄道の線路の上やその付近で、五年間にわたって飛行機を飛ばし続けましたが、専門家はほとんど注目しませんでした。[*41] 通勤客には汽車の窓から彼らのやっていることが見えましたが、ちょうどその瞬間に彼らが読んでいた新聞は、空気より重い機械が空を飛ぶことは絶対に不可能だと決めつけていたのです。[*42]

奇跡的な治癒について、私たちはこれと似たような状況にいます。専門家は不可能だと保証していますが、奇跡は起こり続けています。私たちが日常的な経験の窓から外を見れば、それを自分の目で確かめることができるのです。

現在の理解を超えた華々しい治癒に出会ったとしても、それが本当に奇跡だったのかどうか思い悩む必要はありません。それがあったことに感謝し、何が起きたのかさらに深く理解するよう努力すればよいのです。運がよければ、理解できるようになるかもしれません。そうでなくとも、宇宙が好意的な動きをすることに感謝することはできます。

どの基準からしても、奇跡です。

訳者あとがき

本書は Larry Dossey, *The Extraordinary Healing Power of Ordinary Things: Fourteen Natural Steps to Health and Happiness* (Harmony Books, 2006) の全訳です。

私にとってこの本との出会いは起こるべくして起こったという感じがしてなりません。最初、日本教文社から翻訳のお話をいただいたときは、別段、健康とか幸福について、強い興味や思い入れがあったわけではなく、軽い気持ちで引き受けました。ところが、それから一月も経たないうちに、父の認知症が進んで日常生活に支障を来たすようになり、もともと身体の弱い母はそのストレスもあってか、胃潰瘍で入院してしまったのです。二人は偶然にも対照的な形で健康を損ない、私は両親とわが身に照らしながら翻訳を進めることになりました。

本書のタイトルからは「これをこう使えばもっと健康になれる」というたぐいの実用書にも見えますが、実際は医療をとても広い目でとらえて示唆に富む著作を次々と精力的に発表しているラリー・ドッシー先生のエッセイ集です。特に健康オタクではない人にも興味深い話が、豊富な実例とともに鮮やかに展開されています。中には私の目から見ると少し強引かなと思えるところもありましたが、読みながら健康とは何なのか、知らず知らず考えさせられました。

健康とは病気のない状態を言うのでしょうか。一病息災という言葉もあります。加齢による衰えは病気なのでしょうか。そうだとしたら健康は若い人だけのものになってしまいます。結局、自分の心身の状態に満足して心穏やかに過ごせれば、それが幸福なのかもしれません。

翻訳を終えて、今、私はこの本に出会えたことを感謝しています。両親の健康状態は相変わらずですが、私の気持ちはずっと楽になりました。そして、私が必要としていたタイミングでこの仕事をいただいたのは偶然ではなかったような気がします。まるで本の方から私のところへ来てくれたようにさえ思うのです。

最後になりますが、編集者の鹿子木大士郎さんには、折に触れて相談に乗っていただき、いろいろお世話になりました。あらためてここにお礼を申し上げます。

小川昭子

［訳者略歴］小川昭子――国際基督教大学卒業。訳書に、コールドウェル『パウロ、神のライオン』（三陸書房、共訳）、コートライト『ドラッグは世界をいかに変えたか』（春秋社）、クラットン＝ブロック『猫の博物館』（東洋書林）、チャーリアン『Modula-2入門』（アスキー）、トーレッキー『ＬＩＳＰやさしい記号計算入門』（啓学出版）など。他に、ジョンソン『アメリカ人の歴史』（共同通信社）をはじめ翻訳協力多数。

原　註

序　章

1. Starfield, B. Is U.S. health really the best in the world? *Journal of the American Medical Association*. 2000; 284(4): 483-485.
2. *Webster's New World Dictionary*. 2nd college ed., s.v. "ordinary." (New York: Prentice Hall, 1986), 1001.
3. Ibid., s.v. "plain"
4. Ibid., s.v. "simple"
5. *Bartlett's Familiar Quotations*, 16th ed., s.v. "Stendhal" (Boston: Little, Brown, 1992), 396.
6. www.wisdomquotes.com/cat_simplicity.html（2005年1月29日アクセス）
7. *Bartlett's Familiar Quotations*, 16th ed., s.v. "Tolstoi"
8. van der Rohe. 引用は www.greatbuildings.com/architects/Ludwig_Mies_van_der_Rohe.html による.（2005年1月31日アクセス）
9. Venturi. 引用は www.josephsoninstitute.org/quotes/quotesimplicity.htm による.（2005年1月29日アクセス）

第1章　楽　観

1. Halifax-Grof, J. "Hex death," in *Parapsychology and Anthropology: Proceedings of an International Conference Held in London, August 29-31, 1973*. Allan Angoff and Diana Barth, eds. (New York: Parapsychology Foundation, 1974), 59-79.
2. Klopfer, B. Psychological variables in human cancer. *Journal of Projective Techniques*. 1957; 21: 331-340.
3. Weil, A. *Spontaneous Healing* (New York: Alfred A. Knopf, 1995), 63-64.（アンドルー・ワイル『癒す心、治る力』上野圭一訳、角川文庫、1998）
4. Lown, B. *The Lost Art of Healing* (New York: Houghton-Mifflin, 1996), 65.（バーナード・ラウン『治せる医師・治せない医師』『医師はなぜ治せないのか』小泉直子訳、築地書館、1998）
5. Weil, A. op. cit., 61.（ワイル、前掲書）
6. Seligman, M.E.P. *Learned Optimism* (New York: Alfred A. Knopf, 1991), 111.（M・セリグマン『オプティミストはなぜ成功するか』山村宜子訳、講談社文庫、1994）
7. The science of happiness: why optimists live longer. *Time*, January 17, 2005. Front cover.

8. Stendahl 引用は www.josephsoninstitute.org/quotes/quotehappiness.htm による.（2005年1月29日アクセス）
9. Eckhart, M. *Sermons and Collations*, XCIX, in *A Dazzling Darkness: An Anthology of Western Mysticism*, ed. Grant, Patrick (Grand Rapids, Mich.: William B. Eerdmans, 1985), 343.
10. *Bartlett's Familiar Quotations*, 16th ed., s.v. "Julian of Norwich."
11. Angelou, M., 引用は www.quotemore.com/dp/2-8.htm による.（2005年1月17日アクセス）
12. Dossey, L. *Recovering the Soul* (New York: Bantam, 1989), 1-11.（ラリー・ドッシー『魂の再発見：聖なる科学をめざして』上野圭一、井上哲彰訳、春秋社、1992）
13. Jamison, K.R. *An Unquiet Mind* (New York: Alfred A. Knopf, 1995).（ケイ・ジャミソン『躁うつ病を生きる：わたしはこの残酷で魅惑的な病気を愛せるか?』田中啓子訳、新曜社、1998）
14. Jamison, K.R. *Exuberance: The Passion for Life* (New York: Alfred A. Knopf, 2004).
15. Hubbard, E., in Auden, W.H., and Kronenberger L., eds. *The Viking Book of Aphorisms* (New York: Barnes & Noble, 1993), 56.
16. Else, L. The passionate life. *New Scientist*. November 2004; 184(2475): 44-47. Jamison, K.R. のインタビュー.
17. 津波はクリスマスを祝うなどの罪に対してアッラーが下した罰である. http://www.Schwartzreport.net, 11 January, 2005 参照（2005年1月12日アクセス）. 同様のコメントが多く the MEMRI TV Monitor Project によって記録・翻訳されている. MEMRI TV Monitor Project, www.memri.org/bin/latestnews.cgi?ID=SD84205 を参照.
18. Miller, H., in Sunbeams. *The Sun*, April 1999; 280: 48.
19. *Bartlett's Familiar Quotations,* 16th ed., s.v. "Montesquieu"
20. Justice, B. *Who Gets Sick: How Beliefs, Moods, and Thoughts Affect Your Health* (Houston: Peak Press, 2000), 63.（ブレア・ジャスティス『病気になる理由、ならない理由：ポジティヴな脳と心が「治る力」を引き出す!!』大島清訳、PHP研究所、1997）
21. Ibid., 64.
22. Hinkle, L.E., Wolff, H.G. Health and the social environment: Experimental investigations, in Leighton, A.H., Clausen, J.A., and Wilson, R.N., eds. *Explorations in Social Psychiatry* (New York: Basic Books, 1957) 105-132. 以下も参照. Hinkle, L.E., Christenson, W.N., Kane, F.D., et al. An investigation of the relation between life experience, personality characteristics, and general

susceptibility to illness. *Psychosomatic Medicine*. 1958; 20(4): 278-295.
23. Hinkle, L.E., Wolff, H.G. Ecological investigations of the relationship between illness, life experience and the social environment. *Annals of Internal Medicine*. 1958; 29: 1373-1388.
24. Hinkle, L.E. Studies of human ecology in relation to health and behavior. *BioScience*. August 1965; 517-520.
25. Justice, B., op. cit., 67.（ジャスティス、前掲書）
26. これらの研究は Dreher, H. *Mind-Body Unity: A New Vision for Mind-Body Science and Medicine* (Baltimore: The Johns Hopkins University Press, 2003), 59-60 に論評されている。
27. Seligman, M.E.P, op. cit., 172-174.（セリグマン、前掲書）
28. Seligman, M.E.P, op. cit., 174.（セリグマン、前掲書）
29. Ornish, D. *Love and Survival: The Scientific Basis for the Healing Power of Intimacy* (New York: HarperPerennial), 1999.（ディーン・オーニッシュ『愛は寿命をのばす：からだを癒すラブ・パワーの実証的研究』吉田利子訳、光文社、1999）
30. Randomized trial of knee arthroscopy (study finds common knee surgery no better than placebo). Baylor College of Medicine, Office of Public Affairs. www.bcm.edu/pa/kneega.htm（2005年1月20日アクセス）
31. Finch, E.E., Tanzi, R.E. Genetics of aging. *Science*. 1997; 278(5337): 407-411.
32. Disabilities decline among elderly. *Amarillo Business Journal*. http://business-journal.net/stories/042897/health.html（2005年1月20日アクセス）
33. Hurdle, J. Lose weight, stay active, prevent Alzheimer's-Studies. Reuters Online. http://www.reuters.com. July 19, 2004.（2004年7月20日アクセス）
34. McCullough, M.E., Hoyt, W.T., Larson, D.B., Koenig, H., Thoresen, C. Religious involvement and mortality: A metaanalytic review. *Health Psychology*. 2000; 19(3): 211-222.
35. Idler, E., Kasl, S. Health perceptions and survival: do global evaluations of health really predict mortality? *Journal of Gerontology*. 1991; 46(2): S55-65.
36. Justice, B., op. cit., 139.（ジャスティス、前掲書）
37. Finch, E.E., Tanzi, R.E., op. cit., 407.
38. Schleifer, S.J., Keller, S.E., Camerino, J.C., et al. Suppression of lymphocyte stimulation following bereavement. *Journal of the American Medical Association*. 1983; 250:3: 374-377.
39. Kamen-Siegel, L., Rodin, J., Seligman, M.E.R, Dwyer, J. Explanatory style and cell mediated immunity in elderly men and women. *Health Psychology*. 1991; 10(4): 229-235.

40. Buchanan, G.M., Seligman, M.E.R, eds. *Explanatory Style* (Hillsdale: Lawrence Erlbaum Associates, Inc, 1995).
41. Baumeister R.F. *Evil: Inside Human Violence and Cruelty* (San Francisco: W.H. Freeman; 1999), 135-148.
42. Baumeister, R.E, Smart, L., Boden, J.M. Relationship of threatened egotism to violence and aggression: the dark side of high self-esteem. *Psychological Review*. 1996; 103: 5-33.
43. Baumeister, R.F., *Evil*, 25.
44. Baumeister, R.F., ibid., 384.
45. Begley, S. You're OK, I'm terrific: unjustified feelings of self-worth cause aggression. *Wall Street Journal*. July 13, 1998. www.wsj.com（1998年7月28日アクセス）
46. Seligman, M.E.P, op. cit., 205-234.（セリグマン、前掲書）
47. Ibid., 182-184.
48. Ibid., ix.
49. Dreher, H. *Mind-Body Unity: A New Vision for Mind-Body Science and Medicine* (Baltimore: The Johns Hopkins University Press, 2003), 60.
50. Dreher, H., ibid., 60.
51. Ibid., 41-42.
52. Ibid., 61.
53. Justice, B., op. cit., 293-294.（ジャスティス、前掲書）
54. Williams, S.V., Williams, R. *Lifeskills* (New York: Random House, 1997), 268-70.
55. Justice, B., op. cit., 148.（ジャスティス、前掲書）
56. *Webster's New Explorer Dictionary of Quotations*, s.v. "Feiffer, Jules"
57. Gardner, J.W. *Excellence* (New York: W.W. Norton, 1995).
58. Lowell, R.「トンネルの出口に見える光が、驀進してくる列車に見える」*Day by Day* (New York: Farrar, Straus, Giroux, 1978) に収載の詩 "Since 1939"より.
59. *Webster's New Explorer Dictionary of Quotations*, s.v. "Stevenson, Adlai"
60. www.heartsandminds.org/poverty/hungerfacts.htm（2004年1月19日アクセス）
61. *New York Times*. "America's promises" Editorial. January 28, 2005, A20.

第2章　忘　却

1. Azar, B. Why men lose keys-and women find them. *American Psychological Association Monitor*. August 1996: 32.
2. Ibid.
3. Ibid.

4. "Brain activity study concludes men are better at navigating." May 29, 2001. www.ananova.com（2001年5月30日アクセス）
5. "Don't make rude gestures at traffic cameras!" October 13, 2000. http://dailynews.yahoo.com（2000年10月14日アクセス）
6. Melechi, A. Senses and sensibility. Sidebar: The memory man (or the man who couldn't forget). *Fortean Times*. August 1998; 113: 28-31.
7. Luria, A.L. *The Mind of a Mnemonist*. L. Solotaroff, trans. (New York: Basic Books, 1968).（A. ルリヤ『ルリヤ偉大な記憶力の物語：ある記憶術者の精神生活』天野清訳、文一総合出版、1983）
8. Arkes, H.R., Wortmann, R.L., Saville, P.D., Harkness, A.R. Hindsight bias among physicians weighting the likelihood of diagnoses. *Journal of Applied Psychology*. 1981; 66: 252-54.
9. Hawkins, S.A., Hastie, R. Hindsight: Biased judgments of past events after the outcomes are known. *Psychological Bulletin*. 1990; 107: 311-27.
10. Hastie, R., Schkade, D.A., Payne, J.W. Juror judgments in civil cases: Hindsight effects on judgments of liability for punitive damages. *Law and Human Behavior*. 1999; 23: 597-614.
11. Reuters. "Octopus opens jam jar in one minute" June 1, 2000. http://dailynews.yahoo.com（2000年6月2日アクセス）
12. Netting, J. Memory may draw addicts back to cocaine. *Science News*. May 12, 2001; 159 (19): 292.
13. Vorel, S.R., Gardner, E.L., et al. Relapse to cocaine-seeking after hippocampal theta burst stimulation. *Science*. 2001; 292: 1175.
14. Pettingale, K.W. The biological correlates of psychological responses to cancer. *Journal of Psychosomatic Research*. 1981; 25: 453-458.
15. Taylor, S. *Positive Illusions: Creative Self-deception and the Healthy Mind* (New York: Basic Books, 1989), 131.（シェリー・E・テイラー『それでも人は、楽天的な方がいい：ポジティブ・マインドと自己説得の心理学』宮崎茂子訳、日本教文社、1998）
16. Ibid., 227-228.
17. Ibid., 229.
18. Feedback. *New Scientist*. December 5, 1998.
19. Schacter, D.L. *The Seven Sins of Memory* (New York: Houghton Mifflin, 2001), 161-162, 167-168.（ダニエル・L・シャクター『なぜ、「あれ」が思い出せなくなるのか：記憶と脳の7つの謎』春日井晶子訳、日経ビジネス人文庫、2004）
20. D'Amato, G. Van de Velde still smiling after British fiasco. *Milwaukee Journal Sentinel*. August 12, 1999: 1.

21. Mineka, S., Nugent, K. Mood-congruent memory biases in anxiety and depression. D.L. Schacter, ed. *Memory Distortion: How Minds, Brains, and Societies Reconstruct the Past* (Cambridge, Mass.: Harvard University Press, 1995), 173-96 に収載.
22. Shay, J. *Achilles in Vietnam: Combat Trauma and the Undoing of Character* (New York: Atheneum, 1994), 50.
23. *The Viking Book of Aphorisms*. Auden, W.H. and Kronenberger, L., eds. (New York: Barnes & Noble, 1993), 361.
24. Carroll, L. *Curiosa Mathematica* (New York: Classic Books, 2000).
25. Freyd, J.J. *Betrayal Trauma: The Logic of Forgetting Childhood Abuse* (Cambridge, Mass.: Harvard University Press, 1996), 60-78.
26. Bower, B. Repression tries for experimental comeback. *Science News*. March 17, 2001; 159: 184.
27. Wenzlaff, R.M., Wegner, D.M. Thought suppression. *Annual Review of Psychology*. 2000; 51: 59-91.
28. Mitka, M. Aging patients are advised "stay active to stay alert." *Journal of the American Medical Association*. 2001; 285(19): 2437-2438.
29. Fillit, H.M., Butler, R.N., O'Connell, A.W, Albert, M.S., et al. Achieving and maintaining cognitive vitality with aging. *Mayo Clinic Proceedings*, 2002; 77(7): 681-96. http://nootropics.com/aging/ で閲覧可能.（2005年4月20日アクセス）
30. Tang, Y.P., et al. Genetic enhancement of learning and memory in mice. *Nature*. 1999; 401: 63-69.
31. Tully, T. 引用は Weiner, J. *Time, Love, Memory: A Great Biologist and His Quest for the Origins of Behavior* (New York: Alfred A. Knopf, 1999), 29 による.（ジョナサン・ワイナー『時間・愛・記憶の遺伝子を求めて：生物学者シーモア・ベンザーの軌跡』垂水雄二訳、早川書房、2001）
32. Levin, J. *God, Faith, and Health* (New York: John Wiley, 2001), 23-27.
33. Koenig, H.G., McCullough, M.E., Larson, D.B. *Handbook of Religion and Health* (New York: Oxford University Press, 2001), 271.
34. Levinson, A. Two-time memory champion still lives by Post-Its. *San Antonio Express-News*. February 22, 1999: 5A.
35. Schacter, D.L., op. cit., 34-36. シャクターは視覚的イメージによる記憶術をはじめ、記憶力を高めるさまざまな商業的講座や製品を解説し、どれが有効かを述べている.
36. Keegan, J. *The Mask of Command* (New York: Viking, 1987), 136.
37. *The Viking Book of Aphorisms*, 360.

第３章　目新しさ

1. Baars, B.J. I.P. Pavlov and the freedom reflex. *Journal of Consciousness Studies*. 2003; 10(11): 19-40.
2. Laming, D. *The Measurement of Sensation* (New York: Oxford University Press, 1997).
3. Baars, B.J., op. cit., 23.
4. Blazer, A.N. *Santana: War Chief of the Mescalero Apache*. Pruitt, A.R., ed. (Taos, NM: Dog Soldier Press, 1999), 190-191, 282.
5. Kasamatsu, A., Hirai, T. An EEG study of Zen meditation. *Folia Psychiatrica et Neurologia Japonica*. 1966; 20: 315-336. 以下に再録. Charles T., ed. *Altered States of Consciousness*. 3rd ed. (New York: HarperCollins, 501-14).
6. Kesten, D. *Feeding the Body, Nourishing the Soul* (Berkeley, Calif.: Conari Press, 1997).
7. Kesten, D. *The Healing Secrets of Food* (Novato, Calif.: New World Library, 2001).
8. Honore, C. *In Praise of Slowness* (San Francisco: HarperSanFrancisco, 2004). (カール・オノレイ『スローライフ入門』鈴木彩織訳、ソニーマガジンズ、2005)
9. Fear or new things shortens life. www.NewScientist.com（2003年12月8日アクセス）
10. Dossey, L. The case for nonlocality. *Reinventing Medicine* (San Francisco: HarperSanFrancisco, 1999).
11. Jonas, W.B., Crawford, C.C. *Healing, Intention and Energy Medicine: Scientfic Research Methods and Clinical Applications* (New York: Churchill Livingstone, 2003), xv-xix.
12. Crawford, C.C., Sparber, A.G., Jonas, W.B.A systematic review of the quality of research on hands-on healing: clinical and laboratory studies. *Alternative Therapies in Health and Medicine*. 2003: 9(3): A96-A104.
13. Foucault, Jean-Bernard-Leon. *Encydopadia Britannica*. www.britannica.com/eb/article?tocId=9035012（2005年4月20日アクセス）
14. Von Helmholtz, H. 引用は Murphy, M. *The Future of the Body* (Los Angeles: Jeremy P. Tarcher, 1992), 345 による.
15. Targ, R., Puthoff, H. *Mind-Reach. Scientists Look at Psychic Ability* (New York: Delta, 1977), 169.（ラッセル・ターグ、ハロルド・パソフ『マインド・リーチ：あなたにも超能力がある』猪股修二訳、集英社、1978）. Scanning the issue [editorial]. *Proceedings of the IEEE*, March 1976; LXIV(3): 291 も参照.
16. Radin, D. *The Conscious Universe* (San Francisco: HarperSanFrancisco, 1997), 1.
17. *The Viking Book of Aphorisms*, Auden, W. H. and Kronenberger, L., eds. (New

York: Barnes & Noble, 1993), 104.
18. Hurdle, J. Lose weight, stay active, prevent Alzheimer's-studies. www.reutershealth.com/en/index.html. July 10, 2004.（2004年10月21日アクセス）
19. Bierce, A. *The Devil's Dictionary* (New York: Oxford University Press, 1999).（A. ビアス『新撰・新訳悪魔の辞典』奥田俊介訳、講談社、2000、他）

第4章　涙

1. Furlow, B. The uses of crying and begging animal behavior. *Natural History*. October 2000. www.findarticles.com/p/articles/mi_m1134/is_8_109/ai_65913174（2004年7月19日アクセス）
2. Ibid.
3. Solter, A. Crying for comfort: distressed babies need to be held. *Mothering*. January-February 2004. www.mothering.com/9-0-0/html/9-1-0/crying-for-comfort.shtml（2004年7月19日アクセス）
4. Watson, J.B. 引用は Balbus, I.D., *Emotional Rescue: The Theory and Practice of a Feminist Father* (New York: Routledge, 1998), 83 による.
5. Holt, L.E. 引用は Balbus, I.D., op. cit., 83 による.
6. Spock, B. *Dr. Spock's Baby and Child Care*. 8th ed. (New York: Pocket, 2004).（ベンジャミン・スポック、マイケル・B・ローゼンバーグ『最新版・スポック博士の育児書』高津 忠夫、奥山 和男監修、暮しの手帖翻訳グループ訳、暮しの手帖社、1997）
7. McCardell, E. による *Adult Crying: A Biopsychosocial Approach*. Edited by Vingerhoets, A., and Cornelius, R.R., の書評. *Human Nature Review*. 2002; 3: 219-221. human-nature.com/nibbs/03/crying.html（2004年7月19日アクセス）
8. Downey, C. Toxic tears: how crying keeps you healthy. communityhealthgate.com/GetContent.asp?siteid=ucsd&docid=/healthy/mind/2000/crying/index（2004年7月21日アクセス）
9. Ibid.
10. Foreman, J. Sob story: why we cry, and how. *Boston Globe*. October 21, 1996: C1. www.boston.com/globe/search stories/health/health_sense/102196.htm.
11. www.lachrymatory.com, www.tearcatcher.com, www.morrae.com/tears/（2004年7月19日アクセス）
12. LePage, K.E., Schafer, D.W., Miller, A. Alternating unilateral lachrymation. *American Journal of Clinical Hypnosis*. 1992; 34(4): 255-260.
13. LePage, K.E., Schafer, D.W. Alternating unilateral lachrymations as therapeutic cleansing and healing in a case of child sexual abuse. *Hypnos*. 2000;

XXVII: 171-179.
14. Foreman, J., op. cit.
15. Frey, W.H. *Crying: The Mystery of Tears* (New York: HarperCollins, 1985).（ウィリアム・H・フレイII、ミュリエル・ランセス『涙：人はなぜ泣くのか』石井清子訳、日本教文社、1990）
16. Frey II, W. 引用は Downey, C. Toxic tears: how crying keeps you healthy. http://community.healthgate.com/GetContent.asp?siteid=ucsd&docid=/healthy/mind/2000/crying/index による.（2004年7月21日アクセス）
17. Bernfeld, B.M. 引用は Downey, C. Toxic tears: how crying keeps you healthy. communityhealthgate.com/GetContent.asp?siteid=ucsd&docid=/healthy/mind/2000/crying/index による.（2004年7月21日アクセス）
18. Gross, J. 引用は Holladay, A. People may weep for help. November 28, 2001. www.usatoday.com/news/science/wonderquest/2001-11-28-weep.htm による.（2004年7月21日アクセス）
19. Holladay, A. People may weep for help. November 28, 2001. www.usatoday.com/news/science/wonderquest/2001-11-28-weep.htm（2004年7月21日アクセス）
20. Murube, J., Murube, L., Murube, A. Origin and types of emotional tearing. *European Journal of Ophthalmology*. 1999; 9(2): 77-84.
21. Ishii, H., Nagashima, M., Tanno, M., Nakajima, A., Yoshino, S. Does being easily moved to tears as a response to psychological stress reflect response to treatment and the general prognosis in patients with rheumatoid arthritis? *Clinical and Experimental Rheumatology*. 2003; 21(5): 611-616.
22. Cousins, N. *Anatomy of an Illness* (New York: W.W. Norton, 1979).（ノーマン・カズンズ『笑いと治癒力』松田銑訳、岩波現代文庫、2001）
23. Cousins, N. Anatomy of an illness (as perceived by the patient). *New England Journal of Medicine*. 1976; 295(26): 1458-1463.
24. Wagner, R.E., Hexel, M., Bauer, W.W., Kropiunigg, U. Crying in hospitals: a survey of doctors', nurses', and medical students' experience and attitudes. *Medical Journal of Australia*. 1997; 166(1): 13-16. www.ncbi.nlm.nih.gov/entrez/query.fcgi?cmd=Retrieve&db=pubmed&dopt=Abstract&list_uids=9006606（2004年7月21日アクセス）
25. Riemann, R., Pfennigsdorf, S., Riemann, E., Naumann, M. Successful treatment of crocodile tears by injection of botulinum toxin into the lacrimal gland: a case report. *Ophthalmology*. 1999; 106(12): 2322-2324.
26. Hofmann, R.J. Treatment of Frey's syndrome (gustatory sweating) and "crocodile tears" (gustatory epiphora) with purified botulinum toxin. *Opthalmologic,*

Plastic, and Reconstructive Surgery. 2000; 16(4): 289-291.
27. Gutman, C. Botulinum toxin injection controls crocodile tears. June 1, 2002. www.escrs.org/eurotimes/June%202002/botulinum.asp（2004年7月21日アクセス）
28. Botox to curb sweating. July 21, 2004. www.news24.com/News24/Technology/News/0,,2-13-1443_1560572,00.html（2004年7月21日アクセス）
29. FDA okays Botox for sweating. July 20, 2004. moneycnn.com/2004/07/20/news/midcaps/botox_sweat.reut/（2004年7月21日アクセス）
30. Virani, M.J., Jain, S. Trigeminal schwannoma associated with pathological laughter and crying. *Neurology India*. 2001; 49: 162-5. www.neurologyindia.com/article.asp?issn=0028-3886;year=2001;volume=49;issue=2;spage=162;epage=5;aulast=Virani（2004年7月22日アクセス）
31. Anderson, G., Vesterguard, K., Rils, J.O. Post-stroke pathological crying treated with the selective serotonin reuptake inhibitor, citralopram. *Lancet*. 1993; 342: 837-839.
32. Franklin, B. 引用は About onions: quotes. Web site of the National Onion Association. www.onions-usa.org/about/quotes.asp による.（2004年7月22日アクセス）
33. Imai, S. An onion enzyme that makes the eyes water. *Nature*. 2002; 419685. dx.doi.org/10.1038/419685a.
34. Block, E. 引用は Pickrell, J. Less crying in the kitchen: tasty, tearfree onions on the horizon. *Science News*. 2002; 162(16). www.sciencenews.org/articles/20021019/fob3.asp による.（2004年7月22日アクセス）
35. Web site of the National Onion Association. www.onions-usa.org/about/historyasp（2004年7月22日アクセス）
36. *Webster's New World Dictionary*. 2nd College ed.
37. Web site of the National Onion Association. www.onions-usa.org/about/quotes.asp（2004年7月22日アクセス）
38. Ibid.

第5章　不　潔

1. Hamilton, G. Let them eat dirt. *New Scientist*. July 18, 1998;159 (2143): 26-31.
2. Pickover, C.A. *Strange Brains and Genius* (New York: HarperCollins, 1998), 292-293.（クリフォード・A・ピックオーバー『天才博士の奇妙な日常』新戸雅章訳、勁草書房、2001）
3. Ibid.
4. Hamilton, G., op. cit., 26.

5. Dossey, L. *Healing Words: The Power of Prayer and the Practice of Medicine* (San Francisco: HarperSanFrancisco, 1993).（ラリー・ドッシー『癒しのことば：よみがえる〈祈り〉の力』森内薫訳、春秋社、1995）
6. Tomes, N. *The Gospel of Germs: Men, Women, and the Microbe in American Life* (Cambridge, Mass.: Harvard University Press, 1998), 33.
7. Bynum, W.F. Darwin and the doctors: Evolution, diathesis, and germs in nineteenth-century Britain. *Gesnerus*; 1983; 40: 43-53.
8. Theodore Roosevelt Collection, Houghton Library, Harvard University, Cambridge, Mass.
9. Tomes, N., op. cit., 25.
10. Condran, G. Changing patterns of epidemic disease in New York City. *Hives of Sickness: Public Health and Epidemics in New York City*. David Rosner, ed. (New Brunswick, N.J.: Rutgers University Press, 1995), 27-41.
11. Interview 1-4-A. Oral Histories, Corinne Krause Collection, Library and Archives, Historical Society of Western Pennsylvania, Pittsburgh, Penn.
12. Making Cellophane Conscious. Scrapbook, 1932-1933, Records of the Du Pont Cellophane Company, Series 2, Part 2, Archives of the E.I. Du Pont de Nemours and Company, Hagley Museum and Library, Wilmington, Del.
13. Marchand, R. *Advertising the American Dream. Making Way for Modernity, 1920-1940* (Berkeley, Calif.: University of California Press, 1985), 18-21.
14. Calver, H. N. *Regulatory Measures Concerning the Prohibition of the Common Drinking Cup and the Sterilization of Eating and Drinking Utensils in Public Places* (New York: Public Health Committee, Cup and Container Institute, 1936), 3.（序文）
15. Parker, W.M. The hygiene of the holy communion. *Medical Record*. 41; 1892: 264-265. Minutes of the General Assembly of the Presbyterian Church in the United States of America. 1895; 18:75. Department of History, Presbyterian Church (U.S.A.), Philadelphia.
16. Anders, H.S. The progress of the individual cup movement, especially among churches. *Journal of the American Medical Association*. 1897; 29: 789-794.
17. Hamilton, G., op. cit., 27.
18. Hamilton, G., op. cit., 28.
19. Strachan, D.P. Hay fever, hygiene and household size. *British Medical Journal*. 1989; 299: 1259-1260.
20. Ibid.
21. Shahben, S.O., Aaby P., Hall, A.J., et al. Measles and atopy in Guinea-Bissau. *Lancet*. 1996; 347: 1792.

22. Aaby, P., Samb, B., Simondon, F., Seck, A.M., Knudsen, K., Whittle, H. Non-specific beneficial effect of measles immunisation: analysis of mortality studies from developing countries. *British Medical Journal.* 1995; 311: 481
23. Hamilton, G., op. cit., 28.
24. Hamilton, G., op. cit., 29.
25. Ponsonby, A., van der Mei, L, Dwyer, T, et al. Exposure to infant siblings during early life and risk of multiple sclerosis. *Journal of the American Medical Association*. 2005; 293(4): 463-469.
26. Leibowitz, U, Antonovsky, A., Medalie, J., Smith, H.A., Halpern, L., After, M. Epidemiological study of multiple sclerosis in Israel, II: multiple sclerosis and Level of sanitation. *Journal of Neurological and Neurosurgical Psychiatry*. 1966; 29: 60-68.
27. Hamilton, G., op. cit., 30.
28. Wang, C.-C., Rook, G.A.W. Inhibition of an established allergic response to ovalbumin in BALB/c mice by killed *Mycobacterium vaccae*. *Immunology*. 1998; 93: 307-313.
29. Hamilton, G., op. cit., 30.
30. Ibid.
31. Hamilton, G., op. cit., 31.
32. Ibid.
33. *Webster's New World Dictionary*. 2nd College ed.
34. Horgan, P. *Great River: The Rio Grande in North American History* (Hanover, N.H.: University Press of New England/Wesleyan University Press, 1984), 48, 222, 224.
35. Sardello, R. *Facing the Soul with Soul* (Hudson, N.Y: Lindisfarne Press, 1992), 163.
36. Estés, C.P. *Women Who Run with the Wolves* (New York: Ballantine, 1992), 335.（クラリッサ・ピンコラ・エステス『狼と駈ける女たち：「野性の女」元型の神話と物語』原真佐子、植松 みどり訳、新潮社、1998）
37. Ibid.
38. Ibid.
39. Jung, C.G. On the psychology of the trickster figure. Radin, *The Trickster: A Study in American Indian Mythology* (New York: Schocken, 1972), 197 に収載.（ポール・ラディン、カール・ケレーニイ、カール・グスタフ・ユング『トリックスター』皆河宗一、高橋英夫、河合隼雄訳、晶文社、1974）
40. Dossey, L. The trickster: medicine's forgotten character. *Alternative Therapies in Health and Medicine*. 1996; 2 (2): 6-14.

41. Taylor, E. Bonnie Horrigan によるインタビュー. *Alternative Therapies in Health and Medicine*. 1998: 4 (6): 79-87.
42. Duff, K. *The Alchemy of Illness* (New York: Pantheon, 1993), 88-89.
43. Ibid, 61.
44. Jung, C.G. *Vision Seminars: From the Complete Notes of Mary Foote* (Zurich, Switzerland: Spring Publications, 1976), 136.
45. Bayles, M. Attributed.
46. *Bartlett's Familiar Quotations*, 16th ed., s.v. "Diogenes."

第6章 音 楽

1.「西洋音楽にもまだ長調と短調という旋法が残っている．ギリシアにはイオニア、エオリア、リディア、ドリア、フリギアという五つの旋法があり、それぞれギリシア国内の民族集団に関係していた．この旋法にはそれぞれ副旋法があって、聴き手はたやすく識別でき、独自の調子がある．我々が『あれはスコットランド民謡のようだ』とか、『これにはスペイン舞曲の響きがある』というのに似ている．ギリシア旋法はそれぞれ他の旋法にない一定の音程の連続によって構成される．……ドリア旋法は勇ましく、フリギア旋法は満足感を与え、……イオニア旋法は優しく魅惑的で、どうやら女性を口説かれやすくしたらしい」 Thomas Cahill, *Sailing the Wine-Dark Sea: Why the Greeks Matter* (New York: Nan A. Talese/Doubleday, 2003), 87.
2. Linton, M. The Mozart effect. *First Things*. March 1999: 10-13.
3. *The Viking Book of Aphorisms*. Auden, W. H., and Kronenberger, L., eds. (New York: Barnes & Noble; 1993), 289.
4. Taruskin, R. Music's dangers and the case for control. *The New York Times*. December 9, 2001; Section 2, p. 1, 36.
5. Labi, N. Rhythmless nation. *Time*. Fall 2001 special issue: 44.
6. Korpe, M. 引用は Labi, N. Rhythmless nation. *Time*. Fall 2001 special issue: 44 による.
7. Taruskin, R., op. cit., 1.
8. *Bartlett's Familiar Quotations*, 16th ed., s.v. "Pope, Alexander"
9. Taruskin, R., op. cit., 1, 36.
10. Cohen, A. All you need is hate. *Time*. Fall 2001 special issue: 46.
11. Cured by carols. *Fortean Times*. June 2000; 136: 22.
12. Ibid.
13. Aldridge, D. Philosophical speculations on two therapeutic applications of breath. *Subtle Energies & Energy Medicine*. 2002; 12(12): 107-124.
14. Marwick, C. Music hath charms for care of preemies. *Journal of the American*

Medical Association. 2000; 283(4): 468-469.
15. Hirschfield, R. The lullaby cure. *Discover*. June 2000: 26.
16. Standley, J.M.A. meta-analysis of the efficacy of music therapy for premature infants. *Journal of Pediatric Nursing*. 2002; 12: 107-113.
17. Standley, J.M. The effect of contingent music to increase non-nutritive sucking of premature infants. *Journal of Pediatric Nursing*. 2000; 5: 493-495, 498-499.
18. Standley J.M. The effect of music and multimodal stimulation on responses of premature infants in neonatal intensive care. *Journal of Pediatric Nursing*. 1998; 6: 532-538.
19. Standley, J.M. Therapeutic effects of music and mother's voice on premature infants. *Journal of Pediatric Nursing*. 1995; 6: 509-512, 574.
20. Musical pacifiers. Research in Review. Florida State University; Fall and Winter, 1999. researchback.magnet.fsu.edu/researchr/fallwinter99/departments/abstractsf ab musical.html（2002年12月27日アクセス）
21. Maniscalco, M., et al., Nasal nitric oxide measurements before and after repeated humming maneuvers. *European Journal of Clinical Investigation*. 2003; 33(12): 1090-1094.
22. What is nitric oxide? ase.tufts.edu/biology/Firefly/#Nttric（2004年1月3日アクセス）
23. Weitzberg, E., Lundberg, J.O. Humming greatly increases nasal nitric oxide. *American Journal of Respiratory and Critical Care Medicine*. 2002; 166(2): 131-132.
24. Purce, J. *The Mystic Spiral* (London: Thames and Hudson, 1974). www.jillpurce.com/about main.htm.
25. Green, M.F., Kinsbourne, M. Subvocal activity and auditory hallucinations: clues for behavioral treatments? *Schizophrenia Bulletin*, 1990; 16(4): 617-625.
26. Green, M. F., Kinsbourne, M. Auditory hallucinations in schizophrenia: does humming help? *Biological Psychiatry*. 1990; 27(8): 934-935.
27. Campbell, D. *The Mozart Effect* (New York: Avon, 1997).（ドン・キャンベル『モーツァルトで癒す：音と音楽による驚くべき療法のすべて』日野原重明監修、佐伯雄一訳、日本文芸社、1999）
28. Ibid., 256.
29. Keyes, L.E. *Toning: The Creative Power of the Voice* (Marina del Rey, Calif.: DeVorss & Co., 1973).
30. Harrison, D. Revealed: how purrs are secret to cats' nine lives. www.telegraph.co.uk. Issue 2123, Sunday March 18, 2001（2001年3月18日アクセス）

31. Gordon, L.E., Thacher, C., Kapatkin, A. High-rise syndrome in dogs: 81 cases (1985-1991). *Journal of the American Veterinary Medical Association*. 1993; 202(1): 118-22.
32. Harrison, D., op. cit.
33. Gregorios, P.M. *Cosmic Man: The Divine Presence. The Theology of Gregory of Nyssa* (New York: Paragon, 1988), 13.
34. Thomas, L. *The Medusa and the Snail* (New York: Penguin, 1995), 16-17. (ルイス・トマス『歴史から学ぶ医学：医学と生物学に関する29章』大橋洋一訳、思索社、1986)
35. Scientist tunes in to gene compositions. *San Jose Mercury News*. May 13, 1986: E1.
36. Whitehouse; D. Listen to your DNA. BBC News Online. November 26, 1998. news.bbc.co.uk/hi/english/sci/tech/newsid_222000/222591.stm (2002年7月7日アクセス)
37. Ibid.
38. Greenman, C. Now, follow the bouncing nucleotide. *The New York Times* Web site. September 13, 2001. www.nytimes.com (2003年1月2日アクセス)
39. Dunn, J., Clark, M.A. Life music: the sonification of proteins. December 15, 1997. Web site: Leonardo On-Line, mitpress2.mit.edu/e-journals/Leonardo/isast/articles/lifemusic.html (2003年1月2日アクセス)
40. Whitehouse, D. Listening to geometry. BBC News Online. December 14, 1998.news.bbc.co.uk/hi/english/sci/tech/newsid_128000/128906.stm (2003年1月2日アクセス)
41. Ibid.
42. Stewart I. *The Collapse of Chaos: Discovering Simplicity in a Complex World* (New York: Penguin, 1994).
43. Ibid.
44. Whitehead, D., op. cit.
45. Nollman, J. Water song. *Resurgence*. July-August 2001; 207: 21.
46. Ibid.
47. Hogan, J. Dunes alive with the sand of music. *New Scientist*. December 18, 2004; 184 (2478): 8.
48. Andreotti, B., loc. cit., 8.
49. Allen, K., Blascovich, J. Effects of music on cardiovascular reactivity among surgeons. *Journal of the American Medical Association*. 1994; 272(11): 882-884.
50. Nietzsche, F. 引用は Levy, O. (ed.) *The Twilight of the Idols* (New York: Russell

and Russell, 1964), 16:6 による.
51. Kumar, A.M., et al. Music therapy increases serum melatonin levels in patients with Alzheimer's disease. *Alternative Therapies in Health and Medicine*. 1999; 5(6): 49-57.
52. Kumar, A. 引用は Vail, J. Music therapy helps Alzheimer's patients. January 28, 2000. http://dailynews.yahoo.com による.（2000年1月29日アクセス）
53. Kumar, A.M., loc. cit., 56.
54. Milius, S. Cardinal girls learn faster than boys. *Science News*. June 9, 2001; 159: 365.
55. Jacobs, G.D. *The Ancestral Mind* (New York: Penguin, 2003), 150.
56. Gray, P. The music of nature and the nature of music. *Science*. 2001; 291: 52-56.
57. Chandler, D. Ancient note: music as a bridge between the species. *The Boston Globe*. January 5, 2001.
58. Cook, G. Wired for sound. *The Boston Globe*. April 15, 2001, 6-7.
59. Jacobs, G.D., loc. cit.
60. Shaw, G., Rauscher, F. Listening to Mozart enhances spatial-temporal reasoning. *Nature*. 1993; 365: 611.
61. Rauscher, F.H., Shaw, G.L., Ky, K.N. Listening to Mozart enhances spatial-temporal reasoning: towards a neurophysiological basis. *Neuroscience Letters*. 1995; 185: 44-47.
62. Steele, K.M., Brown, J.D., Stoecker, J.A. Failure to confirm the Rauscher and Shaw description of recovery of the Mozart effect. *Perceptual and Motor Skills*. 1999; 88(3 Pt. 1): 843-848.
63. McCutcheon, L.E. Another failure to generalize the Mozart effect. *Psychological Reports*. 2000; 87(1): 325-330.
64. Campbell, D. *The Mozart Effect* (New York: Avon, 1997).（キャンベル『モーツァルトで癒す』日本文芸社） www.mozarteffect.com.
65. Thompson, B.M., Andrews, S.R. An historical commentary on the physiological effects of music: Tomatis, Mozart and neurophysiology. *Integrative Physiology and Behavioral Science*. 2000; 35(3): 174-188.
66. *Bartlett's Familiar Quotations*, 16th ed, s.v. "Flaubert."
67. Riemer, J. Heavenly music on earth. www.ug.bcc.bilkent.edu.tr/~mcaliska/perlman.html. SchwartzReport. April 15, 2001. www.stephanschwartz.com でも閲覧可能.（2002年12月28日アクセス）
68. Ibid.
69. Michael Toms, ed. *Wise Words* (Carlsbad, Calif.: Hay House, 1998). Quote for

November 22, 1998.
70. *The Santa Fe Opera 2002 Festival Season* (Santa Fe, N. M.: Santa Fe Opera, 2002), 1.
71. チャールズ・ミンガスの言葉とされている.
72. Travis, J. Crystal listens for telltale sound of virus. *Science News*. 2001; 160: 134.
73. Behar, M. Hears to your health. *Scientific American*. 2002; 286 (3): 20-21.
74. Corliss, W. R. The music of the genes. Science Frontiers Online. December, 28, 2002. www.sdente-frontiers.com/sf046/sf046pO8.htm（2002年12月28日アクセス）
75. Whitehouse, D. Listen to your DNA. BBC News Online. November 26, 1998. news.bbc.co.uk/hi/english/sci/tech/newsid_222000/222591.stm（2002年7月7日アクセス）
76. Klinkenborg, V. Hearing the echo of earthly music. www.nytimes.com/2001/01/17/opinion/17WED3.html（2001年1月17日アクセス）
77. Fabian, A.C., Sanders, J.S., Allen, S.W., Crawford, C.S., Iwasawa, K., Johnstone, R.M., Schmidt, R.W., Taylor, G.B. A deep *Chandra* observation of the Perseus cluster: shocks and ripples. *Monthly Notices of the Royal Astronomical Society*. September 2003: L43-L47. www-xray.ast.cam.ac.uk/papers/per_200ks.pdf.
78. Cowen, R. A low note in the cosmos. *Science News*. September 13, 2003; 164(11): 163. www.sciencenews.org/20030405/fob7.asp.
79. Music of the spheres in B-flat. *USA Today*. September 10, 2003: 1.

第7章　危　険

1. Keyes, R. *Chancing It: Why We Take Risks* (Boston, Mass.: Little, Brown, 1985), 273.
2. Rachman, S.J. *Fear and Courage* (San Francisco: W.H. Freeman, 1978), 27-42.
3. Watson, P. *War on the Mind: The Military Uses and Abuses of Psychology* (New York: Basic Books, 1978), 218-220.
4. SchwartzReport. Stephan A. Schwartz, editor. www.schwartzreport.net. August 29, 2000.
5. Koestler, A. *Janus: A Summing Up* (New York: Random House, 1978), 266.（アーサー・ケストラー『ホロン革命』田中三彦、吉岡佳子訳、工作舎、1983）
6. Bower, B. 9/11's fatal road toll. *Science News*. January 17, 2004; 165: 37-38.
7. Spencer, J., Crossen, C. Why do Americans believe danger lurks everywhere? How a fixation on risk, fed by labs, law and media, haunts world's safest na-

tion. *Wall Street Journal*. April 24, 2003. www.jefferyscottmitchell.com/Images/raw/why_are_americans_so_scared.htm.（2003年7月20日アクセス）
8. Granger, D.A., Booth, A., Johnson, D.R. Human aggression and enumerative measures of immunity. *Psychosomatic Medicine*. 2000; 62(4): 583-590.
9. Justice, B. *Who Gets Sick: How Beliefs, Moods, and Thoughts Affect Your Health* (Houston: Peak Press, 2000), 206-7.（ジャスティス『病気になる理由、ならない理由』PHP研究所）
10. Hazuda, H. Women's employment status and their risks for chronic disease. Colloquium presentation, University of Texas School of Public Health, Houston, Texas. March 1984.
11. Waldron, L., Herold, J. Employment, attitudes toward employment, and women's health. 行動医学学会（the Society of Behavioral Medicine）年次総会での講演（Philadelphia, PA, May 1984）
12. Pietromonaco, P.R., Manis, J., Frohart-Lane, K. Psychological consequences of multiple social roles. 1984年8月にトロントで開催された米国心理学協会（the American Psychological Association）年次総会に提出された論文.
13. Unruh, Jr., J.D. *The Plains Across* (Urbana: University of Illinois Press, 1979), 408-413.
14. Billington, R.A. *America's Frontier Heritage* (New York: Holt, Rinehart and Winston, 1966), 32.
15. Hollon, W.E. *Frontier Violence: Another Look* (New York: Oxford University Press, 1974), 196, 211.（W.E.ホロン『アメリカ・暴力の歴史』中山容、福本麻子訳、人文書院、1992）
16. Keyes, R., op. cit., 267.
17. Keyes, R., loc. cit., 270.
18. Keyes, R., loc. cit., 271.
19. www.outwardbound.com（2003年7月20日アクセス）
20. Keyes, R., loc. cit., 41-51.
21. Keyes, R., loc. cit., 274.
22. Keyes, R., loc. cit., 280.
23. Piliavin, J.A., et al. *Journal of Personality and Social Psychology*. 1982; 43: 1200-1213.
24. Blachly, P.H. Commentary. *Life-Threatening Behavior*. 1971; 1: 5-9.
25. Phillips, H. Teens may go where adults fear to tread. *New Scientist*. 4 December, 2004; 184(2476): 8.
26. Clare, A. It isn't the hormones. SchwartzReport. July 31, 2000. www.schwartzreport.net. Anthony Clare, *On Men: Masculinity in Crisis* (Lon-

don: Chatto & Windus, 2000) も参照.
27. Zuckerman, M. Are you a risk taker? *Psychology Today*. November 2000. www.findarticles.com（2003年7月27日アクセス）
28. Coniff, R. Why we take risks. *Discover*. December 2001; 62-67.
29. Explorer heroes. myhero.com/hero.asp?hero=stevefossett（2003年7月27日アクセス）
30. The *Challenger* disaster 10 years later. *Life*. January 26, 1996. www.life.com/Life/space/challenger/challenger06.html（2003年7月27日アクセス）
31. Koenig, H.G., Idler, E., Kasl, S., Hays, J.C., George, L.K., Musick, M., Larson, D.B., Collins, T.R., Benson, H. Religion, spirituality, and medicine: A rebuttal to skeptics. *International Journal of Psychiatry and Medicine*. 1999; 29(2): 123-131.
32. Levin, J. *God, Faith, and Health* (New York: John Wiley & Sons, 2001).
33. Levin, J.S. Religion and health: Is there an association, is it valid, and is it causal? *Social Science and Medicine*. 1994; 38: 1475-1482.
34. Dossey, L. The case for nonlocality. *Reinventing Medicine* (San Francisco: HarperSanFrancisco, 1999), 37-84.
35. Benor, D.J. *Spiritual Healing* (Southfield, Mich.: Vision, 2002).
36. Kennedy, J.E., Abbott, R.A., Rosenberg, B.S. Changes in spirituality and well-being in a retreat program for cardiac patients. *Alternative Therapies in Health and Medicine*. 2002; 8(4): 64-73.
37. Koenig, H.G. Impact of belief on immune function. *Modern Aspects of Immunology*. 2001; 1(5): 187-190.
38. Stein, J. Just say om. *Time*. July 27, 2003. ソースは www.time.com/time/magazine/printout/0,8816,471136,00.html（2003年7月29日アクセス）
39. Bray, R.S. *Armies of Pestilence* (New York: Barnes & Noble, 1998), 131.
40. Hope-Ross, M., Travers, S., Mooney, D. Solar retinopathy following religious rituals. *Br J Ophthalmol*. 1998; 72(12): 931-934.
41. Khogali, M. Epidemiology of heat illness during the Makkah pilgrimages in Saudi Arabia. *Int J Epidemiol*. 1983; 12(3): 267-273.
42. Zenkert-Andersson, K., Hedeland, H., Manhem, P. Too little exposure to sun may cause vitamin D deficiency. Muslim women in Sweden are a risk group. *Lakartidningen*. 1996; 93(46): 4153-4155.
43. Schmahl, E.W., Metzler, B. The health risks of occupational stress in Islamic industrial workers during the Ramadan fasting period. *Pol J Occup Med*. 1991; 4(3): 219-228.
44. Stille, A. River of life, river of death. *Science & Spirit*. July-August 2003; 50-55.

45. Pargament, K., Koenig, H., Tarakehswar, N., Hahn, J. Religious struggle as a predictor of mortality among medically ill elderly patients: a two-year longitudinal study. *Archives of Internal Medicine*. 2001; 161(15): 1881-1885.
46. Payne, D. Holy water not always a blessing. *British Medical Journal*. 2001; 322: 190.
47. Hermes Trismegistus. *Hermetica*. Walter Scott, ed. and trans. (Boulder, Colo.: Hermes House; 1982), 213 より.
48. Heraditus. 引用は Rudolf Steiner, Greek mystery wisdom. In Robert A. McDermott ed. *The Essential Steiner* (San Francisco: Harper & Row, 1984), 189 による.
49. Thoreau, H.D. 引用は Auden, W.H., and Kronenberger, L., eds. *The Viking Book of Aphorisms* (New York: Barnes & Noble, 1993), 212 による.
50. Weil, S. 引用は Sunbeams. *The Sun*. April 1999, 280: 48 による.
51. Parton, D. 引用は Gray, D.R. *Soul Between the Lines* (New York: Avon, 1998), 69 による.

第8章　植　物

1. Stillings, D. Human consciousness and vegetable nature. *Healing Island*. Fall 1999; 5: 1-5.
2. Brevoort, P. The booming U.S. botanical market—a new overview. *HerbalGram*. 1998; 44: 33-46. *HerbalGram* は薬草および薬草医療に関して最高の情報を提供している．発行元は the American Botanical Council in Austin, TX. 詳細については *HerbalGram*, P. O. 144345, Austin, TX 78714-4345, 電話 512-926-4900 に問い合わせるか、ウェブサイト www.herbalgram.org を参照されたし.
3. Oken, B.S., Storzback, D.M., Kaye, J.A. The efficacy of *Ginkgo biloba* on cognitive function in Alzheimer disease. *Archives of Neurology*, 1998: 55: 1409-1415.
4. Watson, L. *Jacobson's Organ* (New York: W.W. Norton, 2000), 193-195.（ライアル・ワトソン『匂いの記憶：知られざる欲望の起爆装置：ヤコブソン器官』旦敬介訳、光文社、2000）
5. Watson, L., loc. cit., 194.
6. Ausubel, K. ed. *Restoring the Earth: Visionary Solutions from the Bioneers* (Tiburon, Calif.: H.J. Kramer, 2000), 91-102.
7. Ausubel, K., loc. cit., 97.
8. Wu, C. Yin and yang. Western science makes room for Chinese herbal medicine. *Science News*. September 9, 1995; 148: 172-173.

9. 林産品の専門家、ルイジアナ州モンローのトレーシー・ムーアは前立腺がんにかかり、1991年にヒューストンのM・D・アンダーソンがんセンターで通常の化学療法を受けた．入院していた7カ月の間に彼はこの施設の図書館で自分の病気について調べ、中国で喜びの木とされる *Camptotheca acuminata* に注目するようになる．彼は妻のルース・アンと貯金をはたいてこの木をアメリカに移植し、商業的な規模で栽培した．そこから抗がん剤カンプトセシンが得られたのである．ムーアの示唆に富んだ物語は Petterson, M. The camptothecin tree: harvesting a Chinese anticancer compound in the U.S. *Alternative Therapies in Health and Medicine*. 1996; 1(2): 23-24 で読むことができる．
10. Ausubel, K., loc. cit., 112. "Bioneer" は「生物学のパイオニア」という意味の造語. Bioneersという組織の創設者ケニー・オースベルと、妻で協力者のニーナ・シモンズは、「既成権力」の批判ではなく、環境問題に対する知的アプローチの情報交換を目的として、一流の科学者と社会評論家を引き合わせている. 毎年開かれる Bioneers Conference は、現実的、独創的、科学的解決法に焦点を合わせることによって、現代のエコロジー運動の策定を助けてきた. Bioneersについての詳細はウェブサイト www.bioneers.org または電話 1-877-BIONEER まで.
11. Wilson, E.O. *The Diversity of Life* (Cambridge, Mass.: Harvard University Press, 1992), 282-85.（エドワード・O・ウィルソン『生命の多様性』上下、大貫昌子、牧野俊一訳、岩波現代文庫、2004）
12. Marvel, M.K., Epstein, R.M., Flowers, K., Beckman, H.B. Soliciting the patient's agenda: Have we improved? *Journal of the American Medical Association*. 1999; 281 (3): 283-287.
13. Bombeck, E., loc. cit., 40.
14. Grad, B.R. Some biological effects of Laying-on of hands: A review of experiments with animals and plants. *Journal of the American Society for Psychical Research*. 1965; 59(vol. A): 95-127.
15. Benor, D.J. *Spiritual Healing* (Southfield, Mich.: Vision, 2002).
16. Dossey, L. The case for nonlocality. *Reinventing Medicine* (San Francisco: HarperSanFrancisco, 1999), 37-84.
17. Hotz, R.L. Seeking the biology of spirituality. *Los Angeles Times*. Sunday, April 26, 1998.
18. Langer, E.J., Rodin, J. The effects of choice and enhanced personality on the aged: A field experience in an institutional setting. *Journal of Personality and Social Psychology*. 1976; 34: 91-98.
19. Take two aspirin and sprout in the morning. *The Sciences*. November/December 1998; 38(6): 7.
20. Chui, G. From chemical weapons to self-preservation methods, plants are

apparently savvier than we think. *San Jose Mercury News*. August 10, 1999.
21. *The Oxford Dictionary of Quotations*. Rev 4th ed., s.v. “Newman, Jahn Henry.”
22. Lozoya, X. et al. Survival of cultured plant cells grafted into the subcutaneous tissue of rats (preliminary report). *Archives of Medical Research*. 1995; 26(1); 85-89.
23. Olson, K. O Bioneers! *Utne Reader*. January-February 2001: 28-29.
24. Benyus, J. *Biomimicry: Innovation Inspired by Nature* (New York William Morrow, 1997).（Janine M. Benyus『自然と生体に学ぶバイオミミクリー』山本良一監訳、吉野美耶子訳、オーム社、2006）
25. Irwin, A. How man apes animal medicine. www.telegraph.co.uk（2000年12月14日アクセス）
26. Ibid.
27. Wu, C. Yin and yang: Western science makes room for Chinese herbal medicine. *Science News*. September 9, 1995; 148: 172-173.
28. Ernst, E. Harmless herbs? a review of the recent literature. *American Journal of Medicine*. 1998; 104: 170-178.
29. Lazarou, J., Pomeranz, B.H., Corey, P.N. Incidence of adverse drug reactions in hospitalized patients. *Journal of the American Medical Association*. 1998; 279(15): 1200-1205.
30. Starfield, B. Is U.S. health really the best in the world? *Journal of the American Medical Association*. 2000; 284(4): 483-485.
31. Mead, N. The endangered herbs. *Utne Reader*. July-August, 1998: 10-11.
32. Ibid.
33. Taxol. *Physician's Desk Reference*. 49th ed. (Montvale, N. J.: Medical Economics Data Production Company, 1995), 682-685.
34. Mead, N., loc. cit., 10-11.
35. Bilger. B. The secret garden. *The Sciences*. January-February 1998, 38-43. Riddle, J.M. *Eve's Herbs: A History of Contraception and Abortion in the West* (Cambridge, Mass.: Harvard University Press, 1997) の書評.
36. Mead, N., loc. cit., 10.
37. Mead, N., loc. cit., 11.
38. Mead, N., loc. cit., 11.
39. Mead, N., loc. cit., 11.
40. Grosso, M. *Soulmaking* (Charlottesville, Va.: Hampton Roads Publishing, Inc., 1997), 108-116.
41. グロッソの経験はニュージャージー州の俗称「庭園州 the Garden State」が当を得ていることを示唆している.

42. Grosso, M., loc. cit.

第9章　虫

1. Zimmer, C. The healing power of maggots. *Discover*. August 1993; 14(8): 17.
2. Ragavan, C. Back from the brink of hell. *U.S. News & World Report*. July 14, 2003; 135(1): 18-19.
3. McDonald's sued for maggot-infested cheeseburger. Reuters News Service, July 3, 2001. http://dailynews.yahoo.com/h/nm/20010703/od/mcdonalds_dc_2.html （2001年7月3日アクセス）
4. Sofer, D. Reach for the leech. *American Journal of Nursing*. 2000; 100(7): 58.
5. Harris, G. Age-old cures, like the maggot, get U.S. hearings. *New York Times*. August 25, 2005: A1.
6. Dunbar, G.K. Notes on the Ngemba tribe of the Central Darling River, Western New South Wales. *Mankind*. 1944; 3: 172-180.
7. Root-Bernstein, R. and M. *Honey, Mud, Maggots, and Other Medical Marvels* (New York: Houghton Mifflin, 1997), 21-30.
8. Root-Bernstein, R. and M., loc. cit., 23.
9. Root-Bernstein, R. and M., loc. cit., 23.
10. Root-Bernstein, R. and M., loc. cit., 25.
11. Sherman, R.A., Hall, M.J.R., Thomas, S. Medicinal maggots: an ancient remedy for some contemporary afflictions. *Annual Review of Entomology*. 2000; 45: 55-81.
12. Root-Bernstein, R. and M., op. cit., 26.
13. Wainwright, M. Maggot therapy—a backwater in the fight against bacterial infection. *Pharmaceutical History* 1988; 30: 19-26.
14. Root-Bernstein, R. and M., op. cit., 28.
15. Blalock, D. Grubby little secret: maggots are neat at fighting infection. *Wall Street Journal*. January 17, 1995: A1, A10.
16. Blalock, D., op. cit., A10.
17. Blalock, D., op, cit., A10.
18. Sherman, R.A., Hall, M.J.R.,Thomas, S., op. cit., 68.
19. Sherman, R.A. Maggot therapy in modern medicine. *Infection and Medicine*. 1998; 15:651-656.
20. Blalock, D., op. cit., A1.
21. Blalock, D., op. cit., A10.
22. Sherman, R.A., Hall, M.J.R., Thomas, S., op. cit., 72.
23. Sherman, R.A., Hall, M.R.J., Thomas, S., op. cit., 62-70.

24. *World Health Organization Annual Report* (Geneva: WHO, 1998).
25. Sherman, R.A., Hall, M.R.J., Thomas, S., op. cit., 73.
26. Church, J.C. T The early management of open wounds: shall we use maggots? *East and Central African Journal of Surgery*. 1996; 2: 9-12.
27. Wolff, H., Hansson, C. Larval therapy — an effective method of ulcer debridement. *Clinical and Experimental Dermatology*. 2003; 28(2): 134-137.
28. Adams, S.L. The medicinal leech: a page from the annelids of internal medicine. *Annals of Internal Medicine*. 1988; 1095: 399-405.
29. Adams, S.L., op. cit., 403.
30. Lent, C. New medical and scientific uses of the leech. *Nature*. 1986; 323: 494.
31. Weinstock, M. Gross medicine. Use of leeches and maggots in health care. *Science World*. Oct. 19, 1998. www.findarticles.com（2001年8月13日アクセス）
32. Randolph, B.M. The bloodletting controversy in the nineteenth century. *Ann. Med. Hist*. 1935; 7: 177-182.
33. Adams, S.L., op. cit., 400.
34. Ibid.
35. King, J. *Hirudo medicinalis*. In *The American Dispensatory*. 8th ed. (Cincinnati: Wilstach, Baldwin & Co., 1870), 424-426.
36. Adams, S.L., op. cit., 403.
37. Ibid.
38. Adams, S.L., op. cit., 402.
39. Harder, B. Creepy-crawly care: Maggots move into mainstream medicine. *Science News*. October 23, 2004; 166: 266-268.
40. Hartig, G.K., Connor, N.P., et al. Comparing a mechanical device with medicinal leeches for treating venous congestion. *Otolaryngology-Head and Neck Surgery*. 2003; 129: 556-564. dx.doi.org/10.1016/S0194-5998(03)01587-0（2004年11月1日アクセス）
41. Michalsen, A. Effectiveness of leech therapy in osteoarthritis of the knee: A randomized, controlled trial. *Annals of Internal Medicine*. 2003; 139: 724-730. www.annals.org/cgi/content/abstract/139/9/724（2004年11月1日アクセス）
42. Lauck, J.E. *The Voice of the Infinite in the Small: Revisioning the Insect-Human Connection* (Mill Spring, N.C.: Swan Raven & Co., 1998), 50.
43. Taylor, R. *Butterflies in My Stomach or: Insects in Human Nutrition* (Santa Barbara: Woodbridge Press, 1975),
44. Lauck, J.E., op. cit., 49.
45. Elxner, G.W. Probiotics: "living drugs" *American Journal of Health Systems*

Pharmacy, 2001; 58(12): 1101-1109.
46. Ready, T. Good germs, bad germs. *Utne Reader*. November-December, 2001; 108: 26-28.
47. Bugs fight terrorism. *New York Times Magazine*. October 24, 2004: 49.
48. Dickerson, J. Tarantula venom could be a new source for healing. *USA Today*. December 15, 2004: 7D.
49. Van Kolfschooten, F. Diet of worms can cure bowel disease. *New Scientist*. April 6, 2004. www.newscientist.com/news/print.jsp?id=ns99994852（2004年11月1日アクセス）
50. Diet of worms solves gut problems. BBC News Online. news.bbc.co.uk/1/hi/health/412142stm（2004年11月1日アクセス）
51. *Bartlett's Familiar Quotations*. 16th ed., s.v. "Bierce."

第10章　不　幸

1. Engel, G.L. Sudden and rapid death during psychological stress: folk lore or folk wisdom? *Annals of Internal Medicine*. 1971; 74: 771-782.
2. Denker, D. *Sisters on the Bridge of Fire* (Los Angeles: Burning Gate Press; 1993), 58.
3. Csikszentmihalyi, M. *The Evolving Self* (New York: HarperCollins, 1993).
4. Ibid., 35-37.
5. Watts, A. *Odyssey of Aldous Huxley*. Original Live Recordings on Comparative Philosophy (San Anselmo, Calif.: The Electronic University, 1995).
6. Russell, B. 引用は Sunbeams. *The Sun*. 1994; 217: 40 による.
7. Csikszentmihalyi, M., op. cit., 35-37.
8. Csikszentmihalyi, M., op. cit., 36.
9. Csikszentmihalyi, M., op. eit., 36. ニューメキシコ州サンタフェで発行されている全国紙 *The World Times* は好対照で、よいニュースだけを報道している.
10. Csikszentmihalyi, M., op. cit., 7.
11. Bulger, R.J. Narcissus, Pogo, and Lew Thomas' wager. *Journal of the American Medical Association*. 1981; 245: 1450-1454.
12. Lanier, J. From having a mystical experience to becoming a mystic. *ReVision*. 1989; 12 (1): 41-44. Reprint and epilogue.
13. Ibid.
14. 出典未詳．引用は Syfransky, S., ed. *Sunbeams: A Book of Quotations* (Berkeley: North Atlantic, 1990), 45 による.
15. Goldberg, N. *Wild Mind: Living the Writer's Life* (New York: Bantam, 1990).
16. Douglas, F. In Sunbeams. *The Sun*. 1995; 231: 40.

第11章　何もない／しない

1. Dossey, L. The great wait: in praise of doing nothing. *Alternative Therapies in Health and Medicine*. 1996; 2(6): 8-14.
2. Weil, A. *Spontaneous Healing* (New York: Alfred A. Knopf, 1995), 4-5.（ワイル『癒す心、治す力』角川出版）
3. O'Regan, B., Hirshberg, C. *Spontaneous Remission: An Annotated Bibliography* (Sausalito, Calif.: Institute of Noetic Sciences, 1993), 3.
4. Ayres, R.C.S., Robertson, D.A.F., Dewbury, K.C., Millward-Sadler, G.H., Smith, C.L. Spontaneous regression of hepatocellular carcinoma. *Gut*. 1990; 31(6): 722-724.
5. O'Regan, B., Hirshberg, C., op, cit., 7.
6. Thomas, L. *The Youngest Science: Notes of a Medicine Watcher* (New York: Viking Press, 1983), 205.（ルイス・トマス『医学は何ができるか』石館康平、中野恭子訳、晶文社、1995）
7. Hirshberg, C., Barasch, M.I. *Remarkable Recovery* (New York: Riverhead, 1995), 332-333.（キャロル・ハーシュバグ、マーク・I・バリシュ『癌が消えた：驚くべき自己治癒力』安次嶺佳子訳、新潮社、1996）
8. McLaughlin, L. Obese kids. *Time*. March 11, 2002: 86.
9. Weinberger, M., Oddone, E.Z., Henderson, W.G. Does increased access to primary care reduce hospital admissions? Veterans Affairs Cooperative Study Group on Primary Care and Hospital Readmission. *N. Eng. j. Med.* 1996; 334(22): 1441-1447.
10. Welch, H.G. 引用は Medical study blasts a theory. Associated Press release. May 29, 1996 による.
11. CNN Headline News. April 15, 1996.
12. Lao Tsu. *Tao Te Ching*. Feng, G.F., and English, J., trans. (New York: Alfred A. Knopf, 1972), 22.
13. Lao Tsu, ibid., 96.
14. Jung, C.G. Commentary. In Wilhelm, R. *The Secret of the Golden Flower* (New York: Harcourt Brace Jovanovich, 1962), 91.
15. Huron, A. Coffee, tool of the man. *Utne Reader*. May-June 2002; No. 111: 39.
16. Nedzel, R. A truly outstanding article. *Utne Reader*. May-June 2002; No. 111: 33-34.
17. Garfield, S. *Mauve: How One Man Invented a Color that Changed the World* (New York: W.W. Norton, 2000), 88.
18. *Webster's New World Dictionary*, 2nd College ed.

19. Quindlen, A. Doing nothing is something. *Newsweek*. May 13, 2002; 139(19): 76.
20. Dossey, B.M. *Florence Nightingale: Mystic, Visionary, Healer* (Springhouse, Pa.: Springhouse, 2000).
21. Nightingale, F. *Notes From Devotional Authors of the Middle Ages: Collected, Chosen, and Freely Translated by Florence Nightingale*. London: BL Add. Mss. 45841: ff 1-87. 未出版の草稿.
22. Huxley, A. *The Perennial Philosophy* (New York: Harper & Row, 1945), 21.（オルダス・ハクスレー『永遠の哲学：究極のリアリティ』中村保男訳、平河出版社、1988）
23. *Bartlett's Familiar Quotations*, 16th ed., s.v. "Twain, Mark"
24. Huxley, A., op. cit., 218-219.（ハクスレー、前掲書）
25. 註23を参照.
26. Castaneda, C. *Tales of Power* (New York: Simon & Schuster, 1974), 33.（カルロス・カスタネダ『未知の次元：呪術師ドン・ファンとの対話』名谷一郎訳、講談社学術文庫、1993）
27. Satprem. 引用は Walsh, R., Vaughan, F. Towards an integrative psychology of well-being. *Beyond Health and Normality: Explorations of Exceptional Psychological Well-being*. Walsh, R., Shapiro, D.H., eds. (New York: Van Nostrand Reinhold Company, 1983), 403 による.
28. *Bartlett's Familiar Quotations*, 16th ed., s.v. "Lao Tze"
29. St. John of the Cross. 引用は Huxley, A., *The Perennial Philosophy* (New York: Harper & Row, 1945), 218 による.（ハクスレー、前掲書）
30. Carpenter, E. 引用は Walsh, R., and Vaughan, F., Towards an integrative psychology of well-being. In *Beyond Health and Normality: Explorations of Exceptional Psychological Well-being*. Walsh, R., and Shapiro, D.H., eds. (New York: Van Nostrand Reinhold Company, 1983), 399-400 による.
31. Huxley, A., op. cit., 223-224.（ハクスレー、前掲書）
32. *The Oxford Dictionary of Quotations*. Revised ed., s.v. "Blake, William"
33. Coomaraswamy, A.K. *Hinduism and Buddhism* (New York: Philosophical Library, 1996), 28.
34. Maharshi, R. 引用は Wilber, K., *The Spectrum of Consciousness* (Wheaton, Ill.: Theosophical Publishing House, 1977), 76 による.（K.ウィルバー『意識のスペクトル』1・2、吉福伸逸、菅靖彦訳、春秋社、1985）
35. Stace, W.T. *Mysticism and Philosophy* (London: Macmillan, 1960), 85-86.
36. Russell, P. *From Science to God: The Mystery of Consciousness and the Meaning of Light* (Pre-publication edition; 2000), 77.

37. Russell, P, op. cit., 78.
38. Underhill, E. *Mysticism* (New York: E.P. Dutton, 1961).（イーヴリン・アンダーヒル『神秘主義：超越的世界へ到る途』門脇由紀子他訳、ジャプラン出版、1990）
39. Smith, H. *The Religions of Man* (New York: Harper & Row, 1986), 132.
40. Ibid.
41. Dossey, B.M., op. cit.
42. Wallace, A. The Potential of emptiness: Vacuum states in physics and consciousness. *Network*. 2001; 77: 21-25.
43. Dainton, B. The gaze of consciousness. *Journal of Consciousness Studies*. 2002; 9(2): 31-48.
44. Allen, J.R., Pfefferbaum, B., Hammond, D., Speed, L. A disturbed child's use of a public event. *Psychiatry*. 2000 Summer; 63(2): 208-213.
45. Forstl, H., Beats, B. Charles Bonnet's description of Cotard's delusion and reduplicative paramnesia in an elderly patient (1788). *Br. J. Psychiatry*. 1992; 161: 133-134.
46. Pearn, J., Gardner-Thorpe, C. Jules Cotard (1840-1889): his life and the unique syndrome which bears his name. *Neurology*. 2002; 14(58): 1400-1403.
47. Warren, N. The quick and the undead. *Fortean Times*. 2002; 159: 25.
48. Puthoff, H.E. Searching for the universal matrix in metaphysics. *Research News and Opportunities in Science and Theology*. April 2002; 2(8): 22, 32.
49. Targ, R., Puthoff, H. *Mind-Reach. Scientists Look at Psychic Ability* (New York: Delta, 1977).（ターグ、パソフ『マインド・リーチ』集英社）
50. Puthoff, H., op. cit., 32.（パソフ、前掲書）
51. Rauscher, E.A., Targ, R. The speed of thought: Investigation of a complex space-time metric to describe psychic phenomena. *Journal of Scientific Exploration*. 2001; 15(3): 331-354.
52. Jahn, R.G., Dunne, B.J. A modular model of mind/matter manifestations (M^5). *Journal of Scientific Exploration*. 2001; 15(3): 299-329.
53. Josephson, B., Pallikara-Villas, F. 1991. Biological untilization of quantum nonlocality. *Foundations of Physics*. 21: 197-207.
54. Clarke, C.J.S. The nonlocality of mind. *Journal of Consciousness Studies*. 1995; 2(3): 231-40.
55. Sheldrake, R. *A New Science of Life: The Hypothesis of Formative Causation* (Blond and Briggs; London: 1981).（ルパート・シェルドレイク『生命のニューサイエンス：形態形成場と行動の進化』新装版、幾島幸子、竹居光太郎訳、工作舎、2000）

56. Puthoff, H., op. tit., 32.（パソフ、前掲書）
57. Starfield, B. Is U.S. health really the best in the world? *Journal of the American Medical Association*. 2000; 284(4): 483-485.
58. Hrobjartsson, A., Gotzsche, P.C. Is the placebo powerless? An analysis of clinical trials comparing placebo with no treatment. *New England Journal of Medicine*. 2001; 344(21): 1594-1602.
59. Kolata, G. Researchers debunk placebo effect, saying it's only a myth. *The New York Times* on the Web. www.nytimes.com/2001/05/23/health/23CND-PLAC.html?pagewanted=print（2001年5月23日アクセス）
60. Hotz, R.L. Healing body by fakery. www.latimes.com/news/science/1a000012483feb18story?toll=la%2Dnews%2Dscience（2002年2月1日アクセス）
61. Haseltine, E. The greatest unanswered questions of physics. *Discover*. 2002; 23(2): 37-42.
62. Barrow, J.D. *The Book of Nothing: Vacuums, Voids, and the Latest ideas about the Origins of the Universe* (New York: Pantheon, 2000), 265.
63. Ibid.
64. Greene, B. *The Elegant Universe* (New York: Vintage, 2000).（ブライアン・グリーン『エレガントな宇宙：超ひも理論がすべてを解明する』林大、林一訳、草思社、2001）
65. Turner, M.S. More than meets the eye. *The Sciences*. 2000; 40(6): 32-37.
66. Turner, M.S., op. cit., 37.
67. Barrow, J., op. cit., 244.
68. Barrow, J., op. cit., 300.
69. Barrow, J., op. cit., 301.
70. *Bartlett's Familiar Quotations*, 16th ed., s.v. "Allen, Woody."
71. Folger, T. Does the universe exist if we're not Looking? *Discover*. June 2002; 23(6): 44-48.
72. Folger, T., op. cit., 48.
73. Dossey, L. The case for nonlocality. *Reinventing Medicine* (San Francisco: HarperSanFrancisco, 1999), 37-84.

第12章　幻の声

1. Inglis, B. *Natural and Supernatural: A History of the Paranormal* (Bridport, Dorset, U.K.: Prism Press, 1992), 56.
2. Schneider, W. Bush's father figure. American Enterprise Institute for Public Policy Research. www.aei.org/news/filter.,newsID.20397/news_detail.asp

April 30, 2004 （2004年12月8日アクセス）
3. Socrates. 引用は Inglis, B. *Natural and Supernatural: A History of the Paranormal* (Bridport, Dorset, U K.: Prism Press, 1992), 57 による.
4. Homer. *The Iliad*. 引用は Fox, R.L. *Pagans and Christians* (San Francisco: Harper & Row/Perennial Library, 1986), 418 による.
5. Inglis, B., op. cit., 55.
6. Le Goff, J. *The Birth of Purgatory*. Arthur Goldhammer, trans. (Chicago: University of Chicago Press, 1984), 82.
7. Plutarch. 引用は Inglis, B. *Natural and Supernatural: A History of the Paranormal* (Bridport, Dorset, U.K.: Prism Press, 1992), 56 による.
8. Barnum, B.S. *Mystic Encounters: The Door Ajar*. 近刊.
9. Barnum, B. Expanded consciousness: nurses' experiences. *Nursing Outlook*. 1989; 37(6): 260-266.
10. Barnum, B. op. cit., 264.
11. Rees, W.D. The bereaved and their hallucinations. *Bereavement: Its Psychosocial Aspects*. Schoenberg, B., Kutscher, A.H., Carr, A.C., eds. (New York: Columbia University Press, 1975) に収載.
12. Romme, M., Escher, S. *Making Sense of Vices* (London: Mind Publications, 2000).
13. Garety, P. による *Making Sense of Vices* の書評. *Psychiatric Bulletin*. 2001; 25: 406-407.
14. Hearing voices "can be health" news.bbc.co.uk/I/hi/health/963545.stm. October 10, 2000 （2004年12月8日アクセス）
15. Jaynes, J. *The Origin of Consciousness in the Breakdown of the Bicameral Mind* (New York: Houghton Mifflin, 1976).（ジュリアン・ジェインズ『神々の沈黙：意識の誕生と文明の興亡』柴田裕之訳、紀伊国屋書店、2005）
16. Hastings, A. *With the Tongues of Men and Angels: A Study of Channeling* (Orlando, Fl.: Holt, Rinehart and Winston, 1991), 122.
17. Woodward shares war secrets. Interview on *60 Minutes*. www.cbsnews.com/stories/2004/04/1S/60minutes/main612067.shtml（2004年1月19日アクセス）
18. Bloom, L. Religious leaders criticize Bush administration over Iraq. United Methodist Church Web site. May 4, 2004. www.umc.org/interior.asp?ptid=17&mid=4544 （2004年7月20日アクセス）
19. Saba, P.R., Keshavan, M.S. Musical hallucinations and musical imagery: prevalence and phenomenology in schizophrenic patients. *Psychopathology*. 1997; 30(4): 185-190.
20. Rivenburg, R. Catchy tunes that get lodged in brain create cognitive itch.

The Honolulu Advertiser. October 15, 2001. www.honoluluadvertiser.com (2001年10月15日アクセス). この記事は Kellaris, J.J. Identifying properties of tunes that get "stuck in your head": toward a theory of cognitive itch. In Heckler, S.E. and Shapiro, S. eds. Proceedings of the Society for Consumer Psychology Winter 2001 Conference, Scottsdale, Ariz. に基づいている.

21. Ibid.
22. Azuonye, I.O. A difficult case: diagnosis made by hallucinatory voices. *British Medical Journal*. 1997; 315: 1685-1686.
23. Tomlin, L. 引用は www.brainyquote.com/quotes/quotes/1/lilytomlin 141908.html による. (2004年7月17日アクセス)
24. Barrett, T.R., Etheridge, J.B. Verbal hallucinations in normals, 1: People who hear "voices," *Applied Cognitive Psychology*. 1992; 6: 379-387.
25. Barrett, T.R. Verbal hallucinations in normals, II: Self-reported imagery vividness. *Personality and Individual Differences*. 1993; 15: 61-67.
26. Barrett, T.R., Etheridge, J.B. Verbal hallucinations in normals, III: Dysfunctional personality correlates. *Personality and Individual Differences*. 1994; 16: 57-62.
27. Schrödinger, E. Dossey, L. *Recovering the Soul: A Scientific and Spiritual Search* (New York: Bantam, 1989), 125-137 より. (ドッシー『魂の再発見』春秋社)
28. Hastings, A., op. cit., 121, 185-194.
29. Dossey, B.M. *Florence Nightingale: Mystic, Visionary, Healer* (Springhouse, Pa.: Springhouse, 2000).
30. Alschuler, A.S. Recognizing inner teachers-inner voices throughout history. *Gnosis Magazine*. Fall 1987; 5: 8-12.
31. Alschuler, A.S. Inner teachers and transcendent education. In Rao, K.R. ed., *Cultivating Consciousness: Enhancing Human Potential, Wellness, and Healing* (Westport, CT: Praeger, 1993), 181-193.
32. Alschuler, A.S. Inner voices and inspired lives through the ages. Thayer, S.J. and Nathanson, L.S., eds., *Interview with an Angel: Our World, Our Selves, Our Destiny* (Gillette, NJ: Edin Books, 1996), 1-62 に収載.
33. Sylvia, C.A. *Change of Heart: A Memoir*. With William Novak (Boston: Little Brown, 1997).
34. Dossey, L. *Recovering the Soul* (New York: Bantam, 1989): 1-11. (ドッシー『魂の再発見』春秋社)
35. Von Franz, M.L. *On Divination and Synchronitity: The Psychology of Meaningful Chance* (Toronto: Inner City Books, 1980), 39. (マリー＝ルイゼ・フォン・フランツ『偶然の一致の心理学：ユング心理学による占いと共時性の原理』浜野

恵一、治部真里訳、たま出版、1990）
36. Ibid.

第13章　謎／神秘

1. もちろん、これは一般論で、優秀な外科医は皆「知る」ことにも興味をもち、有能な内科医は皆「行なう」ことにも力を尽くしている.
2. James, W. *The Will to Believe* (New York: Dover, 1956).（ウィリアム・ジェイムズ『ウィリアム・ジェイムズ著作集 第2（信ずる意志）』福鎌達夫訳、日本教文社、1961）
3. Dossey, L. What's in a name? *Alternative Therapies in Health and Medicine*. 1999; 5(5): 12-17, 100-102.
4. Hurdle, J. Lose weight, stay active, prevent Alzheimer's — Studies. Reuter's Online. www.reuters.com. July 19, 2004.（2004年7月20日アクセス）
5. Hague, R. The pull of mystery. www.writersdigest.com/articles/hague_mystery.asp（2004年12月30日アクセス）
6. Thomas, L. 引用は Albert J. Wallace Stegner (1909-1993). www.cateweb.org/CA_Authors/Stegner.html による.（2005年1月1日アクセス）
7. Hazleton, L. *Mary: A Flesh-and-Blood Biography of the Virgin Mother* (New York: Bloomsbury, 2004), 123.
8. Hall, R. 引用は Mystery.en.thinkexist.com/quotes/ による.（2004年12月10日アクセス）
9. Asimov, I. 引用は *Journal of the American Medical Association*. 2004; 291(1): 2350 による.
10. Bacon, F. 引用は Eiseley, L., *The Man Who Saw Through Time* (New York: Scribner's, 1961), 115 による.
11. Huxley, A. 引用は Murray, N., *Aldous Huxley: A Biography* (New York: Thomas Dunne/St. Martin's Press, 2002), 174 による.
12. Unsoeld, W. Wilderness and the sacred. *Green Screens*. June 1999. www.olywa.net/speech/june99/willi.html（2004年12月14日アクセス）
13. Otto, R. *The Idea of the Holy*. Harvey, J.W. による英訳版. (New York: Oxford University Press, 1958).（原題は*Das Heilige*. 邦訳、岩波文庫、創元社）
14. Unsoeld, W. 引用は Willie Unsoeld: brief biography and quotes. www.wilderdom.com/Unsoeld.htm による.（2004年12月29日アクセス）
15. Stegner, W. *The Wilderness Letter*. The Outdoor Recreation Resources Review Commission, 1962 に投稿されたもの. 後に*The Sound of Mountain Water* (New York: Doubleday 1969) に収載. また www.wilderness.org/Library/Documents/Wilderness_Quotes.cfm にも掲載.（2004年12月29日アクセス）

16. Shepard, Jr., T. *John F. Kennedy, Man of the Sea* (New York: Morrow, 1965), 23.
17. Zappa, F. 引用は the big list o' Frank. sam.hochberg.com/zappa.html による.（2004年1月3日アクセス）
18. Van Wagenen, R. Wilderness as metaphor for mystery. www.hupc.org/Archive/newsletters/Dec.%201999/metaphor.htm（2004年12月10日アクセス）
19. May, R. Wonder and ethics in therapy. www.nfgcc.org/47.htm（2004年12月11日アクセス）

第14章　奇　跡

1. Hirshberg, C., Barasch, M.I. *Remarkable Recovery* (New York: Riverhead; 1995）117-24.（ハーシュバグ、バリシュ『癌が消えた』新潮社）
2. Klaus, R. *Rita's Story* (Cape Cod: Paraclete Press, 1993). クラウスの物語は "Healed from Multiple Sclerosis," というタイトルのビデオとカセットで www.catholicfocus.com から入手可能.
3. Hirshberg, C., Barasch, M.I., op. cit., 122.（ハーシュバグ、バリシュ、前掲書）
4. Ibid.
5. Ibid.
6. Ibid, 37-38.
7. Ibid.
8. Jones, T. The saint and Ann O'Neill. *The Washington Post*, Sunday, April 3, 1994, Style section, F1–F5. Hirshberg, C., Barasch, M.I., op. cit., 137 に引用.（ハーシュバグ、バリシュ、前掲書）
9. Bloom, H.D.G., Richardson, W.W., Harries, E.J. Natural history of untreated breast cancer. 1805-1933. *British Medical Journal*. 1962; 2: 213-221.
10. Challis, G.B., Stam, H.J. The spontaneous regression of cancer: a review of cases from 1900 to 1987. *Acta Oncologica*. 1990; 29 (5): 545-550.
11. Ayres, R.C.S. Spontaneous regression of hepatocellular carcinoma. *Gut*. 1990; 31 (6): 722-724.
12. Hirshberg, C., Barasch, M.I., op. cit., 137.（ハーシュバグ、バリシュ、前掲書）
13. Osler, Sir W. The faith that heals. *British Medical Journal*. June 18, 1910: 1471.
14. Dowling, S.J. Lourdes cures and their medical assessment. *Journal of the Royal Society of Medicine*. 1984; 77: 634-8.
15. Dowling, S.J., op. cit., 634.
16. Dowling, S.J., op. cit., 636.
17. Dowling, S.J., op. cit., 637.
18. Dowling, S.J., op. cit., 638.

19. Most Americans believe in miracles. *Newsweek* poll. May 1, 2000. www.newsweek.com. Woodward, K. *The Book of Miracles* (New York: Touchstone, 2001) も参照.
20. Yankelovich Partners. Survey of family physicians presented at the American Academy of Family Physicians Annual meeting, October 1996. 以下に報告されている. *Parade Magazine*, Dec. 1, 1996.
21. Pfenninger. J.L., Fowler, G.C. *Procedures for Primary Care Physicians* (St. Louis: Mosby, 1994).
22. Guernsey, D. My prayer. *Town & Country*. September 2002: 164.
23. Shapiro, S.L. Spontaneous regression of cancer. *Eye, Ear, Nose, Throat Monthly*. 1967; 46(10): 1306-1310.
24. Ibid.
25. O'Regan, B. Healing, remission and miracle cures. *Institute of Noetic Sciences Special Report*. May 1987: 1-14.
26. O'Regan, B. op. cit., 11.
27. Dossey, L. Saints and sinners, health and illness. *Healing Words* (San Francisco: HarperSanFrancisco; 1993), 13-36.（ドッシー『癒しのことば』春秋社）
28. *Webster's New World Dictionary*, 2nd College ed.
29. Voltaire. 引用は Michael Grosso, Miracles: illusions, natural events, or divine interventions. *Journal of Religion and Psychical Research*. 1997; 20(4): 187 による.
30. Grosso, M. Miracles: illusions, natural events, or divine interventions. *Journal of Religion and Psychical Research*. 1997; 20(4): 187.
31. Freud, S. *Complete Psychological Works*, Standard Edition (London: Hogarth Press, 1955).（フロイト『フロイト著作集1～11』人文書院、1971～1984）
32. Grosso, M., op. cit., 187.
33. Cary, J. Believing. *Parabola*. 1997; XXII(4): 34-36.
34. Wertenbaker, C. Laws, miracles, and science. *Parabola*. 1997; XXII(4): 51-55.
35. *The Persian Mystics: The Invocations of Sheikh 'Abdullâh Ansdri of Herat*. Sardar Sri Jogendra Singh, trans. (London: John Murray, 1939).
36. Cornwell, B. *Sharpe's Company* (New York: Penguin, 1982), 151.
37. Grosso, M. *Soulmaking* (Charlottesville, VA: Hampton Roads, 1997), 53, 200-201.
38. Grosso, M. Miracles: Illusions, natural events, or divine intervention? *The Journal of Religion and Psychical Research*. 1997; 20(1): 2-18.
39. Grosso, M., op. cit., 9.
40. Einstein, A. Quotes of Albert Einstein. physics.augustana.edu/einstein.html

（2005年4月20日アクセス）
41. Bockris, J. O'M. Sagan, C., *The Demon-Haunted World* (New York: Random House, 1995) の書評. *Journal of Scientific Exploration*. 1997; II (4): 559-563.
42. King, M.B. Consciousness at the zero point. *Light of Consciousness*. 1998; 10 (1): 28.

平凡《へいぼん》な事柄《ことがら》の非凡《ひぼん》な治癒力《ちゆりょく》

——健康《けんこう》と幸福《こうふく》への14章《しょう》

初版第一刷発行　平成一八年七月二〇日

著者——ラリー・ドッシー
訳者——小川昭子（おがわ・あきこ）

発行者——岸　重人
発行所——株式会社 日本教文社
東京都港区赤坂九-六-四四　〒一〇七-八六七四
電話　〇三（三四〇一）九一一一（代表）
〇三（三四〇一）九一一四（編集）
FAX　〇三（三四〇一）九一一八（編集）
〇三（三四〇一）九一三九（営業）
振替＝〇〇一四〇-四-五五五一九
印刷・製本——凸版印刷
装幀——細野綾子
●日本教文社のホームページ　http://www.kyobunsha.co.jp/

THE EXTRAORDINARY HEALING POWER OF ORDINARY THINGS:
Fourteen Natural Steps to Health and Happiness by Larry Dossey, M. D.

ISBN4-531-08156-0　Printed in Japan